これで透析装置がよくわかる

透析装置および関連機器の原理（構造・機能）とメインテナンス

編集／山下 芳久

日本メディカルセンター

● 編　集

山下　芳久　　埼玉医科大学 保健医療学部臨床工学科・臨床工学技士

● 執筆者一覧（執筆順）

峰島三千男	東京女子医科大学 臨床工学科
五十嵐洋行	医療法人社団清永会 天童温泉矢吹クリニック・臨床工学技士
石森　　勇	東京女子医科大学病院 血液浄化療法科 臨床工学部・臨床工学技士
石丸　昌志	医療法人社団誠仁会 みはま成田クリニック・臨床工学技士
大谷　浩一	医療法人社団誠知会 誠知クリニック 臨床工学部・臨床工学技士
坂下　浩太	埼玉医科大学国際医療センター MEサービス部・臨床工学技士
塚本　　功	埼玉医科大学国際医療センター MEサービス部・臨床工学技士
本田　和美	信英会 越谷大袋クリニック 品質管理部門・臨床工学技士
道脇　宏行	社会医療法人川島会 川島病院 臨床工学部・臨床工学技士
常山　一志	医療法人友秀会 伊丹腎クリニック・臨床工学技士
伊丹　儀友	医療法人友秀会 伊丹腎クリニック
神戸　幸司	小牧市民病院 臨床工学科・臨床工学技士
本間　　崇	医療法人社団善仁会グループ 安全管理本部・臨床工学技士
柴田　昌典	医療法人光寿会 光寿会リハビリテーション病院透析センター・臨床工学技士
小北　克也	特定医療法人仁真会 白鷺病院 臨床工学科・臨床工学技士
米山　　貢	医療法人社団松和会 望星二宮クリニック 臨床工学技士部・臨床工学技士
堀川　奈緒	医療法人社団松和会 望星二宮クリニック 臨床工学技士部・臨床工学技士
金山　由紀	埼玉医大学総合医療センター 臨床工学部・臨床工学技士
児玉健一郎	医療法人宝生会 PL病院 臨床工学技士室・臨床工学技士
岡崎　　孝	菊池郡市医師会立病院診療部 臨床工学科・臨床工学技士
大谷　哲也	社会医療法人壮幸会 行田総合病院 透析センター ME課・臨床工学技士
鑓田　晋治	さいたま赤十字病院 医療技術部・臨床工学技士
齋藤　　慎	富岡地域医療企業団 公立富岡総合病院 臨床工学科・臨床工学技士
三輪　泰之	埼玉医科大学 保健医療学部臨床工学科・臨床工学技士
星野　武俊	明理会中央総合病院 臨床工学科・臨床工学技士
栗原　正己	医療法人社団善仁会 医療技術本部・臨床工学技士
山本　　淳	医療法人社団誠仁会 みはま病院 ME部・臨床工学技士
内野　順司	医療法人社団誠仁会 みはま病院 ME部・臨床工学技士
長尾　尋智	医療法人知邑舎 メディカルサテライト岩倉 透析室・臨床工学技士

村上　　淳	東京女子医科大学　臨床工学部・臨床工学技士	
黒田　　洋	医療法人社団松和会　望星平塚クリニック　臨床工学部・臨床工学技士	
安藤　勝信	地域医療振興協会　練馬光が丘病院　臨床工学室・臨床工学技士	
森實　篤司	社会医療法人名古屋記念財団　新生会第一病院　臨床工学部・臨床工学技士	
大澤　貞利	釧路泌尿器科クリニック・臨床工学技士	
山下　文子	医療法人蒼龍会　若葉内科クリニック・臨床工学技士	
田岡　正宏	医療法人偕行会　名港共立クリニック　臨床工学部・臨床工学技士	
菅野　有造	明理会　新松戸中央総合病院　臨床工学科・臨床工学技士	
芝田　正道	東京女子医科大学東医療センター　臨床工学部・臨床工学技士	
清水　　康	特定医療法人五仁会　元町HDクリニック　臨床検査部・臨床検査技師/臨床工学技士	
大久保　淳	東京医科歯科大学医学部附属病院MEセンター・臨床工学技士	
山下　芳久	埼玉医科大学　保健医療学部臨床工学科・臨床工学技士	
山本　英則	おおうみクリニック　透析室・臨床工学技士	
大海　庸世	おおうみクリニック　内科	
小野　信行	社会医療法人雪の聖母会　聖マリア病院　臨床工学室・臨床工学技士	
近土真由美	群馬パース大学　保健科学部臨床工学科・臨床工学技士	
芝本　　隆	群馬パース大学　保健科学部臨床工学科・臨床工学技士	
野木　雅仙	医療法人社団清湘会記念病院・臨床工学技士	
楢村　友隆	東亜大学医療学部医療工学科・臨床工学技士	

序　文

　わが国における透析装置の技術的歴史は，1970年代後半に除水量調整装置（UFC-11）が承認され，透析装置での除水量のコントロールが可能となり，透析液のシングルパス方式が採用されたことから装置の技術が飛躍的に向上することになり，セントラル方式という日本独自の透析システムが考案されていった．1980年代には透析療法の多様化に伴い，清浄な透析液を作製するために逆浸透装置が開発され使用されるようになり，ともに各種水処理装置も開発され質の高い透析用水で透析液が作製されるようになった．また，透析膜の孔径の拡大化に伴い，TMP（膜間圧力差）の監視やコントロール技術も向上していった．1990年代には透析液清浄化はさらに進み，粉末型透析液の使用が多くなり，A剤・B剤溶解装置が使用されるようになった．2000年代に入るとセンサ技術の高性能化，生体情報モニタ技術，自動運転機能など煩雑な操作や作業を安全・効率的に行うための装置と機能を充実させ，さらなる安全性と高性能化を確保した透析装置に進歩した．そして，現在の透析装置は，基本性能である透析液作成供給装置，各種安全装置を主として，各種自動化装置，各種モニタなどの多くの性能と機能を持ち，安全で質の高い透析療法を提供している．

　一方，この透析装置を使用して透析療法を実際に行う臨床工学技士を始めとする医師，看護師などの透析スタッフは，透析装置の進歩について行くとともにその性能と機能を十分に理解し，安全，適正，効果的に使用する必要がある．しかし，透析療法についての書籍はある程度あるものの透析装置について全般的にわかりやすくまとめられた書籍は少ない．そこで今回，この1冊を読めば透析装置がよくわかることを目的として，本書を企画した．執筆項目は，透析装置に関する法規から始まり，Ⅰ．水処理装置，Ⅱ．多人数用透析液供給装置，Ⅲ．粉末型人工腎臓透析用剤溶解装置，Ⅳ．コンソール（透析用監視装置，多用途透析用監視装置，個人用透析装置），Ⅴ．関連機器の5部構成とし，基本的な内容は，「構造・機能（原理，構造，機能，特徴）」，「操作法」，「トラブルシューティング」，「メインテナンス（洗浄，消毒，保守点検，定期交換）」として，各社および各装置の特徴を経験豊かな臨床工学技士の方々に大変わかりやすく解説していただいた．

本書は,『臨牀透析』2013年6月増刊号〈血液浄化機器2013〉をベースに,透析装置および関連機器の部分をおもにピックアップして,最新情報を加えたものである.透析療法に従事するスタッフにとても役に立つ1冊であり,是非一読して活用していただければ幸いである.

2018年5月

埼玉医科大学保健医療学部臨床工学科

山下　芳久

Contents

これで透析装置がよくわかる
透析装置および関連機器の原理（構造・機能）とメインテナンス

序　論 ── 透析装置に関する法規　　　　　　　　13　峰島三千男

第Ⅰ章　水処理装置

1. 軟水化装置 …………………………………………… 17　五十嵐洋行
2. 活性炭濾過装置 ……………………………………… 20　石森　　勇
3. 逆浸透装置
    - （1）ダイセン・メンブレン・システムズ社製 ……… 23　石丸　昌志
    - （2）東レ・メディカル社製 …………………………… 28　大谷　浩一
    - （3）日本ウォーターシステム社製 …………………… 33　坂下　浩太，塚本　　功
    - （4）三菱ケミカルアクア・ソリューションズ社製 … 38　本田　和美
    - （5）ジェイ・エム・エス社製 ………………………… 43　道脇　宏行
    - （6）トリムメディカルインスティテュート社製 …… 47　常山　一志，伊丹　儀友
4. 個人用水処理（逆浸透）装置 ……………………… 51　神戸　幸司
5. エンドトキシン捕捉フィルタ
    - （1）逆浸透装置用，多人数用透析液供給装置用 …… 58　本間　　崇
    - （2）コンソール用 ……………………………………… 64　柴田　昌典

第Ⅱ章　多人数用透析液供給装置

1. 日機装社製······69　小北　克也
2. 東レ・メディカル社製······73　米山　貢，堀川　奈緒
3. ニプロ社製······78　金山　由紀
4. ジェイ・エム・エス社製······81　児玉健一郎

第Ⅲ章　粉末型人工腎臓透析用剤溶解装置

1. 日機装社製······87　岡崎　孝
2. 東レ・メディカル社製······94　大谷　哲也
3. ニプロ社製······96　鑓田　晋治
4. ジェイ・エム・エス社製······100　齋藤　慎
5. 東亜ディーケーケー社製······105　三輪　泰之

第Ⅳ章　コンソール

1. 日機装社製透析用監視装置······111　星野　武俊
2. 東レ・メディカル社製透析用監視装置······116　栗原　正己
3. ニプロ社製透析用監視装置······121　山本　淳，内野　順司
4. ジェイ・エム・エス社製透析用監視装置······126　長尾　尋智
5. 各種自動化装置
   （1）プライミング，脱血······133　村上　淳
   （2）返血，補液······138　黒田　洋
6. 各種モニタリング
   （1）血液量モニタ······143　安藤　勝信
   （2）透析量モニタ······148　森實　篤司
   （3）測定血液流量・脱血圧連続監視モニタ······151　大澤　貞利
   （4）血液モニタ（Ht, Hb, 血液温度, ΔBV)······155　山下　文子
7. オンラインHDF装置······159　田岡　正宏
8. 個人用透析装置······167　菅野　有造

第Ⅴ章　関連機器

1. 浸透圧計 …………………………………………… 179　芝田　正道
2. 電解質（Na, K）測定装置 …………………… 182　清水　　康
3. 血液ガス分析装置 ………………………………… 185　大久保　淳
4. ACT 測定装置 …………………………………… 188　山下　芳久
5. エンドトキシン測定装置
   （1）発色合成基質法 …………………………… 192　山本　英則, 大海　庸世
   （2）比濁時間分析法 …………………………… 196　小野　信行
   （3）生物発光法 ………………………………… 199　近上真由美, 芝本　　隆
6. 生菌検出法
   （1）培養法 ……………………………………… 202　野木　雅仙, 芝本　　隆
   （2）非培養法 …………………………………… 206　楢村　友隆

● 索　引 …………………… 211

・本書に掲載した各製品およびその仕様等については，原則的に 2018 年 4 月現在のものであり，本書発行時以降で仕様の変更や発売停止の製品があることも予想されます．最新情報については適宜，メーカにご確認いただけますようお願い申し上げます．
・各メーカの名称については，誌面の都合上，略称を用いている場合もございます．

序論　透析装置に関する法規

I　水処理装置

II　多人数用透析液供給装置

III　粉末型人工腎臓透析用剤溶解装置

IV　コンソール

V　関連機器

INDEX

透析装置および関連機器の原理（構造・機能）とメインテナンス

序論 透析装置に関する法規

透析装置に関連する主たる法規は，医薬品医療機器法と医療法の二つである．

医薬品医療機器法

❶ 概　要

2013（平成 25）年 11 月 27 日に薬事法を改正する法律が公布され，法律の名称が「薬事法」から「医薬品，医療機器等の品質，有効性及び安全性の確保等に関する法律」（略称：医薬品医療機器法）に改正され，添付文書の届け出義務，認証範囲の高度管理医療機器への拡大等，医療機器の特性を踏まえた規制改革が行われた．

❷ 医療機器の定義（法第 2 条第 4 項）

この法律で「医療機器」とは，「人若しくは動物の疾病の診断，治療若しくは予防に使用されること，又は人若しくは動物の身体の構造若しくは機能に影響を及ぼすことが目的とされている機械器具等（再生医療等製品を除く．）であって，政令で定めるもの」と定義されている．

❸ 一般的名称とクラス分類

この法律で，医療機器は一般的名称ごとに副作用（不具合）や機能の障害が生じた場合において，人の生命および健康に与える影響（リスク）を勘案し，以下に示すクラス分類（Ⅰ～Ⅳ）が定められている．今回の改正で，とくに変更となった点を中心に留意点を示す．

1）一般医療機器（極めて低リスク医療機器）

クラスⅠ（メス，ピンセット，X 線フィルムなど）：審査不要で独立行政法人医薬品医療機器総合機構（PMDA）への届け出だけで市販が可能となった．

2）管理医療機器（低リスク医療機器）

クラスⅡ（電子式血圧計，MRI などの診断装置など）：従来は厚生労働大臣の承認が必要だったが，改正後は厚生労働省（厚労省）の登録を受けた第三者認証機関〔民間の審査会社，（財）医療機器センター等〕での認証となった．すなわち行政の権限委任であるが，第三者機関は国際基準や JIS（日本工業規格）を基盤とし厚労省が定めた「認証基準」に従って認証審査をしなければならない．

3）高度管理医療機器（高リスク医療機器）

クラスⅢ（多用途透析装置，ダイアライザ，人工肺など）：人体へのリスクが比較的高い医療機器

クラスⅣ（人工関節，人工弁など）：生命に重大な影響を及ぼす可能性のある医療機器

行政はリスクの高いクラスⅢとⅣのみを審査することとなった．承認には，従来どおりの審査（治験等）を行うか，すでに国際基準，JIS などがある機器の場合，別途「承認基準」を作成し，その基準に合致すれば迅速な承認とするとされている（簡略化）．

透析装置（一般的名称：多人数用透析液供給装置，多用途透析装置，透析用監視装置，個人用透析装置）のクラス分類は，いずれも「クラスⅢ」である．また，クラス分類とは別に「特定保守管理医療機器」に指定されている．さらに多人数用透析液供給装置は「設置管理医療機器」にも指定されている．

医療機器のクラス分類にかかわらず，保守点検，修理その他の管理に専門的な知識および技能を必要とするものを「特定保守管理医療機器」（保守管理が適切に行われなければ重大な不具

合や感染などが生じるおそれがある医療機器），さらに，「特定保守管理医療機器」のなかで，設置に当たって組み立てが必要であって，保健衛生上の危害の発生を防止するため，組み立てに係る管理が必要で，かつ厚生労働大臣が指定する医療機器を「設置管理医療機器」という．

❹ 医療機器開発に必要な安全性および有効性に関する評価

その他，安全性，性能，医療上の性能を担保する項目が以下に定められている．

1）安全性を担保する項目
① 水系部に使用している原材料に対する生物学的安全性評価〔2012（平成24）年3月1日 薬食機発0301第20号 ガイドライン〕
② 電気的安全性（JIS T0601-1：2012）
③ 電磁両立性（JIS T0601-1-2：2012）
④ 耐久性，安定性の評価が必要な場合もある（例：ETRF）

2）性能を担保する項目
① 2017（平成29）年6月2日 薬生発第0602第4号「人工腎臓装置承認基準の改正について」別紙1 人工腎臓装置承認基準における技術基準
② JIS T0601-2-16：2014 医用電気機器—第2-16部：人工腎臓装置の基礎安全及び基本性能に関する個別要求事項
③ JIS K3823：2012 限外ろ過モジュールの細菌阻止性能試験方法
④ JIS T3824：2012 限外ろ過モジュールのエンドトキシン阻止性能試験方法
⑤ 性能および機能（自社で規格を設定）

3）医療上の有用性を担保する項目
医療上の有用性を示すためには，基本的には患者を対象とした臨床試験が必要である．

以上，透析装置に関連した医薬品医療機器法の抜粋を表に示す．

医療法

2007年4月の改正医療法のなかで，各医療機関は「医療機器の保守点検・安全使用に関する体制」を確保しなければならないとしている．具体的には以下の事項を義務づけている．

（1）医療機器の安全使用に関する責任者を配置すること
（2）従業者に対する医療機器の安全使用のための研修を実施すること
（3）医療機器の保守管理に関する計画の策定及び保守点検を適切に実施すること
（4）医療機器の安全使用のために必要となる情報の収集その他の医療機器の安全使用を目的とした改善のための方策を実施すること

透析装置（血液浄化装置）は，とくに保守管理が必要とされる医療機器の一つに挙げられており，以下の事項を満足させなければならない．

❶ 医療機器安全管理責任者

1）資　格
医療機器の適切な使用方法，保守点検の方法等，医療機器に関する十分な経験および知識を有する常勤職員であり，医師，看護師，臨床工学技士などの医療国家資格を有していなければならない．病院においては管理者（病院長）との兼務を不可としている．

2）安全管理のための体制を確保しなければならない医療機器
医薬品医療機器法に規定する病院等が管理する医療機器のすべてに係る安全管理のための体制を確保しなければならない．患者へ貸し出された医療機器も含まれる．

3）業　務
次に掲げる業務を行いうる．なお病院においては，安全管理委員会との連携の下，実施体制を確保すること．

（1）従業者に対する医療機器の安全使用のための研修の実施
（2）医療機器の保守点検に関する計画の策定および保守点検の適切な実施
（3）医療機器の安全使用のために必要となる情報の収集，その他の医療機器の安全使用を目的とした改善のための方策の実施

表 透析装置に関する法規制

対象	法規制	備考
全般	医薬品,医療機器等の品質,有効性及び安全性の確保等に関する法律 (医薬品医療機器等法/薬機法と略す場合もあり)	http://www12.plala.or.jp/taacohya/Houki/KOSEIRODOU/Yakujiho/KaiseiSagyoData/3frame_Sin_Yakujiho_all.htm
装置	人工腎臓装置承認基準〔薬生発0602第4号:2017(平成29)年6月2日〕	http://www.std.pmda.go.jp/scripts/stdDB/refetc/stdDB_refetc_kijyuninfo.cgi?y1=2017
	JIS T 0601-2-16:2014,医用電気機器―第2-16部:人工腎臓装置の基礎安全及び基本性能に関する個別要求事項	人工腎臓装置承認基準に引用
血液回路	JIS T 3248:2012,透析用血液回路	人工腎臓装置承認基準に引用
EMC	JIS T 0601-1-2:2012,医用電気機器―第1-2部:安全に関する一般的要求事項―電磁両立性―要求事項及び試験	人工腎臓装置承認基準に引用
水質	1957(昭和32)年法律第177号,水道法	人工腎臓装置承認基準に引用
	2003(平成15)年厚生労働省令第101号,水質基準に関する省令	人工腎臓装置承認基準に引用
	「2016年版 透析液水質基準」(一般社団法人日本透析医学会 学術委員会報告,透析会誌 2016;49:697-725)	人工腎臓装置承認基準に引用
ETRF	JIS K 3823:2012,限外ろ過モジュールの細菌阻止性能試験方法	人工腎臓装置承認基準に引用
	JIS K 3824:2012,限外ろ過モジュールのエンドトキシン阻止性能試験方法	人工腎臓装置承認基準に引用
注射器	JIS T 3210:2011,滅菌済み注射筒	人工腎臓装置承認基準に引用
添付文書	薬食発1002第8号:2014(平成26)年10月2日,医療機器の添付文書の記載要領の改正について	人工腎臓装置承認基準に引用
生物学的安全性	JIS T 0993-1:2012,医療機器の生物学的評価―第1部:リスクマネジメントプロセスにおける評価及び試験	人工腎臓装置承認基準に引用

❷ 従業者に対する医療機器の安全使用のための研修

1) 研修の定義

個々の医療機器を適切に使用するための知識および技能の習得または向上を目的として行われる.

(1) 新しい医療機器の導入時の研修;当該医療機器を使用する予定の者に対する研修を行う.

(2) 特定機能病院における定期研修;とくに安全使用に際して技術の習熟が必要と考えられる以下の医療機器に関しての研修を年2回程度,定期的に行う.

① 人工心肺装置および補助循環装置
② 人工呼吸器
③ 血液浄化装置
④ 除細動装置(自動体外式除細動器;AEDを除く)
⑤ 閉鎖式保育器
⑥ 診療用高エネルギー放射線発生装置(直線

加速器等）
　⑦ 診療用放射線照射装置（ガンマナイフ等）
　⑧ 診療用粒子線照射装置(2008年4月から追加)
2）研修の実施形態
　研修の実施形態は問わない．
3）研修対象者
　当該医療機器に携わる医療従事者等の従業者
4）研修内容：
　① 医療機器の有効性・安全性に関する事項
　② 医療機器の使用方法に関する事項
　③ 医療機器の保守点検に関する事項
　④ 医療機器の不具合等が発生した場合の対応に関する事項
　⑤ 医療機器の使用に関してとくに法令上遵守すべき事項
5）研修において記録すべき事項
　開催または受講日時，出席者，研修項目のほか，研修の対象とした医療機器の名称，研修を実施した場所（当該病院等以外の場所での研修の場合）等を記録すること．

❸ 医療機器の保守点検に関する計画の策定および保守点検の適切な実施

1）保守点検計画の策定
　添付文書に記載されている保守点検に関する事項を参照する．また必要に応じて，当該医療機器の製造販売業者に対して情報提供を求めるとともに，当該製造販売業者より入手した保守点検に関する情報をもとに研修等を通じて安全な使用を確保する．
　（1）保守点検計画を策定すべき医療機器；上掲の8機種の医療機器が含まれる．
　（2）保守点検計画において記載すべき事項；以下の事項を記載する．
　　① 医療機器名
　　② 製造販売業者名
　　③ 型式
　　④ 保守点検をする予定の時期，間隔，条件等
2）保守点検の適切な実施
　（1）保守点検の記録；
　　① 医療機器名
　　② 製造販売業者名
　　③ 型式，型番，購入年
　　④ 保守点検の記録（年月日，保守点検の概要および保守点検者名）
　　⑤ 修理の記録（年月日，修理の概要および修理者名）
　（2）保守点検の実施状況等の評価；医療機器の特性を踏まえつつ，保守点検の実施状況等を評価し，必要に応じて操作方法の標準化等安全面に十分配慮した医療機器の採用に関する助言を行うとともに，保守点検計画の見直しを行う．
　（3）保守点検の外部委託；保守点検記録を保存し，管理状況を把握する．

❹ 医療機器の安全使用のために必要となる情報の収集，その他の医療機器の安全使用を目的とした改善のための方策の実施

1）添付文書等の管理
　当該医療機器の製造販売業者が指定する使用方法を遵守すべきである．医療機器の添付文書，取扱説明書等の医療機器の安全使用・保守点検等に関する情報を整理し，その管理を行う．
2）医療機器に係る安全性情報等の収集
　医療機器の不具合情報や安全性情報等の安全使用のために必要な情報を製造販売業者等から一元的に収集するとともに，得られた情報を当該医療機器に携わる者に対して適切に提供する．
3）病院等の管理者への報告
　自らが管理している医療機器の不具合や健康被害等に関する内外の情報収集に努めるとともに，当該病院等の管理者への報告等を行う．また情報の収集等に当たっては，① 製造販売業者等が行う医療機器の安全な使用のために必要な情報の収集に対して病院等が協力する，② 副作用等の発生を知った場合において，保健衛生上の危害の発生または拡大を防止するため必要があると認めるときは，厚生労働大臣に対して直接副作用等を報告することが義務づけられている．

　謝　辞：本稿を執筆するに当たり，一般社団法人日本医療機器テクノロジー協会（機器・メンテ部会）の今井正己氏の助言を仰いだ．この場を借りて深謝する．

（峰島三千男）

I 水処理装置

1 軟水化装置

　軟水化装置は水の硬度成分を除去し，水を軟水化することを目的とした装置である．水道水は硬度成分となるカルシウム（Ca）イオンやマグネシウム（Mg）イオンなどの2価の陽イオンが存在し，配管内で塩を形成し付着することで配管や以降の装置を劣化させる原因となる．血液透析では逆浸透（RO）装置を用いて透析用水（RO水）を大量に使用する．RO水はRO膜を用いた膜分離技術によって精製されるため，RO膜の劣化を軽減することを目的としてRO膜の前段に前処理装置が設けられている．前処理装置はプレフィルタ，軟水化装置，活性炭濾過装置を基本的な構成としている．最近は基本的な前処理装置に加え，さまざまな濾過膜を付け加えたRO装置が市販されており，さらなるRO膜の劣化の軽減がはかられている．

構造・機能

❶ 原　　理

　軟水化装置の原理は，スチレンとジビニルベンゼンの共重合物でスルホン酸ナトリウム（Na）型の強酸性陽イオン交換樹脂を用いたイオン交換である．イオン状物質は陽イオンと陰イオンが対となって存在し，水中では陽イオンと陰イオンに解離するが，イオン交換樹脂の場合にはどちらかのイオンが不溶性高分子鎖に固定されているために，溶液側ではその対のイオンだけを交換することが可能になる．水が陽イオン交換樹脂表面に接触し，水中のCaイオンやMgイオンなどの2価の陽イオンがイオン交換でNaイオンに交換されることで硬度成分の除去を行う（**表1**)[1]．イオン交換樹脂は陽イオンの種類により選択性があり，一般的に原水中の陽イオンが常温である場合，低濃度ではイオンの価数が高いものほど反応性が大きくなり，価数が同じ場合は原子番号の大きなものほど交換反応性が大きい（**表2**)[1]．この反応はイオン交換樹脂にNaイオンが残っているかぎり持続するが，Naイオンが消費されると軟水化能力が失われる．軟水化のイオン交換は次式のように表される[2]．

$$2R\text{-}Na + Ca^{2+} \rightarrow R_2\text{-}Ca + 2Na^+ \text{（軟水化）}$$

❷ 構　　造

　軟水化装置の構造は円筒形のハウジングの中心に通水用のパイプが通っており，その周囲に直径約0.5 mmのイオン交換樹脂が覆うように詰められている．ハウジングの容量が大きい場合には，通水がスムーズに行われるようハウジングの底部に軽石が敷き詰められているものもある．原水は通水用のパイプの外側のイオン交換樹脂に原水圧を利用して押し流され，樹脂と撹拌された後にハウジング底部のパイプより上部へ戻るように流されている．ハウジングの容量は数100 Lのものまであるが，RO装置では通水量が10 L/min程度のものが汎用されている．イオン交換樹脂は耐熱性をもつが，使用温度は常温が望ましく，原水中の残留塩素により重合時の架橋部分の分解が起こる．原水中に鉄イオンや銅イオンが多量に存在すると，触媒として働き分解反応を促進し，分解によるイオン

表1 イオン交換樹脂の機能と具体例

機　能	用　途	内　容	具体例
塩イオン交換	不純物の除去	脱塩：不純物イオンをH^+ OH^-で交換して除去	脱塩水製造，薬液の処理，排水処理
		塩交換：不純物イオンを無害イオンと交換	水の軟水化，重金属除去，硝酸イオン除去
吸着・収着		不純物を吸着・収着により液相から除去	有機溶剤の脱水，有機不純物除去，脱色
配位子交換	固有物質の濃縮・回収	有用物を選択的にイオン交換，吸着・収着して濃縮・回収	貴金属の回収，抗生物質・アミノ酸・有機酸等の濃縮・回収
イオン排除 分子ふるい アシッドリターデーション	クロマト分離	樹脂相内外の分配係数の差を利用し，クロマト展開により目的物を分離	異性化糖の製造，糖液の精製，グリセリンの脱塩
固体酸・塩基	触媒	イオン交換樹脂を不溶性の固定酸・固体アルカリとして触媒反応に使用	ビスフェノールAの合成，MMAの合成
担持	担体	イオン交換樹脂に特定機能をもつ物質を固定し，不溶性の酵素や触媒，吸着材として使用	固定化酵素，貴金属担持触媒，金属担持吸着材

〔文献1）ならびに「草野裕志：ペトロテック1987；10（12）：1075-1081」より引用〕

交換樹脂層の膨潤が生じる．このとき，ハウジングのみかけの体積が増加し，再生の逆洗時に樹脂の撹拌洗浄が不完全となり，再生不良が生じたり，樹脂が砕けることによる通水圧力損失が生じる．

3 機　能

1）軟水化

軟水化はイオン交換樹脂にNaイオンが残っているかぎり持続するが，軟水化能力を失った軟水樹脂は軟水化能力を取り戻すため，軟水樹脂表面のCaイオンやMgイオンをNaイオンに再置換することが必要となる．この工程を再生工程と呼び，再生は塩タンクで飽和させた濃厚食塩水をイオン交換樹脂へ通水することで行う．再生のイオン交換は次式のように表される．

$$R_2\text{-Ca} + 2Na^+ \rightarrow 2R\text{-Na} + Ca^{2+} \text{（再生）}$$

2）再　生

再生は逆洗，薬注，水洗の三つの工程で行われる．逆洗は樹脂表面の汚れを洗い流し，薬注は飽和食塩水を通水し前述の再生反応を行い，水洗は薬注の飽和食塩水の洗い流しを行う．飽和食塩水を作製する塩タンクは食塩溶解部が空洞となる塩橋が形成されることがあるため，日常的に塩タンクを撹拌するか，塩橋を形成しづらい顆粒状の食塩を使用することが望ましい．塩橋が形成した場合，飽和食塩水が使用されないために再生が不十分となり，軟水化できる通水量が減少する．塩タンクで使用される食塩の量は軟水化装置の容量によって規定されるため，食塩量が不足した場合，前述と同様に再生が不十分となるため，日常点検で食塩量が不足しないよう注意が必要である．

軟水化と再生の反応は可逆反応で，反応させるイオンの濃度でどちらに進むかが決定される．また，この反応は理論的には永久的に行われるが，実際には通水や再生の物理的な樹脂の摩耗による損失や原水の鉄イオンにより徐々に置換能力が低下する．鉄イオンはイオン交換樹脂で脱着する能力が小さいため，徐々に鉄の蓄積が生じる．

軟水化の確認は硬度指示薬の変色を利用し行

表2 強イオン交換樹脂の選択係数

	架橋度		
	4%	8%	16%
Li^+	1.00	1.00	1.00
H^+	1.32	1.27	1.47
Na^+	1.58	1.98	2.37
NH_4^+	1.90	2.55	3.34
K^+	2.27	2.90	4.50
Mg^{2+}	2.95	3.29	3.51
Zn^{2+}	3.13	3.47	3.78
Co^{2+}	3.23	3.74	3.81
Cu^{2+}	3.29	3.85	4.46
Ni^{2+}	3.45	3.93	4.06
Ca^{2+}	4.15	5.16	7.27
Cr^{3+}	6.60	7.60	10.50

- 選択係数が大きいほどイオン交換樹脂はそのイオンに対し親和性が強い.
- 選択係数が異なるイオンが存在する溶液の中にイオン交換樹脂を入れた場合,選択係数の大きいイオンが樹脂相内により大きく取り込まれる.
- 樹脂の架橋度が高いほど,選択係数の差は大きくなる.

〔文献1〕より引用〕
〔原著は Bonner, O. D., et al : J. Phys. Chem. 1957 ; 61 : 326-329, および Bonner, O. D., et al : J. Phys. Chem. 1958 ; 62 : 250-252〕

う.軟水化装置を通水した水を一部取水し,硬度指示薬を適切な量で滴下する.硬度指示薬の成分であるエリオクロムブラックT(EBT)はpH=10付近では滴下前と同様の青色であるが,CaイオンやMgイオンの存在下では錯体を形成し,赤色に変色する.この反応を利用し,施設ごとに決められたスケジュールで軟水化の確認を行う.

操作法

軟水化装置の操作方法はハウジング上部に取り付けられたタイマーモータ(図)を用いて行われている.タイマーモータは機械的なバルブをタイマ部が操作し,軟水化と再生を繰り返し行う.タイマの動作はRO装置から信号が送られ,連動した運転をしているが,非常時は手動

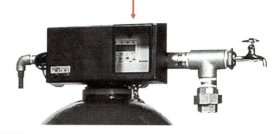

図 タイマーモータ(MKシリーズ,丸山製作所)

でも操作できるようになっている.軟水化装置の工程はRO装置の運転履歴で確認することができることから,日常的に始業前点検で正常運転の確認を行うことが必要である.

メインテナンス

保守点検は軟水化装置の製造メーカの推奨に則るが,日本臨床工学技士会では「臨床工学技士基本業務指針2010」[3]として製造メーカによらず,日常業務の始業前点検,使用中点検,終業時点検の具体的な方法が記載されているので参考にされたい.

① エリオクロムブラックTなどの硬度指示薬による軟水化の確認
② 再生用NaClタンク内の確認
　A. 再生用NaClの量,溶解状態の確認
　B. 水位の確認
　C. タンク内の汚れの確認
③ 配管液漏れの確認
④ 圧力損失の確認
⑤ その他必要項目の確認

文献

1) 草野裕志:イオン交換樹脂の原理と機能.草野裕志著,国立科学博物館産業技術史資料情報センター編:イオン交換樹脂技術の系統的調査.2014,17-24,国立科学博物館,北九州産業技術保存継承センター
2) 安西 操:6. RO装置とは何ぞや? 竹沢真吾 編:透析液エンドトキシンがよくわかる本.1996,91-106,東京医学社,東京
3) 臨床工学合同委員会:臨床工学技士基本業務指針2010.血液浄化業務.2010
www.ja-ces.or.jp/01jacet/shiryou/pdf/2012gyoumubetsu_gyoumushishin03.pdf

(五十嵐洋行)

Ⅰ 水処理装置

2 活性炭濾過装置

機能・構造

　活性炭は，ヤシガラ，石油ピッチなどが原料の，おもに炭素からなる吸着材である．原料を炭化させ，水蒸気，二酸化炭素などのガスや，薬品を用いた賦活処理によって多数の細孔をもち，有機物などさまざまな物質を吸着する機能を有する．透析用水処理装置における活性炭濾過装置の役割は，おもに残留塩素の除去である．一般的な透析用水処理装置では活性炭濾過装置のみが残留塩素除去の機能を有する．したがって，活性炭濾過装置での残留塩素の除去が不十分だと，逆浸透（RO）モジュールの劣化，クロラミンによる溶血の原因ともなるため，確実な残留塩素の除去が必須である．

　活性炭濾過装置には，円筒のハウジングに粒子状の活性炭が充填されたボンベタイプ（図1）と，フィルタ機能を併せ持つ繊維状の活性炭を成型したカートリッジタイプ（図2）とがある．ボンベタイプは，カートリッジタイプに比し，より多くの量の活性炭を使用することができ，吸着器としての性能が高く，吸着剤の交換頻度は年単位と少なくて済む反面，交換には手間がかかる．カートリッジタイプは，数カ月間隔での交換が必要であるが，交換は容易である．

　透析用水処理装置は活性炭濾過装置が1段で構成されていることも多いが，原水のクロラミン濃度が1 mg/L以上と高いときは，これを直列2段の構成とする必要がある[1]．

　透析用水処理装置の一般的な構成では，活性炭濾過装置を軟水装置の下流側に設置する．その後段にフィルタが設置され，ROモジュールへと続く．フィルタ機能を併せ持つカートリッジタイプでは後段のフィルタは設けられない．少人数用の装置には，装置の外側にフィルタユニットとして接続されることもある．

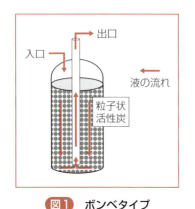

図1　ボンベタイプ

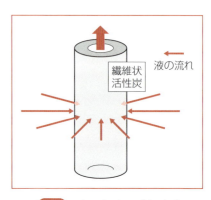

図2　カートリッジタイプ

操作法

通常時の運転の操作として，活性炭濾過装置を直接操作することはない．

トラブルシューティング

活性炭濾過装置のトラブルとしては圧力差増大，吸着能力低下，液漏れなどがある．規模の大きい修理は水処理装置を停止しないとできないため，大きなトラブルが発生しないように日頃から注意深く点検することが求められる．

❶ 圧力差増大

活性炭濾過装置の入口，出口の圧力測定が行われており，この差が高値となったときには装置が詰まったことが疑われる．これに対しボンベタイプでは逆洗が行われ，カートリッジタイプではカートリッジの交換が行われる．逆洗は水処理装置の運転中に行うことはできないため，適切な間隔で計画的に逆洗を行わなければならない．カートリッジ交換は運転中に行うことが可能であるが，交換作業中には透析用水の作製が停止しているため，治療の安全・継続に十分な注意を払わなくてはならない．

圧力損失の経時的な増大が通常に比し大きいときには，その原因を検索することが必要である．その原因として，前段のフィルタのリーク，原水の濁度上昇などが考えられる．災害時には原水の水質が悪化することがあり，地震で水道管が振動することで原水の濁度が上昇するとも報告されている[2]．

❷ 吸着能力低下

吸着能力低下に対する点検項目として装置出口での残留塩素濃度測定が行われる．これが高値となったときに吸着能力が低下したと判断される．このときには活性炭の交換を行う．災害時には上水道の残留塩素濃度が通常時よりも高く設定されることがあり，この影響で処理水中の残留塩素濃度が高くなることも考えられる．原水の残留塩素濃度を日常的に把握しておくことが必要である．

❸ 液漏れ

頻度は低いが，ハウジング，接続部などからの液漏れが発生することがある．漏水量が少量であれば運転を継続できるが，多量の場合は，活性炭濾過装置をバイパスして運転することを考慮せざるをえなくなることがある．このようなバイパス運転は，透析機器安全管理委員会での審議，決定により行われるべきである．

メインテナンス

❶ 洗　浄

ボンベタイプでは通常，使用時と逆向きに通水させる逆洗が定期的に行われる．カートリッジタイプでは洗浄は通常行われない．

❷ 消　毒

通常，活性炭濾過装置単独で消毒が行われることはなく，透析用水作製システムの一部として消毒が行われる．その方法，頻度などについては，取扱説明書などを参考に各施設の透析装置安全管理委員会などが決定する．

活性炭濾過装置では，消毒効果のある残留塩素が除去されるため透析液の細菌汚染のバイオバーデンとして重要である．

❸ 保守・点検

1）保　守

活性炭は製造業者の推奨期間で交換することを原則とする．目安はボンベタイプで2年，カートリッジタイプで3カ月程度である．

活性炭以外にも，ボンベタイプでは，入口・出口のモータバルブ，カートリッジタイプではパッキンなどが保守部品として挙げられる．水処理装置全体の合理的な保守計画を立て，実行することが必要である．

2）点　検

水処理装置の日常点検の一部として，残留塩素濃度，圧力差が測定される．

a. 残留塩素濃度

総塩素濃度の測定が推奨されている．従来，遊離塩素濃度が測定されてきたが，2016年より総塩素濃度の測定が必要とされた[1]．

結合塩素は，遊離塩素に比し DPD（N, N-ジエチル-パラ-フェニレンジアミン）試薬との反応が遅いため，ヨウ化カリウムを加え，ヨウ化物イオンが結合塩素で酸化されてできたヨウ素分子を DPD で検出することによって測定される．

日本透析医学会の「2016年版透析液水質基準」[1]では，測定を以下のように行うこととされている．

- 測定ポイントは活性炭濾過装置の出口
- 測定は透析施行日に行う．
- 活性炭濾過装置出口の総塩素濃度を 0.1 mg/L 未満に管理する．
  - 原水の総塩素濃度が，1 mg/L 以上であった場合には，透析治療ごとに測定する．
  - 活性炭濾過装置出口の総塩素が検出（濃度が 0.1 mg/L 以上）されたら活性炭の交換を検討する．
- 採取からの時間経過により総塩素濃度は低下するため，測定は検体採取後速やかに行う．
- 測定は DPD 法で行う．

日本臨床工学技士会による「2016年版透析液水質基準達成のための手順書 Ver 1.01」[URL1]では，測定は以下のように行うこととされている．

- 測定ポイントは原水，活性炭濾過装置出口
- 測定は透析実施日の始業点検時に行う．
- 活性炭濾過装置出口の総塩素濃度を 0.1 mg/L 未満に管理する．
  - 原水の総塩素濃度が 1 mg/L 以上であった場合には，透析治療ごとに測定する．
  - 測定値のトレンドから，活性炭濾過装置出口の総塩素濃度が 0.1 mg/L を超える可能性がある段階で活性炭の交換を行う．
- 測定は DPD 法で行うことを原則とする．

この二つのおもな違いは，活性炭濾過装置出口濃度の管理法である．日本透析医学会基準[1]では活性炭濾過装置出口濃度が 0.1 mg/L を超えることが許容されるのに対し，日本臨床工学技士会基準[URL1]では許容されない．したがって，技士会基準に則って管理を行うためには 0.1 mg/L に対し十分に低い濃度の測定ができなければならない．

同じ DPD を用いて総塩素濃度を測定するものでも，その特長はさまざまである．水道法の総残留塩素濃度測定法として定められている方法や，比色板を用いる方法などでは 0.05 mg/L から測定できるものもあるが，試験紙や簡易法では 0.1 mg/L から測定可能となっているものが多い．DPD の発色を吸光度として測定できる装置を用いると，より低濃度の測定が可能となる．また，オンラインでの測定が可能な装置もある．

水道法に定められた方法は，日常的に透析施設で実施することは困難であるため，施設ごとの管理法に合わせて測定法を選択する必要がある．

活性炭濾過装置が 2 段になっている装置においては，1 段目の出口濃度も管理することが必要である．

b. 圧力差

活性炭濾過装置に通水中の入口と出口の圧力を毎日測定する．製造業者の指定する圧力損失を基準として管理を行う．

文献

1) 峰島三千男，川西秀樹，阿瀬智暢，他：2016年版透析液水質基準．透析会誌 2016；49：697-725
2) 島﨑 大，金見 拓，岸田直裕，他：医療における水供給の課題―災害時の医療用水確保および人工透析用水の利用を例として．保健医療科学 2010；2：100-108

参考 URL（2018年4月現在）

1) 日本臨床工学技士会：2016年版透析液水質基準達成のための手順書 Ver 1.01．2016
http://www.ja-ces.or.jp/ce/wp-content/uploads/2017/07/e82fb78042c4ace6556f0b3036155c99.pdf

〈石森　勇〉

Ⅰ 水処理装置

❸ 逆浸透装置
（1）ダイセン・メンブレン・システムズ社製

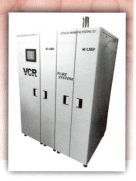

[VCR-81RU]

　ダイセン・メンブレン・システムズ社（以下，ダイセン社）は，自社で膜も製造しているため膜処理を基本としたオプションを多数用意している．

構造・機能

　水処理装置の基本的な原理は，逆浸透（RO）膜による逆浸透を行うことで純水に近い水を作ることである．水処理装置には，RO膜を保護する目的で前処理装置（軟水化装置，NF膜，活性炭フィルタなど）が設置されている．

1）装置シリーズ

　ダイセン社の装置のシリーズは，大きく三つのラインアップがあり，標準仕様のFC-REシリーズ[URL 1]，熱水・消毒仕様のSHRシリーズ[URL 2]，NF膜仕様のNFRシリーズ[URL 3]が販売されている．

　SHRシリーズは，透析用水供給ラインにUXシステム[URL 4]を搭載し，熱水仕様と薬液仕様に分かれる．熱水仕様は，活性炭フィルタから透析用水供給配管まで耐熱配管を装備し，熱水消毒が可能である．薬液仕様は，次亜塩素酸ナトリウムを使用し，ROタンクから透析用水供給配管まで消毒が可能である．残留塩素モニタを搭載し残留塩素を確認することが可能な自動消毒システムとなっているが，近年では残留の心配がない熱水仕様が主流となっている．

　NFRシリーズは，従来の軟水装置の代わりにNF膜を前処理とした2段RO膜システムである．熱水対応としているNF膜とRO膜モジュールを搭載し，SHRシリーズと同様にNF膜から透析用水供給配管まで熱水消毒が可能である．軟水化装置がないため塩の補充は必要ない．

　さらに，全シリーズのオプションとしてElectroDeionization（EDI）システム（電気再生イオン脱塩システム）[URL 5]を透析用水作製装置の後段に設置することで理論純水（0.055 μS/cm）を得ることが可能となる．原理は，イオン交換樹脂のカチオン樹脂とアニオン樹脂をイオン交換膜の間に充填し，樹脂でイオンを吸着し電解質を取り除く．シリカ（Si），アルミ（Al）など微量の無機物質の除去が可能である．

2）RO膜

　ダイセン社のRO膜は，従来型モジュールと大流量低圧モジュールおよび耐熱モジュールの3タイプがあり，すべてスパイラル型[URL 6]である（**図1**）．8インチモジュールで比較すると従来型モジュールと大流量低圧モジュールは，RO排水となる濃縮水がOリングを経由しRO透過水側へリークするのを防止するロングノズル構造を採用している．さらに大流量モジュールは，従来型モジュールに比し透過流量が最大1.6倍となっており，装置のコンパクト化が可能となる．

　一方，耐熱モジュールは，膜面積が33 m²と他のモジュールに比べ少なく，RO水量も従来型とほぼ同等であるが，唯一90℃までの熱水消毒の可能な膜である．しかし，熱水消毒時の熱収縮の問題からロングノズルの採用が困難で従来型ノズルとなっている．

	従来型モジュール	大流量低圧モジュール	耐熱モジュール
品番	SW08L00—DRA991C	SW08L00—DRA991E	SW08—00—DRA991D
膜種類	逆浸透膜	逆浸透膜	逆浸透膜
膜材質	合成高分子系（PA）複合膜	合成高分子系（PA）複合膜	PA 超薄膜（TFM）
サイズ	8 インチ	8 インチ	8 インチ
脱塩率最低値（%）	99.6	99.0	98.0
脱塩率平均値（%）	—	99.2	99.0
膜面積（m^2）	37.2	37.2	33
透過流量（m^2/hr）	1.48〜1.99	1.61〜2.18	1.45（平均）
最大運転圧（MPa）	4.16	4.16	4.14
最高運転温度（℃）	45	45	50/90（殺菌時）
使用 pH 範囲（洗浄時）	3〜10（1〜11）	3〜10（1〜11）	4〜11（2〜11.5）
遊離塩素許容量	0（1.0 mg/L）	0（1.0 mg/L）	500 ppm/hr
最高供給流量	200 L/min	200 L/min	14.8 m^3/hr
ノズルタイプ	ロングノズル型	ロングノズル型	従来型

<ノズルタイプの構造>

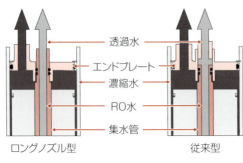

図1 モジュールの仕様とノズルの構造

操作法

RO 水量の調整は，RO ポンプのインバータによる操作と RO 水・RO 排液バルブによる操作（**図 2**）の二つの方法がある．調整は，簡便に行えるインバータによる操作が第一選択となる．バルブによる操作は，装置を熟知したスタッフやメーカが行うことになる．RO 装置の運転圧力，原水温度，原水水質，回収率，処理水背圧などが透過水量や水質に影響を与えるため，操作には注意が必要である[1]．

❶ RO ポンプインバータによる操作方法
（図 2a）

インバータによる操作法は，装置のタッチパネルのフロー画面で RO ポンプを選択．RO ポンプ回転制御画面が表示され，各 RO タンクのフロートスイッチごとに回転数を設定可能である．RO の供給水量と RO 水量のバランスをと

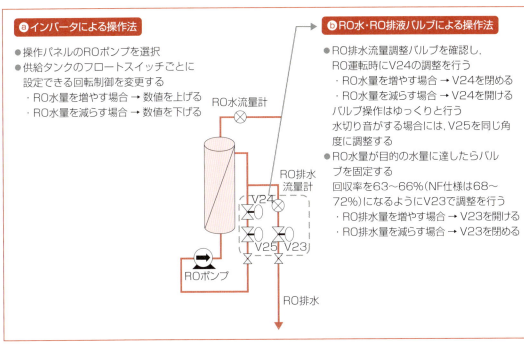

図2 RO操作法

ることでRO装置を停滞させない24時間の連続運転も可能である．回転制御は，通常60〜99%で設定を行う．

❷ RO水・RO排液バルブによる操作方法
（図2b）

RO装置配管に設置されている，V24手動バルブを一番初めに動かしRO水量の調整を行う．V24を閉めることでRO水量が増えるが，同時にRO排水量も増えるため，V23手動バルブを閉めることで調整することができる．RO水の回収率が63〜66%になるように手動バルブで少しずつ調整を行う．なお，調整時に音が発生する場合には，V25手動バルブをV24と同じ角度に調整することで消すことができる．

トラブルシューティング

RO装置のトラブルは，治療中断となる可能性があるため，日常的に十分な対策を検討しておく必要がある．

図3にRO水の製造が不足した場合と水質異常が発生したときの対処法を示す．いずれの場合でも日常点検を行うことで早期発見が可能となる．

メインテナンス

❶ 洗浄・消毒

装置の消毒方法には，次亜塩素酸ナトリウムによる消毒と熱水による二つの方法がある．消毒時間は，透析液供給装置，原液溶解装置，透析装置の事後洗浄が終了し翌日の事前洗浄の開始時刻までのわずかな時間となる．そのため残留がなくホース接続部まで消毒可能な熱水消毒を選択する施設が多い．装置の停止時間がわずかで消毒時間を設けることができない場合には，水処理装置を停止させずに24時間運転した状態のほうが細菌繁殖を防ぐことが可能との報告もある[2]．

熱水消毒では，Washer-Disinfector（WD）のISO 15883[3]を参考にA0値（Aノート値）という概念を用い，細菌や熱に弱いウイルスに対する80℃，10分（A0値＝600）[4]を標準の熱水消

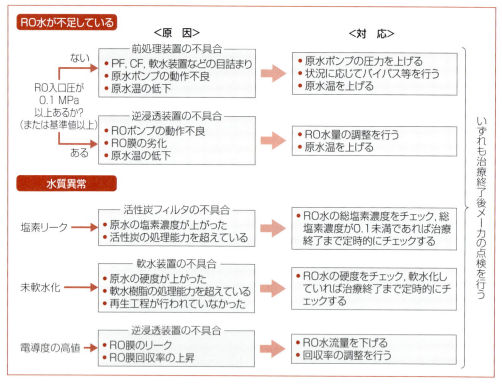

図3 トラブル時の対処法

表 施設のチェックシート

1) 治療開始前点検
   治療開始前の安全確認
2) 装置稼働状態の点検
   装置が安全に稼働していることの確認と基準値逸脱による装置異常の早期発見
   ※基準値は，装置設置後1カ月間の変動幅を調べ製造メーカに相談し決定する．
3) 治療終了後点検
   1日の治療が安全に行えたことを担保するための確認

毒時間とし，週2～3回の施行としている施設が多い．

❷ 保守点検[5]

装置の保守点検は，毎日行う日常点検を基本とし，さらにメーカによる1年点検を施行することで安定した透析用水を供給することが可能である．

当施設（みはま成田クリニック）の日常点検は，治療開始前点検，装置稼働状態の点検，治療終了後点検の3回行っている（**表**）．

治療開始前点検は，N,N-ジエチル-パラ-フェニレジアミン（DPD）法を使った総塩素濃度のチェック，軟水化のチェック，RO水の電導度チェックを行う．装置稼働状態の点検は，大きく四つ（圧力，温度，透過水量，稼働時間）に分けてチェックを行い，装置の流れに沿ったチェック表を作成すると点検が行いやすく異常箇所の発見も容易となる．治療終了後点検は，治療開始前点検と同様に総塩素濃度のチェックと軟水化のチェックおよびRO水の電導度チェックを治療前後に行うことで，1日の治療が開始時と変わらず安全な透析用水が供給された保証となる．

❸ 定期交換

メーカによる定期交換部品は，水質，稼働時間によって大きく異なってくる．大がかりな部品交換は，4年ごとのポンプや電磁弁などの機

械的な部品である．施設で行える定期交換は，プレフィルタ，活性炭フィルタなどである．原水の水質，稼働時間によって1～3カ月ごとの頻度となる．また，紫外線殺菌灯は，点灯していても経過日数とともに光力が低下するためメーカの指定した時期で交換を行う必要がある．さらに，ROモジュールは，高価なため日常の点検で電導度（伝導率）のアラートレベルを設定し，アラートレベルを超えた場合にはメーカによるモジュールの点検を行い，数値によっては交換を行う必要がある．

文　献

1) 菅野有造，芝本　隆：透析用水作製工程．透析液安全管理責任者研修会テキスト第7版．75-94，2017，日本臨床工学技士会
2) 黒瀬博史，谷川智彦，川西秀樹：透析液清浄化の経緯と今後の臨床工学技士業務．透析会誌　2004；37：291-293
3) ISO 15883-1：Washer-disinfectors. Part 1：General requirements, terms and definitions and tests. 2006
4) 日本医療機器学会：医療現場における滅菌保証のガイドライン2015．2015
5) 日本臨床工学技士会：2016年版透析液水質基準達成のための手順書 Ver 1.01．2017

参考URL（2018年5月現在）

1) ダイセンメンブレンシステムズ：透析用水作製装置 FC-RE シリーズ
https://daicen.com/products/medical/fcre.html
2) ダイセンメンブレンシステムズ：透析用水作製装置 SHR シリーズ
https://daicen.com/products/medical/shr.html
3) ダイセンメンブレンシステムズ：透析用水作製装置 NFR シリーズ
https://daicen.com/products/medical/nfr.html
4) ダイセンメンブレンシステムズ：RO水精製システム UXシステム
https://daicen.com/products/medical/ux.html
5) ダイセンメンブレンシステムズ：RO水精製システム UXシステム
https://daicen.com/products/medical/edi.html
6) 東京工業大学化学工学専攻　膜分離工学研究室：膜分離工学　分離膜の膜モジュール
http://chemeng.in.coocan.jp/memb/m_mb3.html

（石丸昌志）

I 水処理装置

❸ 逆浸透装置
(2) 東レ・メディカル社製

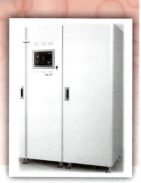

[TW-RH]

　東レ・メディカル（以下，東レ）ではユニット化した透析用逆浸透（RO）装置を1988年に上市後，2001年には透析液清浄化に向けた"トータルクリーン化システム"[1)～3)]を構築している．現在では長期使用下によるシステムの安定性および透析用水（RO水），透析液清浄化の維持機能が確立しており，そのなかでRO装置の位置づけは，透析液清浄化に向けた多段階的清浄化システムの第1段階に当たる．

構造・機能・特徴

　図1に当院（誠知クリニック）におけるRO装置システム（TW-1800RH）の配管系統図を示す．RO装置は，熱水消毒機能を搭載しており，RO水集合管のラインなどは耐熱・耐圧チューブやステンレス配管となっている．また，二次汚染防止策として継ぎ手の削減（段差のない形状）やクリーン化サンプリングポート設置など，さまざまなクリーン化対策（図2）が施されている．

❶ クリーン化対応ROモジュール

　RO膜自体は無菌デバイスではないため，汚染物質のリークがない膜の選択は重要である．東レでは水処理用に自社開発されたさまざまなRO膜を有しており，膜自体の信頼性が高い．透析用RO装置に使用されるスパイラル型モジュール，ロメンブラ®の膜材質は架橋全芳香族ポリアミド系複合膜であり，現在，超低圧力運転タイプ（SUL-G20TS）が搭載されている．

特長は，低消費電力および耐熱であり，塩除去率99.5％，透過水量30 m³/dayの性能である．

　透析用ROモジュールの清浄化対策としてRO水集合管をロングノズル化し，Oリングレス構造にすることで汚染原因となる部位の削減や，RO膜一次側（用語解説参照）での濃縮水，RO前処理水のファウリング（用語解説参照）の軽減と，停滞水の防止としてブラインシールに細孔を設けたフラッシング構造を採用している．

❷ RO水（貯留）タンク

　RO水のバッファ用のほか，RO水の殺菌（浸漬型殺菌灯），薬液消毒時の希釈計量，熱水消毒時の昇温用に必要となる．タンク底部を四角錐形状にすることで停機時のタンク内RO水の完全排水が可能となり，停滞水による汚染を防止している．

❸ ROポンプのインバータ制御

　RO水の停滞は汚染源になる可能性があり，ROポンプをインバータ制御することで連続運転を可能としている．

　造水時は，徐々にRO膜を加圧しRO膜シール部における圧力負荷を低減することでRO膜の機械的損傷を軽減し，汚染物質の流入を防止している．造水終了後は，内部循環運転に移行することでRO膜の圧力負荷を低減している．

❹ RO膜を利用した外部循環システム
（図1①）

　RO水ラインをループ配管した場合，循環ラ

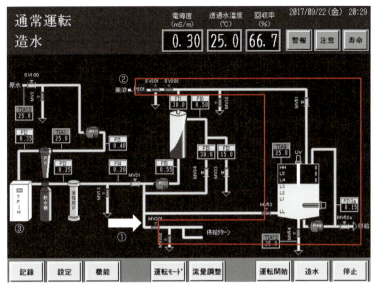

図1 RO装置フローシート（造水時画面）

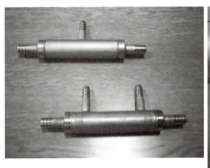
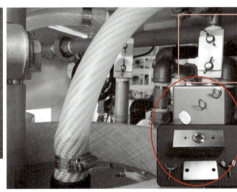

図2 クリーン化対策
左：レデュース継ぎ手
右：クリーン化サンプリングポート

イン（供給リターン）の戻りをROポンプ一次側にすることで，二次汚染防止策として使用するUF（限外濾過）膜などの設置が不要なシンプルかつ経済的なシステムとなっている．

操作法

❶ 運転調整（初期流量調整）

型式により病床数に対応したRO水流量バランスが規定され，供給水量，排水量，透過水量が設定される．また，RO膜性能の安定と標準透過水量を確保するには，最低25℃の水温が必要であり，当院ではミキシングバルブ（温水混合栓，**図3**）により供給水温度を25〜26℃に調整している．

TW-1800RHでは標準設定として，活性炭出口圧力（PI 4）を0.15 MPaになるように原水ポンプ（P 1）周波数を調整する．また，ROポンプ（P 2）は透過水量（FI 1）30 L/min，濃縮排水量（FI 2）15 L/min，濃縮水リターン量（FI 3）30 L/min（FI 2，FI 3の分配流量は手動弁V33とV34で調整）になるように周波数を調整

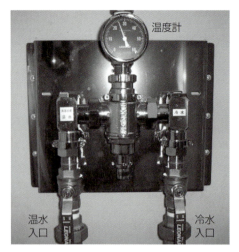

図3 ミキシングバルブ

し，回収率を66.7％に設定する．

❷ 通常運転

運転スケジュールによる自動運転が行われる．

1) 給水運転

RO水給水実施選択および時刻設定によりRO水の供給が行われる．稼働後は，RO水タンク水位によりRO水造水運転またはRO水循環運転となる．

RO水造水運転の開始時は，水質維持のため前処理水および透過水が排出される．造水終了後にROポンプを停機するとRO膜一次側と二次側の水は浸透により平衡化し水質悪化が懸念されるので，防止策としてRO膜一次側をRO水で置換した後にRO水循環運転に移行する．

2) 洗浄運転

枝配管に接続された周辺機器の洗浄消毒終了後，時刻設定により選択した洗浄パターンが行われる．

【洗浄パターン】
① 熱水消毒（前処理＊・RO膜・RO水ライン）
② RO水ライン洗浄
③ RO膜通液
④ 軟水機再生

＊TW-RDHでは可能

トラブルシューティング

❶ インバータ制御ポンプ

RO装置設置時の初期データ（周波数など）を記録することで，RO膜性能低下などのトラブルの早期発見に繋がる．

1) 原水ポンプ（P1）周波数増加（PI 4の圧低下）

【原　因】
- RO前処理装置からの供給水量の低下
- プレフィルタや活性炭フィルタなどの目詰まり，軟水機故障など

2) ROポンプ（P2）周波数の増加（運転圧の上昇）

設定された透過水量（FI 1）となるようにROポンプ周波数は自動制御される．

【原　因】
- RO供給水量低下
- プレフィルタや活性炭フィルタなどの目詰まり
- 供給水水温・水質低下によるRO膜処理能力の低下
- 膜性能の低下など

❷ 水質異常：3.0 mS/m以上で警報

【原　因】
- 前処理水側の水質異常
- 原水由来，軟水機故障・再生不良（硬水，再生時のNaClの排除不足）
- RO膜の劣化，中心パイプ破損など

メインテナンス

❶ 洗浄消毒

1) 極低濃度薬液洗浄システム（RO水ライン洗浄：図1②色線囲み）

夜間停機時のRO水停滞による汚染防止策として，透析終了後の各装置洗浄・消毒終了後に上流となるRO装置から極低濃度の次亜塩素酸ナトリウム（約1 ppm；水道水レベル）でROモジュール以降のRO水ラインを薬液洗浄・封入する．極低濃度薬液は，RO膜出口配管から

次亜塩素酸ナトリウムを注入しRO水タンクで希釈，調整される．

RO水中には残留塩素を消費する有機物がほとんどないため，極低濃度薬液での消毒を可能としている．また，薬液は極低濃度のため残留リスクは低く，約30分の水洗でRO水に置換されるため緊急時の早期稼働が可能である．

東レ社製個人用透析装置の場合，本工程で装置内部配管まで極低濃度薬液封入が可能であり，極低濃度次亜塩素酸ナトリウム未施工試験結果[4]からもその有効性は実証されている．

2）RO膜通液機能

RO水ラインの極低濃度薬液封入最終工程で極低濃度薬液をRO膜に通液する．RO膜において，夜間停機時RO水の停滞による汚染防止策として週1回以下で行われる．その有効性[4]はあるが，現在は熱水消毒が可能となり，行われることは減少している．

3）熱水消毒機能（RO膜，RO水ライン）推奨：週1回以下

耐熱型ROモジュールの選定と装置配管を耐熱仕様にすることで可能となる．RO水タンク内にある電熱式ヒータ（10 kVA×2）により約80℃まで加温し，昇温後30分循環させ，ROユニット部，RO水ラインを熱水にて消毒する．

熱水消毒は，熱水による直接的な消毒効果のほかに熱伝導によりデッドスペースなど，装置隅々までの消毒効果が期待できる．熱水消毒による生菌のリセットと，極低濃度薬液洗浄による生菌繁殖抑制作用を組み合わせることで相乗効果が期待できる．

❷ 保守点検

正常稼働時の各データ記録は，異常時の原因特定や異常に至るまでの経過を評価分析する手段として重要となる．装置内部には，各項目（電導度，圧力，流量）別に定時データを自動的に点検記録としてメモリする機能がある．また，膜性能に影響があるRO前処理水の軟水，残留塩素（総塩素）などの日常的な確認は重要である．

その他

RO前処理膜分離装置（TF-system，図1③）

本装置の特長は，MF（精密濾過）膜により原水のFI値（用語解説参照）を安定的に低減し，RO装置内のフィルタやRO膜の寿命延長に加え，原水の懸濁物質を除去することでRO水回収率を向上させることが可能となる．また，装置は自動的に膜に付着した懸濁物質を除去する機能〔中空糸膜のエアー逆洗・エアースクラビング（用語解説参照）〕を有しており，中空糸膜の性能維持がはかられている．

用語解説

◆ **RO膜一次側**
RO膜に供給されるRO前処理水側を一次側，RO膜で処理された水（RO水）側を二次側として区別する．

◆ **ファウリング**
膜表面や膜細孔内部に溶質，コロイド，固形物などが沈着し，膜性能の低下を招いた状態．

◆ **FI（汚れ指数：fouling index）値**
供給水中の懸濁物質による膜透過水率に及ぼす影響を判定する指標．通常4以下．

◆ **エアー逆洗**
膜の二次側から圧縮エアーを注入し，膜の目に詰まった懸濁物質を吹き飛ばす．

◆ **エアースクラビング**
エレメントの下部からエアーを注入し，気泡で膜を揺することにより膜で除去した懸濁物質を剥離する．

文　献

1) 杉本章彦：トータルクリーン化システムの構築—RO装置からモニターまで. 腎と透析　2002；53（別冊 ハイパフォーマンスメンブレン '02）：31-34
2) 大谷浩一, 山田和弘, 米山　貢, 他：極低濃度次亜塩素酸ナトリウム封入システム導入によるクリーン化対策. 透析会誌第48回日本透析医学会学術集会・総会特別号　2003；p.762
3) 杉本章彦：トータルクリーン化システム. 腎と透析　2004；57（別冊 HDF療法 '04）：51-55
4) 大谷浩一, 貝瀬智彦, 米山　貢, 他：東レ社製　極および低濃度薬液（次亜塩素酸ナトリウム）封入によるトータルクリーン化システムの有用性と効果. 腎と透析　2007；63（別冊 HDF療法 '07）：24-28

参考文献・URL（2018年4月現在）

1) 水処理膜　TORAY
   http://www.toraywater.com/jp/
2) 東レ・メディカル（株）　逆浸透法精製水製造装置 TW-RH　取扱説明書

（大谷浩一）

Ⅰ 水処理装置

❸ 逆浸透装置
(3) 日本ウォーターシステム社製

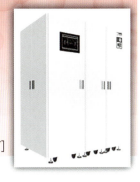

[MIEシリーズ]

構造・機能

日本ウォーターシステム (JWS) 社製水処理システムは，MXRシリーズ，MSRシリーズ，MIEシリーズの3機種がラインアップされている．これらは，機能面において運転方式が異なる標準システムと連続運転システムの選択に加えて，熱水消毒と薬液消毒を用いた消毒方式の組み合わせで機種が構成され，造水量能の違いによっても選択が可能である．また，選択ユニットを増設することで多様な対応策が構築でき，安全かつ安定した清浄化に対するアップデートができることが特徴である．

最新の機能として，Web Monitor Systemの「Jモニター」をMXRシリーズ，MSRシリーズ，MIEシリーズに搭載できる．「Jモニター」とは，水処理システム警報発生時，登録したメールアドレスへの通知やリアルタイムでの警報内容が確認できるシステムで，透析治療の遅延を減らすことが可能である．

❶ 標準システム (MXRシリーズ)

原水供給ユニット，前処理ユニット，RO（逆浸透）ユニット，RO供給ユニットから構成される．原水は原水タンク（原水の加温用，電気ヒータを内蔵）に貯留され，原水ポンプで加圧後，前処理ユニットであるプレフィルタ，軟水化装置，カーボンフィルタ，チェックフィルタを通過し，ROポンプで加圧してRO膜で透過させ，RO水を精製する[1]．

RO水は，RO水タンクに貯留中は紫外線殺菌灯で24時間殺菌する．RO水タンクに貯留されたRO水は，送水ポンプで加圧してUF膜（限外濾過膜）でエンドトキシンなどを除去した後，透析液供給装置，A・B液溶解装置，個人用透析装置に供給される．

消毒方式は，全自動薬液消毒機能を搭載しており，アスピレータ方式にてRO水タンク以降〜送水ラインの消毒を行う．消毒薬は過酢酸系消毒薬または次亜塩素酸ナトリウムのいずれでも使用可能である．

❷ 連続運転システム (MSRシリーズ，MIEシリーズ)

基本構造は標準システムと同様であるが，処理されたRO水が停滞しないように連続運転（高速・中速・低速運転の3段階作動切り替え）するシステムである．

MSRシリーズは低速運転時，3方電動弁の開度設定によりRO水を原水タンクへ戻すことで連続循環運転を継続するRO水分配方式を採用し，清浄化と回収率を向上させている．消毒方式は，全自動熱水消毒機能を搭載しており，一度の熱水消毒で最大3回の熱水送水を行う．

MIEシリーズは，連続運転システムに広範囲エリアの滞留を抑制し，水質を高めるRO膜全量濾過方式のRO膜連続再循環方式（マルチ・リサーキュレーション・システム）を採用している．消毒方法は，カーボンフィルタからROタンクまで80℃以上で消毒する全自動熱水消毒機能と，RO膜以降を薬液により洗浄/消毒を

行う全自動薬液洗浄/消毒機能を搭載している．さらに熱水消毒の効果指標（Ao値）を，前面タッチパネルにて表示・確認できる．

❸ 選択ユニット

JWS社製水処理システムでは，選択ユニットとして精密濾過膜ユニット，限外濾過膜ユニット，排水回収ROユニット，排水熱回収ユニットが増設可能である．

- 精密濾過膜ユニット：前処理ユニットとROユニットの間に増設可能であり，前処理ユニットで除去できないコロイドを含む混濁物質を処理し，RO膜の目詰まりを防ぐ．原水エンドトキシンは90%以上除去可能であり，水処理システムの安全性を向上させる[2]．

- 限外濾過膜ユニット：濾過により膜口径以下の低分子量物質やイオン類は透過させるが，蛋白などの高分子や細菌は透過させない分画分子量5,000～13,000程度の濾過膜を用いたユニットである．

- 排水回収ROユニット（MIEシリーズには標準で他シリーズにも増設可）：RO膜にて処理されたRO水のうち本来廃棄されてしまうRO水を原水タンクに戻し，再利用するシステムであり，原水タンクには原水のみでなくRO水が補充されるため，前処理ユニットやRO膜の負担は軽減される．

- 排水熱回収ユニット（MSRシリーズには標準で他シリーズにも増設可）：RO膜の排水を利用して原水の熱交換を行うことで，原水タン

a：フローシート

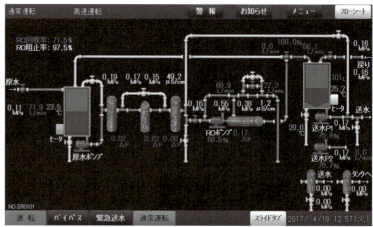

b：メニュー

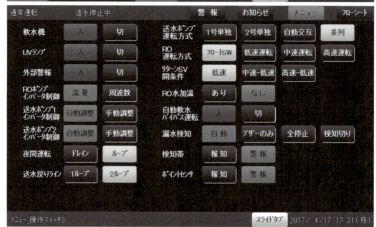

図 LCD画面（高速運転時）

追加表示として，原水水質，圧力，RO回収率，RO除去率がフローシート画面に表示可能である．

クに内蔵された電気ヒータの負担が軽減される．

操作法

基本的に装置前面に配置された大画面タッチパネルを用い，画面切り替え，運転表示，警報表示や各ユニットの運転条件設定がタッチ操作できる．また，LCD画面はカラーユニバーサルデザインのため，シンプルかつ見やすい配色によってスムーズな画面操作ができる．各ユニットの運転設定はワンタッチでは変更できず，特定ボタンを押しながら設定変更ボタンを押すといった方法によって，誤操作や誤入力の防止が考慮されている（図）．

トラブルシューティング

異常発生時には警報が鳴り，自動的にタッチパネル画面に警報画面が表示され，発生した異常警報項目が点灯する．さらに点灯した項目にタッチすることでチェック項目やバイパス方法などが表示される．おもな異常警報と対処方法を表に示す．

メインテナンス

❶ 洗　　浄

1）夜間運転

滞留させないことが水質維持に重要であるため，夜間の透析を行わない時間はRO水タンクから送水ラインでループ運転を行い，送水ラインの滞留を防止する．

2）バイパスラインのフラッシング

MIEシリーズは，前処理バイパスやROバイパスなど装置内緊急用のバイパス配管を設けており，滞留部を1日1回フラッシングして滞留水を排出する．またRO水を造水する前に，夜間に滞留していた前処理ユニットをフラッシングし，RO膜を設定時間初期抜水（夜間初期抜水）して，水質が向上する前のRO水がRO水タンクに流入するのを防止する．

RO膜処理水ライン以降のRO水が流れる配管には，耐溶出性能に優れ，接続部が特殊溶着工法（BCF）で滞留抑制を考慮したPVDF（ポリフッ化ビニリデン樹脂）が使用されている．

❷ 消　　毒

1）薬液消毒

薬品を使用し，RO水タンク，ROバイパスライン・再循環ライン・送水ラインおよびRO膜を消毒するが，消毒薬でRO膜に付着している鉄分などが酸化してRO膜性能の劣化原因となるため，消毒前にRO膜洗浄（除錆）が必要となる．

一般的に，RO膜の洗浄や消毒用には個別に3～5Lのタンク薬液を作製して準備が必要であるが，MIEシリーズでは膜洗浄後に連続して自動で膜消毒を行う「膜洗浄＋消毒」運転が選択できる．

2）熱水消毒

熱水消毒には2パターンあり，カーボンフィルタからRO膜・RO水タンク・送水ラインを消毒するカーボン以降熱水消毒と，RO水タンクから送水ラインを消毒するRO水タンク以降熱水消毒がある．熱水消毒は一度の消毒工程で最大3回の熱水送水を行い，熱伝導によりデッドスペースを消毒する．

❸ 保守点検

1）装置外装ならびに動作確認

異音や漏水の有無について，目視で確認する．

2）装置運転データの保存

タッチパネルのフローシート画面に表示されるデータは，1日3回設定された時間の運転データが保存され，決まった時間の毎日の運転状況を記録することが可能である．

3）水　　質

装置の運転データの確認だけでなく，原水の導電率や総残留塩素，硬度，カーボンフィルタ処理水の総残留塩素，軟水機処理水の硬度の測定が必要である．

表　警報表示と対処方法

警報表示	原因	対処方法
ポンプ故障（原水ポンプ）	モータへの過負荷	制御盤内原水ポンプサーマルリレーの復帰ボタンを押す
	モータの故障	上記操作をしても再度発生する場合には，前処理バイパス運転を行う
インバータ異常（ROポンプ）	モータへの過負荷	制御盤内200VブレーカをOFF後，ONにする．再度発生する場合には，逆浸透装置（RO）バイパス運転を行う
	インバータ故障	上記操作をしても再度発生する場合には，ROバイパス運転を行う
ROポンプ周波数上限警報（ROポンプ）	原水温の低下	原水温度の確認を行う
	ROポンプ制御信号の異常	インバータ設定を手動調節にする．再度発生する場合には，ROバイパス運転を行う
送水ポンプ1故障 送水ポンプ2故障	モータへの過負荷	制御盤内，故障表示の送水ポンプサーマルリレーの復帰ボタンを押す
	モータの故障	上記操作をしても再度発生する場合には，ROバイパス運転を行う
循環ポンプ故障 ラインポンプ故障 加圧ポンプ故障	モータへの過負荷	制御盤内，原水ポンプのポンプサーマルリレーの復帰ボタンを押す
原水タンク高温	制御系異常	原水タンクの温度を下げるため，バルブを開け，水の入れ替えを行う
	電動弁異常	給湯電磁弁と直列にあるバルブを閉める
原水タンク渇水	水道水がこない（断水）	原因を調査する
	元バルブが閉の状態	元バルブを開ける
	ボールタップの故障	前処理バイパス運転を行う
ROタンク高温	送水ポンプ循環熱	RO水タンクの温度を下げるため，〔RO水ドレインMV〕を開け，水の入れ替えを行う
ROタンク満水	フロートの故障	フロート交換
	RO入口電磁弁のリーク	電磁弁の修理または交換
	手動運転	自動運転に切り替える
ROタンク低水位	RO入口圧低下	RO運転を停止後リセット
	原水温度の低下によるRO水量の低下	温度計にて加温システムが正常に作動しているか確認し，異常があった場合には調節を行う
	モジュールの目詰まりによるRO水量の低下	モジュール洗浄が必要
	ON，OFFフロートスイッチの故障	パネル「操作スイッチ」画面⇒［原水ポンプ］，［ROポンプ］を手動にする．RO満水に注意
RO入口圧低下	10μフィルタ，カートリッジカーボンフィルタの目詰まり	フィルタエレメントの交換
	軟水機のドレン漏れ，カーボンのドレン漏れ	前処理バイパス運転を行う
水量異常	各水量が設定値を超えている	運転流量を確認し，調節を行う
RO送水戻りセンサ異常	流量センサの異常	インバータ設定を手動にし，警報画面で［警報時RO運転可］ボタンを押す
RO送水戻りMV異常	RO送水MV，RO戻りMVの異常	
漏水警報	漏水検知帯が濡れている	漏水がないか確認する．漏水を認めた場合は，早急に修理後，警報をリセットする
軟水機再生異常	軟水機のリミットスイッチの故障	前処理バイパス運転後，警報をリセットする
再生中満水	軟水機再生中にRO水タンク満水が発生	RO水タンク内の水質を確認する．水質が悪い場合はRO水の入れ替えを行う

❹ **定期交換**

定期交換で使用する代表的な部品と交換サイクルについては,下記のとおりである.これらは原水水質や使用状況によって変わるため,メーカ担当者と打ち合わせのうえ,決定する必要がある.

- プレフィルタ,カーボンフィルタ：1～3カ月ごとの交換
- 軟水機：2～3年ごとのオーバーホール
- RO膜：3年ごとの交換（必要に応じ洗浄）
- 紫外線殺菌ランプ：能力低下時(8,000時間が目安)の交換
- エアーフィルタ：1年ごとの交換
- その他：電動弁・電磁弁・電気部品など,メーカ推奨期間で交換

文　献

1) 芝田正道：第Ⅶ章水処理装置 4. 逆浸透装置. 臨牀透析　2013；29：911-919
2) 岩崎　博：日本ウォーターシステム株式会社. 日血浄化技術会誌　2015；23（2）：209-212

〈坂下浩太,塚本　功〉

I 水処理装置

❸ 逆浸透装置
(4) 三菱ケミカルアクア・ソリューションズ社製

[DCnanoⅡ Ao]

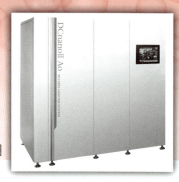

2017年の最新モデルとなる高阻止率のNF膜が搭載されたDCnanoⅡの基本構成と特徴を解説する．

構造・機能

❶ DCnano型透析用水作製装置の構成と機能

本装置は，原水供給ユニット，前処理ユニット，RO（逆浸透）ユニット（NF膜ユニット・RO膜ユニット），RO水供給ユニットで構成されている．全体のシステムが安定して運転されるために各種の単一機器が機能的に組み合わされている（図）．

❷ RO本来の水処理機能としてのアドバンテージ

1）NF-ROの2段処理

原水の硬度成分除去には軟水装置が必要である．その代替装置としてNF（nano）膜型前処理ユニット搭載の「直列2段膜濾過方式」＝"ダブルフィルトレーション"を採用．このNF膜の分画分子量は100〜1,000のため，ルーズRO膜ともいわれ，膜素材はポリアミド系複合膜，形状は平膜を巻いたスパイラル型膜モジュールである．RO膜の上流に設置することで，原水の硬度成分および2価イオン以上の物質をほぼ除去し，エンドトキシン・細菌の阻止を目的としている．理論的には，NF膜透過水を直接RO膜一次側に通過できれば不純物の大幅削減が可能となる構造である．膜特性は，水温1℃によって2.5〜3％透過水量が変化し，また，熱水を使用する場合，水温変化を5℃で1分以上かけて加熱・冷却する必要がある．軟水装置を使用しないことから再生工程不要すなわち塩と塩タンクが不要となる．軟水樹脂再生のプログラムの設定操作や塩の充填などの管理作業も不要となる．

2）一次側の膜表面を化学洗浄する方法

NF膜の一次側は，原水の硬度成分および2価イオン以上の物質が堆積され，その透過水がRO膜一次側に流れる．そのためRO膜性能はNF膜性能に依存する．RO膜の細孔径は，0.0001〜0.0005 μm といわれており，負電荷を有し，NaClやイオン成分・エンドトキシン・細菌は捕捉される．製造ごとに膜表面の堆積物を除去する初期抜水工程があるが完全ではなく，使用経過とともにRO膜性能は低下（透過流束や脱塩率低下，導電率が悪化）する．そのため膜表面の洗浄が必要となる．

RO膜素材は，芳香族ポリアミド系で阻止率は99.6％となっている．化学構造から耐塩素性が低く，1 mg/L（水道水内の塩素濃度）でも膜構造が壊れるので，原水の塩素除去を前処理で行う必要があり，洗浄や消毒に次亜塩素酸は通常使用できない．膜洗浄方法は，タッチパネル操作と手動操作によるクエン酸とアンモニアを混合させたpH 3〜4領域の溶液で，3〜4カ月ごとの定期的な膜単独洗浄が可能となっている．

3）前処理ユニットは最終を1 μm フィルタを装備

水道法をクリアした原水であってもその水質はさまざまである．自施設に合った原水供給ユニット，前処理ユニットを策案し，最終的に

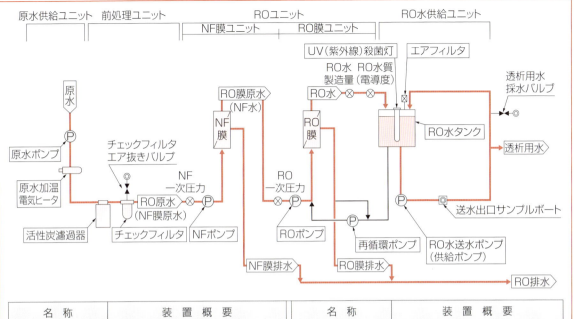

図　DCnano 型透析用水作製装置の装置概要と構成
〔三菱ケミカルアクア・ソリューションズ社：DCnano II Ao 資料[1]〕より引用・改変〕

NF 膜の負荷軽減を目的にプレフィルタ（1 μm）または，チェックフィルタ（1 μm）で 1 μm 以上の微粒子および活性炭の破砕粒を除去してNF 膜を保護し，最終的な RO 膜の負荷軽減も担っている．

❸ 物性から滅菌できない RO モジュールの微生物学的清浄度の維持

通常，RO 膜や NF 膜は圧力容器に納め RO・NF モジュールの形で使用されるが，滅菌できない構造である．出荷時には電導度阻止率試験が行われる（実際のところ，どの膜メーカも細菌阻止試験は行われていないのが現状）．明確な細菌阻止率（Logarithmic Reduction Value；LRV）の公表はほとんどされていない．

一般的な構造は，膜を介して供給側流路（一次側）と透過側流路（二次側）がある．入口と出口を付属している．微生物汚染予防の制御は，据え付け時に製造した RO 水の微生物汚染は高いが，構造上 RO 膜二次側に DGGE（denaturing gradient gel electrophoresis）法で確認されるほどの微生物の漏れはなく，粒子や堆積物も漏れない構造である．しかし，設置時や膜交換作業など人為的に膜を圧力容器に入れる際に二次側を汚染させてしまう．製造業者と据え付け時の衛生管理や洗浄・消毒計画を行うことで初期汚染をできるだけ軽減することは可能で，二次側に新たな汚染を起こさせない管理が重要となる．

1）RO水の清浄化対策の特化

一般的に，RO水は，供給水をRO膜にクロスフロー方式で一方向に流し二次側に透過して製造する．三菱ケミカルアクア・ソリューションズ社独自のカウンターフロー採水方式で，RO水の採水方向を一定間隔で上・下に切り替え，停滞水をなくす構造をとっている．24時間連続運転が可能で，夜間RO水を使用していない間はRO水ポンプ・送水ポンプにインバーター（スロースタート式）が標準装備されているため，低速にて連続運転を行い，RO水が停滞することなく再循環を可能にしている．タイマ機能で24時間ごとにタンク内のRO水を完全に排液しRO水を入れ替えることが可能である．

2）熱水消毒の採用（特許登録済）

熱水消毒は，化学消毒時の薬剤残留の問題が生じない．熱の伝導性からデッドスペースなどにも一定の熱伝導が行え，薬剤消毒が不可能な箇所の除菌が可能となる．操作方法は，診療終了後にタッチパネルスイッチによる手動運転または予約設定運転および供給装置からの連動による自動運転で熱水消毒が可能である．

- 注意点：熱水消毒中は，RO水の使用ができない．熱水消毒終了後の透析開始は，各ユニット部の温度が通常温度（35℃未満）であること，および熱水消毒中でないことを確認してから行う．

【熱水消毒のパターン】
① タンク熱水：ROタンク～送水配管内を熱水消毒
② RO膜熱水：RO膜～ROタンク～送水配管内を熱水消毒
③ NF膜熱水：NF膜～RO膜～RO水タンク～送水配管内を熱水消毒
④ フル熱水：活性炭/プレフィルタ～NF膜～RO膜～RO水タンク～送水配管内を熱水消毒

【基本の熱水方法】（取扱説明書抜粋）
① 昇温行程開始から昇温監視の計測が始まる（試運転初期値：240分）
② ROタンク内のRO水加温ヒータでRO水を昇温（試運転初期値：85.0℃）
③ 昇温保持状態で時間内の循環を開始（試運転初期値：15分）
④ RO水送水ポンプが稼働し，強制的に通常の高速運転で循環
⑤ 昇温保持行程終了後にRO水タンクの熱水を排出
同時に排水配管保護のため冷却弁が開き，RO水タンクを空にする
⑥ RO水の製造を開始し，RO水タンク満水，かつRO水タンク内温度が「タンク冷却完設定」（試運転時初期値：35.0℃）以下で，冷却工程完了
⑦ 工程が終了

3）軟水化装置を必要としない利点

NF膜の代替により塩タンクを必要とする軟水装置が不要となり，微生物材料の混入を防ぎ，系全体の汚染総量の抑制が可能である．

4）一次側の膜表面の洗浄と薬剤消毒の方法：単独タンクの薬剤消毒が可能

NF膜およびRO膜・ROタンクの消毒は，過酢酸消毒が可能である．

【point】
- 洗浄・消毒の操作は通常就業後あるいは休日などRO水の需要がないときに行う．
- 洗浄・消毒の操作中はRO水の製造が停止する．
- 洗浄剤にはクエン酸を使用し，消毒には過酢酸を使用する．
- 付属の循環用ホースを用いて指定のバルブに接続を行い，外付けのバケツから薬剤などを吸わせて循環や浸漬を行う．
- 操作はタッチパネルで行う．

表　透析用水作製装置のトラブルと対策

毎日の運転記録で，初期値と大幅に異なってきた項目があれば，下記の処置を行う．

トラブル	原因	処置
NF水製造量低下	NF膜の汚れ・詰まり	NF膜洗浄，要交換
	NFポンプ運転圧力低下	NFポンプ点検，排水電磁弁点検
	原水水温の低下	原水温度調整，電気ヒータ点検
	プレフィルタの目詰まり	要交換
	活性炭フィルタの目詰まり	要交換
	活性炭の目詰まり	逆洗，要交換
NF水製造量上昇	NF膜の損傷	要交換
	Oリングの破損	要交換
	NFポンプ運転圧力の上昇	ニードル弁（NV-N）の調整，NF膜排水電磁弁点検
RO水製造量低下	NF製造量の低下	上記参照
	RO膜の汚れ・詰まり	RO膜洗浄
	ROポンプ運転圧力の低下	ROポンプ点検・フラッシング用電磁弁点検
RO水製造量上昇	RO膜の損傷	要交換
	Oリングの破損	要交換
	ROポンプ運転圧力の上昇	一次圧力の確認，ニードル弁（NV-R）の調整，RO膜排水電磁弁点検
RO水水質低下	原水水質低下	原水の調査，NF膜洗浄
	回収率の上昇	ニードル弁（NV-R）の調整，RO膜排水電磁弁点検
	RO膜の汚れ・詰まり	RO膜洗浄
	RO膜の破損	要交換
	RO膜のOリングの破損	要交換
RO運転圧力の低下	ROポンプの異常	ROポンプの点検・交換
	電磁弁故障	交換電磁弁の点検・交換
	NF膜の目詰まり	NF膜洗浄・交換

〔三菱ケミカルアクア・ソリューションズ社：DCnanoⅡAo 資料[1]より引用・改変〕

④ おもな消耗品リストと point

消耗品交換を実施後には，消耗品交換日を記録する．

① プレフィルタ（1 μm）
- 活性炭濾過器設置の場合は設置が不要である．
- 交換頻度は，季節変動によって原水の水質が異なるため，施設内で規定．

② 活性炭フィルタまたは活性炭濾過器
- 交換頻度は，原水の遊離塩素，クロラミン量に依存するため，毎日の残留塩素量・全塩素量を測定して管理を行う．

③ チェックフィルタ（1 μm）
- 活性炭フィルタの設置の場合は設置が不要である．
- 交換頻度は，活性炭濾過器の設置の場合は，活性炭濾過器で除去できなかった 1 μm 以上の微粒子および活性炭の破砕粒を除去するため，施設内で規定．

④ **浸水式 UV 殺菌灯**
- 24 時間稼働し，RO 水タンク内を照射している．直接浸水はしていないことから交換時には外部の微生物学的汚染が生じないようになっている．
- 交換は，8,000 時間が目安．

⑤ **エアーフィルタ**
- RO タンク内の水面の上下に伴い，タンクが呼吸する．このとき，空気中の細菌がタンク内に入らないようにするためのもので，0.1 μm の高性能除去フィルタを使用している．
- 年に 1 回の交換が目安ではあるが，機械室内の空気汚染の状況によっても異なる．

⑥ **シーケンサ電池**
- バッテリ電圧が低くなる（寿命が近づく）と，CPU ユニット画面の「ERR/ALM」LED が点滅する．装置内部のプログラムを記憶していることから，交換作業は 5 分以内に行う．
- 2 年ごとの交換を推奨．

トラブルシューティング

- **非常運転**：NF 膜ユニット故障時に NF 膜をバイパスし，RO 膜のみで RO 水を製造する NF バイパスまたは RO 膜をバイパスし，NF 水を直接送水する RO バイパスがある．
- **異常警報とその処置（表）**
- **その他**：RO 水送水ポンプのウィークリータイマ時間外の緊急透析運転．

今回，紹介した透析用水作製装置は 2012 年 5 月 11 日に特許登録された「医療用精製水製造装置およびナノ濾過膜の熱水消毒方法」【特許第 4990710 号】[2]の装置説明である．エンドトキシン・細菌だけでなく電導度（化学物質）にも優れたモデルとして上市されている．製造業者は，2017 年 4 月 1 日に社名を三菱ケミカルアクア・ソリューションズ株式会社に変更している．

引用文献
1) 三菱ケミカルアクア・ソリューションズ社：DCnanoⅡ AO 資料提供
2) 特許第 4990710 号

参考文献
1) 峰島三千男，川西秀樹，阿瀬智暢，他：2016 年版透析液水質基準．透析会誌 2016；49：697-725
2) 本田和美：膜ろ過による制御 一次側と二次側の菌叢の相違．防菌防黴 2013；41：453-458

（本田和美）

Ⅰ 水処理装置

❸ 逆浸透装置
(5) ジェイ・エム・エス社製

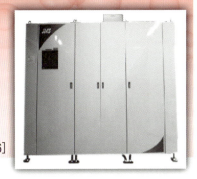

[PF-806]

本稿では，逆浸透装置を搭載し，かつ透析用水の汚染対策を施したジェイ・エム・エス社製透析用水処理装置「ピュアフロー」について解説する．

構造・機能

❶ 構　成

ピュアフローはプレフィルタ，軟水装置，活性炭濾過装置，逆浸透装置（ROモジュール），RO水タンクで構成される．必要とされるRO水量によって精製能力やRO水タンク容量の異なる型式がラインアップされ，大容量の機種については2系統の精製システムを配備することで一方に不具合が生じた場合にもRO水の供給が滞ることのないように設計されている（図1）．

ROモジュールからRO水タンクまでの配管は最短になるよう配置され，部材には耐熱性，耐薬品性，耐ストレスラック性に優れるポリプロピレンを多く採用し，溶着方式を取り入れることでねじ込み配管を削減（図2）し，RO水の淀みやデッドスペースによる汚染源の排除がはかられている．RO水タンクにおいてもタンク内部を鏡面処理するとともに底面の4つの角に丸みを加えることで抜水時（装置停止中）のタンク表面へのRO水付着を低減するような清浄化対策が施されている．

さらにオプションとなるが，薬液注入ユニットや弱酸ユニットの装備があり，プログラムをあらかじめ入力しておくことでRO水タンクおよび溶解装置，供給装置までの配管を自動で薬液消毒することができる．

❷ 特　徴

1）排水機能，循環ポンプの設置

配管内での液停滞はバイオフィルムなど，菌の繁殖を助長し，RO水や透析用水，透析液の汚染原因となる．ピュアフローは多段階な配管の初期抜水やROモジュール内を新たに精製されたRO水で置換するための排水機能を有し，停滞液の排除によって菌の繁殖を抑制する．また，原水ポンプ，ROポンプ，供給ポンプに加え，循環ポンプを設けることで一定圧連続運転を可能とし，運転中の液停滞がいっさいないようなシステムとなっている．さらには供給されなかったRO水をROモジュール前に再循環させることでRO水タンク内のRO水純度

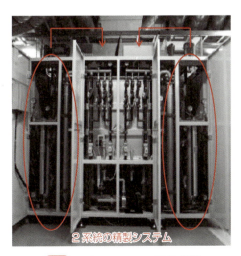

図1　ピュアフロー（PF-806）

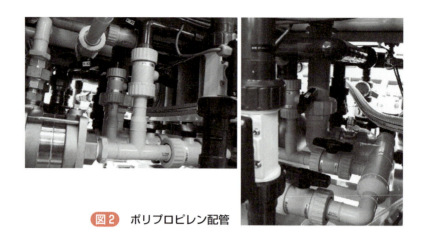

図2 ポリプロピレン配管

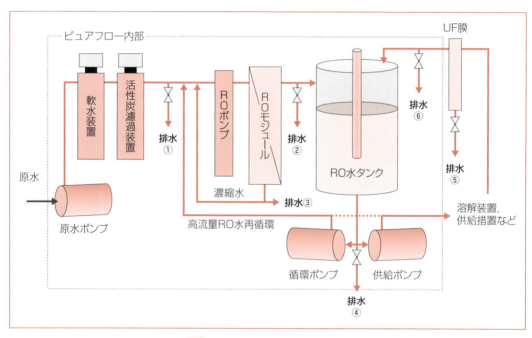

図3 ピュアフローの概略フロー
〔文献1)より一部改変・転載〕

の向上や菌，エンドトキシン（ET）の積極的除去にも貢献する（RO水ダブル逆浸透機能）．

2) 透析用水製造工程

以下に概略フロー図（**図3**）[1]を用いてピュアフローの透析用水製造工程について解説する．

- 停止状態から運転を開始すると原水ポンプによって原水が軟水装置，活性炭濾過装置を流れ，ROポンプの前で排水される（排水①）．
- 排水①が終わるとROモジュールへ供給され，RO水タンクへ流入する前に次の排水②が行われる．
- この工程に限らず供給水すべてがROモジュールを通過することはROモジュールの精度を保つうえで不可能であり，処理されなかった一次側のRO原水は一部排水され（排水③），残りは濃縮水としてROポンプ前に再循環される．
- この処理されたRO原水の割合を回収率といい，精製時回収率はシリカ許容濃度によるが，ピュアフローでは80%以上を目標として

- ROモジュールによって処理されたRO水はRO水タンクに供給され，排水④の後に貯留が開始される．貯留が進むとRO水の一部は供給ポンプによって溶解装置，供給装置へと流れ，余った分は限外濾過（UF）膜を経て排水⑤，⑥の後，RO水タンクへ再循環される（オプション）．ここでもUF膜を用いた再循環機能により清浄度の向上がはかられている．
- 残りのRO水は循環ポンプによってRO水ダブル逆浸透機能によりROポンプ前に再循環される．RO水タンク満水時には原水ポンプが停止するとともにROモジュール一次側の排水③を多くし，循環ポンプによって供給されるRO水によってROモジュールの洗浄，液置換が行われる（RO膜RO水高流量多段階再循環洗浄機能）．
- この機能によりROモジュールの長寿命化，高回収運転が実現され，開発コンセプトにある清浄化と省力化が達成されている．
- なお，排水時間や工程が切り替わるRO水タンク内液面レベルなどは任意であり，各施設に応じた設定が可能である．

トラブルシューティング

中央装置に不具合が生じた場合，すべての透析用監視装置に影響を及ぼすことがCDDS（central dialysate delivery system）最大の欠点である．そのため，ピュアフローには前述のような清浄化対策が施されているが，これらは透析用水が正常に確保されていることを前提としている．まずは透析用水の供給を絶やさぬよう安全対策を講じておくことが重要である．

透析用水の供給には原水やRO水を送り出すためのポンプが必要であるが，ピュアフローはこれらに故障などのトラブルが生じた場合のバックアップ機能が備わっている．仮にROポンプが故障した場合は原水ポンプ，供給ポンプが故障した場合は循環ポンプによって図3の赤い点線で示す配管を使って代役を果たす．点線で示す配管は常に一定量の通水があり，停滞液の存在はない．循環ポンプが故障した場合は一定圧連続運転が不能となるが，ROポンプのON-OFF運転によって透析用水の供給に支障をきたさぬようにシステムの構築がなされている．

筆者施設（川島会川島病院）では約9.5年にわたるピュアフローの使用実績があるが，定期的な消耗部品の交換，点検によりポンプのトラブルは一度も起こっておらず，ポンプ性能に不安があるわけではないことを付け加えておく．

ROモジュール

ピュアフローのROモジュールは日東電工社製のES15が採用されている．ES15は0.29〜0.78 MPaの超低圧でも非常に高い阻止性能と透過水量を有する超低圧高透過水量タイプのスパイラル型エレメントであり，循環ポンプによる一定圧連続運転を行うピュアフローにおいて適した特徴を有する．膜材質にはポリアミド系スキン層からなる合成高分子系複合膜が用いられ，過酸化水素，塩素などの酸化剤耐性にも優れており，ROモジュールの薬液洗浄にも高い信頼性がある．

交換目安時期は4〜5年を推奨されているが，RO原水の水質や処理水量，洗浄消毒法，運転状況などから評価検討し，施設に応じた基準を設けるべきである．また，設置する施設のRO原水状況によっては，まれに膜材質の変更にも対応する．

操作法・メインテナンス

ピュアフローの装置画面は，画面上のタブを操作することによって各種設定や確認の階層に分かれている[2]．

運転状態を確認する動作フロー画面では各種ポンプやモータバルブ，電磁弁など各部品の状況を色の変化によって確認でき，運転状況画面では回収率，流量，温度，水質，圧力などを監視する．メインテナンス画面，内部設定画面では稼働履歴，警報履歴などが一覧できるほか各

工程への切り替わり時間や警報値,薬液消毒内容,各部品交換時期の通知などに対する設定を可能とする.透析用水処理装置は医療機器でないため,各施設がそれぞれに応じたバリデーションによる管理を構築する必要があり,これらの設定を画面上で任意に操作,確認できるのは非常にメリットがある.

また,サンプリングポートや定期的に交換が必要となるフィルタ類は装置前方に,動作不良など不具合が生じた場合にポンプ,電動バルブ,電磁弁などを手動で操作するスイッチは装置側面にあり,操作性も高い.

文　献

1) 株式会社ジェイ・エム・エス:JMS透析用水作成装置について.勉強会資料.2011
2) 株式会社ジェイ・エム・エス:JMS透析用水処理装置ピュアフローPF-804F,806F取り扱い説明書.2011

（道脇宏行）

I 水処理装置

3 逆浸透装置
(6) トリムメディカルインスティテュート社製

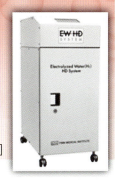

[EW-SP11-HD（個人用）]

構造・機能

　水を電気分解（電解）することによって生成される分子状水素を含む水を電解水という．電解水が逆浸透（RO）モジュールで RO 処理された水を電解 RO 水という．電解 RO 水（水素溶存透析用水）を生成するシステムが本装置となる．また，電解 RO 水で作製した透析液（電解水透析液）を用いる血液透析を電解水透析®という．電解水は活性酸素の消去[1]や抗酸化性がある[2]こと，また電解水透析を行ったところ重度の疲労や痒みについて有意な改善がみられた[3]ことも報告されている．

❶ 原　理

　水の電解方法はイオン透過性隔膜式2室型電解槽（イオン透過性隔膜式）と固体高分子膜式2室型電解槽（固体高分子膜式）の2種類があり（図1），トリムメディカルインスティテュート社（以下，トリム社）製逆浸透装置では2016年より固体高分子膜式が採用された．

1）イオン透過性隔膜式

　イオン透過性隔膜式は，陽極側には分子状酸素を含んだ酸性の水，陰極側には分子状水素を含んだアルカリ性の水が生成される．さらに，水の中にある陽イオンは陰極側へ移動し，陰イオンは逆に陽極側へ移動する．通常の RO 水は中性だが，水素が溶存された陰極側の電解水を使用するので，電解 RO 水の段階においてアル

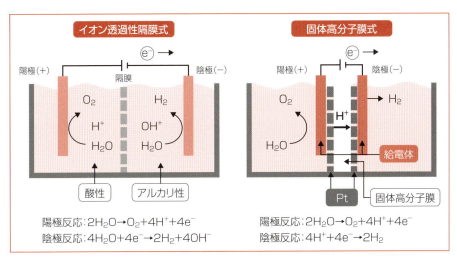

図1　2室型電解槽による電気分解方法
〔日本トリムホームページ[URL 2)]より引用〕

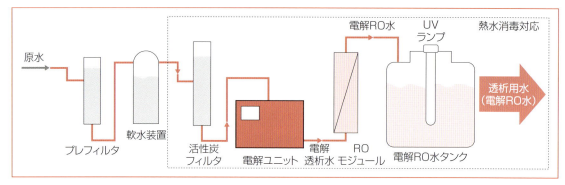

図2 トリムメディカルインスティテュート社製逆浸透装置の概略フロー
〔日本トリムホームページ[URL 3]より改変〕

カリ性であり，電解強度を上げすぎるとpHが高くなりすぎRO膜素材の安定性に影響を与えてしまうため，電解の強度に制限がかかる課題があった．また，RO水の電気伝導率は水中のイオン濃度の影響を受けるので，電解RO水中のOH⁻イオンが電気伝導率計の数値を上げてしまうため，水質管理にも課題があった．さらに，耐熱対策をしておらず熱水消毒をすることができないため清浄化の課題もあった．

2）固体高分子膜式

固体高分子膜式では，陽極側には分子状酸素を含んだ水，陰極側には分子状水素を含んだ水が生成される．陰極側の電解水を使用するが，陽極と陰極の間の電子の移動の媒体は水中のイオンではなく，陽極の電解によって生成した固体高分子膜中を移動するH^+が担い，その原材料も水のため，イオン移動やpHの変動がなくアルカリ性などの課題がなくなり中性のまま高水素濃度の電解水を生成することが可能となった．また，電気伝導率計の数値もイオン移動がなくなり影響を受けないため，標準的な透析用水作製装置と同様となり，ROモジュール管理も同様の基準が適用可能である．

そのため，「2016年版透析液水質基準」[4]を参照した管理を行うことができる．清浄化対策のために，耐熱性に優れているフッ素系の基材を採用し，装置内部を熱水循環させることが可能になり，清浄化を確保できることが可能になった．

❷ 特　徴

1）電解ユニットを組み込んだ一体型

トリム社製EW-SP11-HDの通常のRO装置と異なる大きな特徴は，活性炭フィルタとROモジュールの間に電解ユニットが組み込まれていることである（図2）．開発当初（第一世代）は既設の透析用水作製装置にイオン透過性隔膜式の電解ユニットを外付けし使用していた．2012年（第二世代）にイオン透過性隔膜式の電解ユニットを組み込んだ一体型のRO装置が開発され，2016年（第三世代）には固体高分子膜式の電解ユニットを用いたRO装置が開発された．第二世代以降の水処理部は日本ウォータシステム株式会社（多人数用），ダイセン・メンブレン・システムズ株式会社（多人数用・個人機）よりoriginal equipment manufacturer（OEM）供給を受け製造している．

2）トリム社の多人数用透析用水作製装置

次に，第三世代の多人数用透析用水作製装置についても紹介する．特徴として，電解ユニット内で電解を行うための電力と90％の陰極側の水を使用し，10％の陽極側の水を排水として捨てるので通常の透析用水作製装置と比べて水道量がかかりランニングコストが高くなる．しかし，透析液供給装置から治療または洗浄の信号を受け取ることで，治療時間外は電解ユニットを自動でバイパスし通常のRO水を供給する機能があり，ランニングコストを抑える工夫がされている．

また以前，土壌に存在するある種の細菌が水

素を多く含む環境下のRO膜中に繁殖し，RO膜を通過した電解RO水の溶存水素濃度を低下させることが認められた．この水素を利用する細菌は加熱により死滅することが判明しており，第三世代では熱水消毒は標準装備となっている．熱水消毒機能は活性炭フィルタ以降を80℃まで加熱した熱水を循環させる．熱水消毒後の高温排水に冷水を供給し排水温を冷やす制御も搭載されているので，設備側配管の変更の必要もない．

操作法

装置前面のタッチパネルにて各種操作および設定を行う．また，フローシート画面の機器部分をタッチすることでその機器の操作画面を表示することができる．電解ユニットは導入時に設定した後は，基本操作を行う必要はない．

トラブルシューティング

RO部故障時には，導入時に同梱されている取扱説明書に記載されている対処法に従い，トラブル対応を実施する．電解ユニットで異常が発生した場合，自動で電解ユニットをラインから切り離しバイパスする自動バイパス制御機能が組み込まれており，電解ユニットの異常発生時も通常の多人数用透析用水作製装置として中断なく使用することが可能である．

メインテナンス

❶ 電解の管理

電解の電流値はタッチパネルにて確認可能である．設定値の電流値にて電気分解が行われていることを毎日確認する．電解槽は使用条件により3～5年の設計寿命とされているが，電解電流が設定値より低下する場合には早期の交換が必要である．

❷ 熱水消毒

装置における消毒については，熱水消毒が推奨されている．80℃まで加熱した熱水を活性炭フィルタ以降で循環させ清浄度を維持する．全工程で約4時間実施する．なお，熱水消毒は1週間おきに実施することをメーカが推奨している．熱水消毒には作業前に「ROモジュールのみ」と「電解ユニット同時」の切り替えが可能である．熱水消毒，消毒行程中に強制冷却するモードも備えている．

❸ 供給（RO）タンク薬液洗浄

供給タンクおよび送水ラインを薬液で洗浄する機能である．電解ユニットを切り離しバイパス状態にした後，満水レベルでRO水約230Lを貯留できる給水タンクに薬液ごとの希釈濃度に合わせ適量の薬液を投入後，タッチパネルにて条件の設定，操作を行い実施する．薬液については推奨品〔① 過酢酸「ミンケア100倍希釈2.3L」ミンテック社製，② 過酢酸「ディアロックスC-J50倍希釈4.6L」ジャパンエアガシズ社製，③ 次亜塩素酸ナトリウム（Na）「12%使用100ppm 191.8ml」〕を使用する．その他の薬液に関しては使用前にトリム社に確認のうえ使用する．

❹ RO膜モジュール薬液洗浄

供給タンクに薬液を投入した後タッチパネルにて条件の設定，操作を行い実施する．薬液をタンク内で循環させた後，供給タンクの薬液を，専用循環ラインを使用してRO膜モジュールへ循環させて洗浄する．薬液については推奨品（① 過酢酸「ミンケア100倍希釈2.3L」ミンテック社製，② 過酢酸「ディアロックスC-J50倍希釈4.6L」ジャパンエアガシズ社製，③ 除錆剤「Femin LP-50 100倍～50倍希釈2.3L～4.6L」アムテック社製）を使用する．その他の薬液に関しては使用前にトリム社に確認のうえ使用する．なお，注意事項として次亜塩素酸NaはRO膜が破壊され水質が低下するため使用しないこと．また，クエン酸，除錆剤を必ず使用してから過酢酸系薬で洗浄し，膜面の金属イオンによるRO膜の劣化を防ぐ必要がある．

❺ 保守点検・定期交換

電解RO水の水素濃度および透析装置末端（ダイアライザ入口）での水素濃度が低下していないか定期的に水素濃度の計測を実施し，治療時の水素濃度が適正であるか確認する．水素濃度の計測に使用する計測器については，トリム社推奨の「東亜DKK製DH-35A」にて測定する．装置を構成しているポンプや電磁弁などの各機器については，トリム社で指定されている定期交換時期までに交換およびオーバーホールを実施し，装置の故障および性能低下が発生する前に対応することが必要である．

引用文献

1) Shirahata, S., Kabayama, S., Nakano, M., et al.：Electrolyzed-reduced water scavenges active oxygen species and protects DNA from oxidative damage. Biochem. Biophys. Res. Commun 1997；234：269-274
2) Li, Y., Nishimura, T., Teruya, K., et al.：Protective mechanism of reduced water against alloxan-induced pancreatic beta-cell damage：Scavenging effect against reactive oxygen species. Cytotechnology 2002；40：139-149
3) Nakayama, M., Itami, N., Suzuki, H., et al.：Possible clinical effects of molecular hydrogen (H_2) delivery during hemodialysis in chronic dialysis patients：Interim analysis in a 12 month observation. PLoS ONE 2017；12：e0184535
4) 峰島三千男，川西秀樹，阿瀬智暢，他：2016年版透析液水質基準．透析会誌 2016；49：697-725

参考文献

1) トリム・メディカル・インスティテュート：多人数用電解ユニット EW-MDU-24 EW-MDU-18 EW-MDU-12 取扱説明書（Ver.1.0）．2016，株式会社トリム・メディカル・インスティテュート，大阪
2) トリム・メディカル・インスティテュート：電解水透析多人数用透析用水作製装置 Electrolyzed water (H_2)-HD System EW-SPH9082-HD 取扱説明書．2016，株式会社トリム・メディカル・インスティテュート，大阪

参考URL（2018年4月現在）

1) 日本トリム：電解水透析（血液透析）用システム製品情報．
http://www.nihon-trim.co.jp/products/ew_hd/index.html
2) 日本トリム：電解水透析（血液透析）用システム 電解水透析とは？
http://www.nihon-trim.co.jp/products/ew_hd/about.html
3) 日本トリム：電解水透析（血液透析）用システム特徴．
http://www.nihon-trim.co.jp/products/ew_hd/characteristic.html

〔常山一志，伊丹儀友〕

Ⅰ 水処理装置

4 個人用水処理(逆浸透)装置

　個人用透析用水作製装置は,ICUや病棟などでの出張透析治療または家庭透析(HHD)に用いる移動式の水処理装置である.また,個人用透析用水作製装置は,治療スケジュールにより装置の運用は間欠的になることが多く,配管内部の微生物汚染が進行しやすい.とくに透析用水作製装置から個人用透析装置までの送水ライン(供給水配管)の消毒や洗浄が十分にできない可能性があり,汚染には十分注意が必要である.しかし,個人用透析用水作製装置においても,日本透析医学会の「透析液水質基準と血液浄化器性能評価基準2008」[1]や日本臨床工学技士会透析液等安全委員会の「透析液清浄化ガイドライン Ver.2.01」[2]に準拠して管理することが望まれる.

　この稿においては,各社から販売使用されている個人用透析用水作製装置についての原理・構造を含め基本的な事項を解説する.

構造・原理

❶ 原　理

　透析用水作製装置は,一般的に reverse osmosis(RO)装置と呼ばれ,RO膜を介して一次側供給水(RO原水)に浸透圧以上の圧力を加えることにより,水成分がRO膜を濾過してくる現象を利用した膜分離法である.この方法により供給水中に含まれる溶解イオン,有機物,バクテリア,パイロジェンなどの不純物をほぼ完全に除去することが可能であり,純度・清浄度の高い水,透析用水(RO水)を製造することができる.透析医療では本装置にて精製されたRO水を透析液原液の希釈などの透析用水として使用する.透析用水の水質管理基準と測定頻度を**表1**に示す.

❷ 構　造

　個人用透析用水作製装置では,通常ROタン

表1 透析用水の生物学的水質管理基準と測定頻度

	JSDT基準 2008[1]		透析液清浄化 Ver 2.01[2]	
	生菌数 (CFU/mL) 未満	ET活性値 (EU/mL) 未満	生菌数 (CFU/mL) 未満	ET活性値 (EU/mL) 未満
透析用水(RO水)	100	0.05	1 目標0.1	0.01 目標0.001
測定頻度	透析用水:1回/3カ月		透析用水:1回/1カ月以上	

ET:エンドトキシン,EU:endotoxin units,CFU:colony units
〔透析液水質基準と血液浄化器性能評価基準2008[1],透析液清浄化ガイドラインVer.2.01[2]より〕

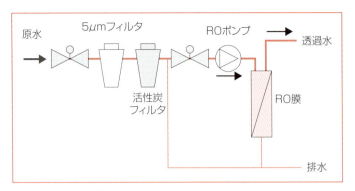

図1 RO タンクレス構造タイプ
MH シリーズ（JWS），VCR シリーズ（ダイセン・メンブレン・システムズ）

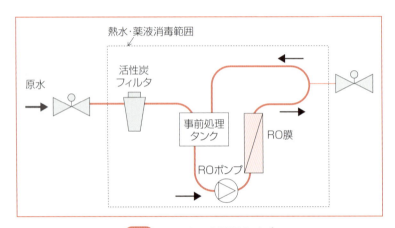

図2 RO タンク設置タイプ
MZ シリーズ（日本ウォーターシステム）

クレス構造のため個人用透析装置が稼働（給水）していないときも，透析用水作製装置を稼働させる必要があり，透析用水を必要としない場合や使用量に関係なく常時 RO 水を製造しているため，常に濃縮排水が捨てられることにより，大量の水が常に必要である（**図1**）．

RO タンクを設けることで，個人用透析装置が動作し，RO タンクが減水したときのみ必要に応じた透析用水の製造が行われることで，不要な濃縮排水が削減されることとなり，原水使用量を大幅に低減することが可能となる．また，常に RO ポンプが動作していないため，騒音も抑えることが可能となる．しかし，RO タンクおよびそれをとりまく配管の洗浄・消毒が必須となる（**図2**）．

〈装置の構成〉

① プレフィルタ：原水中に含まれる粗い粒子の除去を目的として設置される．通常，5〜25 μm のフィルタが使用される．

② 活性炭フィルタ：供給水中の残留塩素，有機物などを除去する．

③ RO ポンプ：供給水（RO 水）に浸透圧以上の圧力を加え RO 膜に送り込む．

④ RO 膜：供給水中に含まれる電解質，有機物などをほぼ除去し RO 水を精製する．

⑤ RO タンク：製造された RO 水を貯留する．

⑥ ヒータ：原水加温用ヒータ．熱水消毒時のヒータとして兼用する場合もある．

⑦ UV ランプ：紫外線殺菌灯とも呼ばれ，細菌の細胞が紫外線で破壊される．

❸ 各社の機能および特徴

1) **VCR-20P-S**（ダイセン・メンブレン・システムズ）
- 構　成：活性炭フィルタ，ROポンプ，RO膜，UFモジュール
- 特　徴：ベッドサイドに設置可能な低音，小型設計，移動に便利な手押しハンドルを背面に装備．RO膜の寿命延長と水質維持のための自動フラッシングシステム標準装備．原水圧力低下の場合に作動するインターロックシステム標準装備．エンドトキシン除去用のUFモジュール取り付け，各種前処理システムとの組み合わせ，透過水貯留タンク取り付けなど（オプション）が可能である．

2) **TW-P**（東レ・メディカル）
- 構　成：活性炭フィルタ，ROポンプ，RO膜
- 特　徴：移動に適したコンパクトなサイズで，ICU，病室，さらに家庭における使用に適している．クリーン化にも配慮した設計で，RO水供給能力は1床用または2床用から選択可能．低騒音運転が可能であり，液晶のガイダンスにより，簡単な操作を実現している．また，操作部や前面部の開閉ができ，メインテナンスが容易．

3) **MH500CX**（日本ウォーターシステム；JWS）
- 構　成：プレフィルタ，活性炭フィルタ，ROポンプ，RO膜
- 特　徴：超低圧モジュールによる静かな運転音と，操作部のタッチパネル採用による操作性向上と，主要な流量・圧力が一見できるため，点検などが容易である．

4) **MZ-Ⅰ**（日本ウォーターシステム；JWS）
- 構　成：活性炭フィルタ（5μmプレフィルタ兼用），前処理タンク，ROポンプ，RO膜
- 特　徴：熱水消毒/薬液消毒機能，カーボンフィルタより熱水可能．RO処理水を個人用透析装置へ供給する配管は単独での消毒は困難であり，供給水配管をループとし装置内とともに消毒を行うシステム．送水ラインのループ化による滞留防止が可能である（図2）．

5) **NCR×eco Ao**（ニプロ）
- 構　成：活性炭フィルタ，ROポンプ，ヒータ，RO膜，エンドトキシン捕捉フィルタ（ETRF，UF膜），ROタンク，RO送水ポンプ
- 特　徴：自動で熱水と薬液の両方を行うことができる熱水消毒ではAo値（国際規格ISO15883指標，用語解説参照）管理システムの採用により，効果を客観的に数値として管理することが可能である．個人用透析装置NCV-10との信号連動により，透析装置の操作だけで透析用水作製装置を動作させることが可能なため，操作忘れや洗浄忘れなどを防止．NCR×eco内で作製された熱水・薬液をNCV-10で吸引することで，従来デッドスペースとなっていた給水ラインまでの洗浄・消毒を自動で行うことが可能となり，清浄化が担保されている（図3）．

6) **Aqua UNO**（フレゼニウス メディカルケアジャパン）
- 構　成：ROポンプ，ブレークタンク，RO膜，導電度センサ
- 特　徴：コンパクト，最軽量（約30kg）かつ静音性である．また，透過水および濃縮水の再生利用による経済性に優れる（図4）．

7) **EW-SP11-HD**（トリムメディカルインスティテュート）
- 構　成：軟水樹脂，活性炭フィルタ，電解モジュール，ROポンプ，電解槽，RO膜，UFモジュール，UVランプ
- 特　徴：電気分解方式による電解RO水（用語解説参照）製造システム，熱水消毒機能やUFモジュール装備．

用語解説

◆ **Ao値**
熱水消毒の工程では温度は変化し，消毒時間すべてが有効であるとはいえない．そこで熱水消毒を有効温度である80℃と仮定し，等価消毒時間に変換することで算出した有効な消毒時間．

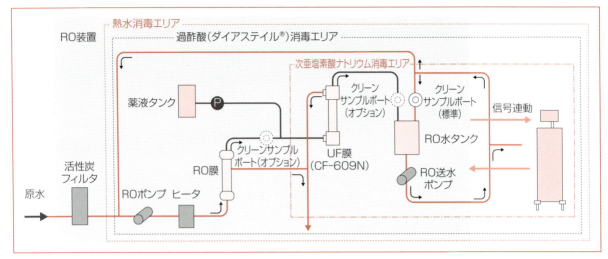

図3 自動熱水 & 薬液消毒，個人用透析装置との連動
NCR×eco Ao（ニプロ）

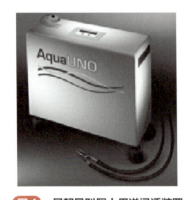

図4 最軽量型個人用逆浸透装置
AquaUNO（フレゼニウス メディカル ケア ジャパン）

8) KE0187（小松電子）
- 構　成：プレフィルタ，活性炭フィルタ，RO膜
- 特　徴：加圧ポンプをなくすことにより，振動がなく静粛を可能としている．

各社の装置の規格について，**表2**にまとめた．

操作法

〈管理上の注意点〉

RO 膜には処理能力に寿命があるため，供給される一次側水の水質や性状を理解したうえで設定・管理する．毎日の点検，調整，記録（送水圧力，RO ポンプ圧力，水量など）が必要である．

各社個人用透析用水作製装置のカタログ表示上，透過水の回収率（**用語解説参照**）は 30～50％程度である．また，個人用透析用水作製装置の選択に当たり，操作性に加え，個人用透析装置との動作の連動性を考慮することも必要である．HHD においては，トラブル時の迅速な対応が重要なため，メーカ側の体制も確認する．

トラブルシューティング

RO 膜の性能低下の原因となる膜表面の汚染物質や析出物を除去し，透水性能を維持し，かつ寿命を延ばすには，定期的な膜洗浄が必要である．また，冬場のように原水温度が下がる季節において透析用水作製装置のトラブルがもっとも多い．HHD でも同様である．原水加温がない場合においては，透過水量減少による供給量不足となる．その際，排水量をバルブ調整などで対応する必要がある．この調整が温度制御や圧力制御などによる自動調整機能にて可能となり，トラブル減少となることが期待される．

表2 RO装置規格表（個人用水処理装置）

メーカ	ダイセン・メンブレン・システムズ	東レ・メディカル	日本ウォーターシステム	自動消毒型個人用RO装置	ニプロ	フレゼニウス メディカルケア ジャパン	トリムメディカル インダストリート	小松電子
製品名	個人用逆浸透精製水システム	個人用逆浸透精製水製造装置	逆浸透精製水製造システム	自動消毒型個人用RO装置	個人用逆浸透法精製水製造装置	個人用逆浸透装置	個人用電解水透析用逆浸透精製水製造システム	うるびゅあ個人用逆浸透装置
型式	VCR-20P-S	TW-P	MH500CX	MZ-1	NCR×eco Ao600	AquaUNO	EW-SP11-HD	KE0187
標準透過水量	36 L/hr	36.72 L/hr	42 L/hr	45 L/hr	36 L/hr	50 L/hr (5℃), 60 L/hr (10℃), 70 L/hr (15℃)	30 L/hr	30 L/hr (at 5℃時), 42 L/hr (at 15℃時)
保守（交換周期目安）	・活性炭フィルタ（1年/1本） ・殺菌灯（1年/1本） ・エアフィルタ（1年/1本） ・ROモジュール（3年/1本） ・電気部品（5年/1式）		・プレフィルタ（3カ月/1本） ・活性炭フィルタ（3カ月/1本） ・UVランプ（1年/1本） ・エアフィルタ（1年/1本） ・ROモジュール（3年/2本） ・電気部品（5年/1式）	・活性炭フィルタ（3カ月/1本） ・UVランプ（1年/1本） ・エアフィルタ（1年/1本） ・ROモジュール（3年/2本） ・電気部品（5年/1式）	・活性炭フィルタ（1年/1本） ・エアフィルタ（2年/1本） ・耐熱RO膜（5年/1本） ・薬注ポンプ（4年/1本） ・送水ポンプ（5年/1本） ・ROポンプヘッド（3年/1本） ・ヒータMC（4年/1本） ・ROポンプMC（4年/1本） ・送水ポンプMC（5年/1本） ・電磁弁ダイアフラム（3年/1式）	・活性炭フィルタ（1年/1本） ・殺菌灯（1年/1本） ・エアフィルタ（1年/1本） ・ROモジュール（3年/2本） ・電気部品（5年/1式）	・活性炭フィルタ（3カ月/1本） ・紫外線殺菌灯（1年/1本） ・エアフィルタ（1年/1本） ・電解槽（1年/1本） ・軟水樹脂（3年/1本） ・ROポンプ（5年/1本） ・原水加圧ポンプ（3年/1本） ・ROモジュール（3年/1本） ・UFモジュール（3年/1本） ・電気部品（3年/1式）	・5μm10インチフィルタ（3カ月/1本） ・活性炭フィルタ（3カ月/1本） ・RO膜（2年/本） 【オプション使用時】 ・UVランプ（1年/1本） ・TOC計用イオン交換樹脂モジュール（3カ月/1本） ・TOC計用UVランプ（1年/1本）

I　水処理装置　4　個人用水処理（逆浸透）装置

メインテナンス

透析用水作製装置は医療機器ではないが,水本来の化学汚染や生物汚染により生じる副作用から血液透析患者を保護することを目的とし,欠くことのできない機器である.保守管理については,明確な管理基準がなかったため,各透析施設は,各製造業者の保守点検マニュアルなどを参考に独自の管理を行い使用していた.「2016年版 透析液水質基準」にて透析用水製造装置に関する管理基準が加えられたことからも,各機器の状態を正確に把握し,保守管理では故障や不具合の発生を未然に防ぐことを目的として管理しなければならない[3),6)].

❶ 洗浄,消毒

汚染の防止には装置の稼働にかかわらず,1回/日の装置内通水(フラッシング)と1回/週以上の頻度で消毒を行う.現在,各施設では新旧の個人用人工透析用水作製装置が使用されており,各装置メーカの指定する方法により洗浄・消毒を定期的に行うこととされている[2)].日常的に透過水の導電度や水量をチェックし,各施設のマニュアルに従って洗浄・交換を行う.

1) 方 法

洗浄・消毒方法としては,手動での装置消毒では循環ポンプ付きの薬液タンクが必要となるため頻回の実施は難しく,自動洗浄消毒システムを内蔵した装置への入れ替えを考慮する[2)].

消毒には,薬液消毒および熱水消毒の2種類があり,薬液消毒が一般的であったが,近年,熱水消毒法を取り入れる機種も販売されている.今後は,供給水配管をループとし装置内とともに消毒を行うシステムの工夫も期待される[4),5)].

2) 熱水消毒の特徴

薬品を使用しない方法であり,薬液の残留がなく安全性が非常に高い.また,菌全般に対して消毒作用の効果が確実である.薬液消毒では届かなかった配管部分に対しても,熱伝導の効果があるため配管材料を通した広範囲の消毒が可能といった効果があるとされている[7)].熱水消毒では,ISO15883の指標に基づいた「Ao値」にて管理しているメーカもある(ニプロ,JWS).

❷ 日常点検

使用前,使用中および使用後に添付文書および取扱説明書を参照のうえ,これらを遵守し,透析前の透過水量・排水量を液晶モニタにより,また,目視による装置下部の水漏れの有無などのおもな点検項目を確認する.点検の手順は機種ごとに手順書やチェックリストにまとめておくことが望ましい.

❸ 定期点検

日常点検と異なり,機器の性能が維持されているか定量的評価を行い,機器の精度管理を行う.臨床工学技士が,すべての点検を自らの施設で実施することは困難な場合が多い状況である.そのため,各機器の添付文書・取扱説明書に従い臨床工学技士が行うか,または修理業者に委託し定期点検を行わなくてはならない.

用語解説

◆ 電解RO水

水に電気エネルギーを与え,分子状水素と分子状酸素に分解することを電気分解という.その際,マイナス極側の水素イオンおよびその他の陽イオンを含んだ水が電解RO水である.抗酸化作用があるとの報告もある[8)].

◆ 透過水の回収率

原水のうち,RO水として利用された比率を示す.RO水量とRO排液量から求められる.回収率(%)=(RO排液量/RO水量)×100で算出される.

〈定期点検計画書作成〉

製造販売業者や各機種により，点検時期・点検方法などが異なるので，使用機器の添付文書や取扱説明書に準じた機能および性能点検を実施する．点検の手順は機種ごとに手順書やチェックリストにまとめておくことが望ましい．

点検記録の保管期間は3年以上とし，メーカ委託の場合は，メーカが提示した点検報告書を記録として保管する．点検項目は，原水圧確認・水道元減圧弁調整・透過水量調整・排水量調整・残留塩素・水判定，生菌数，ET活性値などである．当院（小牧市民病院）では，臨床工学技士にて6カ月に1回実施している．

交換部品：プレフィルタ・活性炭フィルタ交換など．水質によりプレフィルタの本数は異なる．

文 献

1) 秋葉 隆，川西秀樹，峰島三千男，他：透析液水質基準と血液浄化器性能評価基準2008．透析会誌 2008；41：159-167
2) 日本臨床工学技士会：透析液清浄化ガイドライン Ver. 2.01．2014
3) 峰島三千男，川西秀樹，阿瀬智暢，他：2016年版透析液水質基準．透析会誌 2016；49：667-725
4) 時任義臣，西木亜衣子，柿山樹里，他：個人用透析装置RO配管のリバースリターン方式ループ配管への変更．日血浄化技会誌 2012；20：58-60
5) 大西貴康，鹿毛駿一，時任義臣，他：個人用透析装置RO配管のリバースリターン方式ループ配管への変更（第2報）．日血浄化技会誌 2016；24：369-371
6) 峰島三千男 編：透析液清浄化に向けて．2010．医薬ジャーナル社，東京
7) 楢村友隆：特集 各社水処理装置の特徴．日血浄化技会誌 2015；23：189-212
8) Li, Y., Nishimura, T., Teruya, K., et al.：Protective mechanism of reduced water against alloxan-induced pancreatic β-cell damage：Scavenging effect against oxygen. Cytotechnology 2002；40：139-149

（神戸幸司）

I 水処理装置

5 エンドトキシン捕捉フィルタ
(1) 逆浸透装置用, 多人数用透析液供給装置用

　原水・透析用水および透析液の清浄化においてとくにエンドトキシン（ET）除去には，透析液作製の各工程に沿って限外濾過膜フィルタ[URL 1]（UF膜フィルタ）を使用した清浄化フィルタが用いられている．透析用水・透析液の水質基準は，諸外国では細菌検出に重きをおいた水質基準が示され，国際標準化機構（International Organization for Standardization；ISO）により基準[URL 2]が定められ，この基準を基本として日本透析医学会では2008年に透析液水質基準[URL 3]，ならびに2011年にET捕捉フィルタ（endotoxin retentive filter；ETRF）管理基準[1]を示した．

　これらの基準に呼応して，オンラインHDF（血液透析濾過）装置・療法が医療機器ならびに診療報酬上の技術として認可された．2008年の透析液水質基準では生物学的汚染物質としてETと生菌のみを示しており，化学的汚染物質に関しては示されていなかった．そこで，新たに化学的汚染物質ならびに透析用水作製装置に関する管理基準を加えた「2016年版透析液水質基準」[2]が定められた．このような背景のもと，透析液作製には，ETフリーで臨床使用するために，原水から透析液までの工程ごとに膜分離による清浄化フィルタを取り付けることが有効である．通常，ETを除去するためのフィルタはETRFとされ，「2011年版エンドトキシン捕捉フィルタ管理基準」[1]には，定義として「ETRFとは透析用監視装置のダイアライザ直前に設置されたET捕捉フィルタ」とされているが，本稿では，各工程での清浄化に使用されるUF膜フィルタを，「2016年版透析液水質基準」に沿って使用されることや，ET捕捉フィルタの機能を有するため，ETRFとして記述する．

原水用ETRF（UF膜フィルタ）

　通常，原水は水道水が使用されている．しかし近年では，災害対策の一環として，病院の緊急水確保を含め，地下水を使用する施設も増加している．地下水は従来，透析用専用水道として使用している場合も水道法の規制外であったが，「2016年版透析液水質基準」[2]の2-3「水道法による規制を受けない水道」の2に「水道法による規制に基づいて供給される原水と同様の管理を行う」と記載され，規制が厳しくなっている．地下水の場合でもUF膜を用いた処理を行うことで，水道水レベルまで原水濁度などを低減させることが可能である．また水道水を使用する場合にも，UF膜フィルタを用いてET値を低減させることも可能である．上市されているおもなUF膜フィルタの仕様を表1に示し，その特徴について述べる．

仕様・特徴

❶ **PUFシステム**[3]（ダイセン・メンブレン・システムズ）
- 酢酸セルロース膜を使用しており，疎水性膜

表1 原水用 ETRF（UF 膜フィルタ）の仕様比較

製造販売業者名	ダイセン・メンブレン・システムズ	日本ウォーターシステム	東レ・メディカル
システム名称	PUF システム	LL システム	TF-システム
モジュール名称	FN20VVP-FUC1582	LL-02	TF-40H
使用原水	井戸水・水道水	井戸水・水道水	井戸水・水道水
有効膜面積	16 m^2/本	20 m^2/本	42 m^2/本
膜材質	CA	PS	PS（PVA コート）
最高使用圧力	0.2 MPa（最高膜間差圧）	0.5 MPa	0.49 MPa
濾過方法	全量濾過	全量濾過	全量濾過（外圧方式）
膜の洗浄方法	任意設定による逆圧洗浄	任意設定による逆洗浄	エアー逆洗/エアースクラビング
分画分子量（dalton）・孔径	150,000	0.02 μm	0.02 μm
RO 水濾過能力	9.8 m^3/hr（0.1 MPa，25℃）/本	10 m^3/hr（0.1 MPa，25℃）/本	13 m^3/hr（0.1 MPa，25℃）/本
使用期間（水質状況により異なる）	約 3 年	約 4 年	約 3 年
使用 pH 範囲	4～8	1～14	1～14

　水道水や地下水などの供給水中の懸濁物質や ET 値を低減し，RO 膜の寿命を延ばす目的で設置する施設も増加してきている．
　CA：cellulose acetate，PS：polysulfone

のため全量濾過にて使用でき，逆圧洗浄のみで透過水量を回復することができる．
- 水質によって異なるが，使用可能年数は 2～4 年である．

❷ LL システム（日本ウォーターシステム）
- カートリッジ型のため交換が容易である．
- 耐薬品性に優れている．

❸ TF-システム（東レ・メディカル）
- 原水 FI（ファウリングインデックス）値の高い地域でも懸濁物質を安定的に除去する．
- 良質な原水の使用により，カートリッジフィルタや RO 装置の長期使用が期待できる．

❹ PUF システム（三菱ケミカルアクア・ソリューションズ）
- 逆洗方式と比較して洗浄水の使用が少ないエアーバブリング方式を採用している．
- 水質によって異なるが，使用可能年数は 3～5 年である．

メインテナンス・トラブルシューティング

　この原水用 ETRF は全量濾過型の中空糸タイプである．逆圧洗浄による膜目詰まり防止処置を定期的に実施しているが，洗浄が不十分な場合は圧力損失が発生し，RO（逆浸透）装置の製造水量の低下や，圧力損失が大きい場合，RO 装置が停止することが考えられる．したがって，UF 膜の入口圧力と出口圧力を常に監視し圧力損失が発生していないかを確認する必要がある．また，ET リークもあるため，定期的（目安として 6 カ月程度に 1 回）に ET の除去率を測定する必要がある．膜の交換時期は各製造販売業者の推奨に従って行う．

RO装置用ETRF（UF膜フィルタ）

RO装置に使用されている逆浸透膜（RO膜）には，おもにポリアミド系の膜が使用されている．RO水の製造は，濃厚水溶液側に浸透圧より大きい圧力をかけることで，水を半透膜に透過させ，希薄水溶液側に移動させることで製造され，半透膜が緻密であれば純水が得られる．RO膜は，表面に10Å（0.001μm）程度の孔をもっており，一般には食塩の排除率で膜の分離特性を表している．海水の淡水化，超純水の製造などの水の精製に利用され，医療施設内でも無菌パイロジェンフリー純水の製造に利用されている．

しかし，ROモジュールは，構造上ET阻止率が100%とはならずRO水のET除去専用として，UF膜フィルタをROモジュールの後段に使用する．このETRFの仕様は，構造が簡単で水量の停滞が少なく耐圧性が高いことが求められる．膜素材と構造は，装置内熱殺菌仕様の普及により耐熱性・耐殺菌剤性・機械的強靭性などが考慮され，通常全量濾過方式にて造水を行っている．膜の洗浄は，任意設定にてRO水により伏流洗浄（洗浄工程はモジュール透過水側バルブを閉にし，任意時間にて排水側バルブを開閉する方法）または逆洗で行われている．ここでは，各製造販売業者のUF膜フィルタの仕様を表2に示し，特徴について述べる．

仕様・特徴

❶ UXシステム（ダイセン・メンブレン・システムズ）
- ポリエーテルスルフォン膜を使用しており，ETの吸着性能を有する．
- 耐熱・耐薬品性に優れており，熱水洗浄にも使用可能である（耐熱温度98℃）．

❷ キャラクターC/S（クラレアクア）
- 耐薬品性が高く，基本的には殺菌洗浄のみにて使用可能であるが，ハウジングをステンレスに変更することで，熱水洗浄でも使用可能である．
- スペースセービング設計できる構造である．

❸ CFシリーズ（ニプロ）
- 超純水用モジュールの溶質試験に適合しており，安全性・信頼性に優れている．
- 出荷時に10%次亜塩素酸ソーダ水溶液を充填しているのでパイロジェンフリーが確保されている．

❹ EUFシステム（日本ウォーターシステム）
- 1本当りの濾過能力が高い．
- 濾過能力が高いため膜寿命が長い．

メインテナンス・トラブルシューティング

このUF膜は，RO装置内のファイナルフィルタであり，ROモジュールで除去できないETや生菌を除去する役割を果たす．RO水は菌繁殖を抑制する薬剤を除去しているため，定期的にETと生菌を測定することが不可欠である．また，菌繁殖によりバイオフィルムを形成し圧力損失を発生させることも考えられる．生菌を死滅させるには，定期的な薬液あるいは熱水による殺菌洗浄が効果的である．また，ETリークもあるため定期的にET値の除去率を測定する必要がある．膜の交換時期は，目安として3カ月程度に1回であるが，各製造販売業者の推奨に従って行う．

多人数用透析液供給装置用ETRF（UF膜フィルタ）

透析液自動供給装置内のタンクや配管，原液タンクなどを完全に消毒することはできない．そのため透析液供給ライン出口側にETRFを設置することで，安全かつ経済的に清浄化を行う．基本仕様は熱水による消毒や洗浄に耐えられる構造を有し，簡単で水流の滞留が少なく，

表2 RO装置用ETRF（UF膜フィルタ）の仕様比較

製造販売業者名	ダイセン・メンブレン・システムズ	クラレアクア	ニプロ	日本ウォーターシステム
システム名称	UXシステム	キャラクターC/S	CFシリーズ	EUFシステム
モジュール名称	FS10WFC-FUST653	C-40-HR	CF-6113L/663L/663	EUF-01
有効膜面積（m^2）	7.8	4.0	11.3/6.3/6.3	10.0
膜材質	PES	PS	疎水性PS	PS
最高使用圧力（MPa）	0.3（最高膜間差圧）	0.49	0〜0.7（供給圧）	0〜0.49
濾過方法	内圧	外圧	内圧	内圧
分画特性（dalton）	6,000	13,000	6,000（蛋白）	13,000
RO水濾過能力（L/hr）	4,300（0.1 MPa，25℃）	1,800（100 kPa，25℃）	1,200/600/600	2,800
使用pH範囲	1〜13	1〜14	1〜14	1〜14
使用期間（水質状況により異なる）	3〜5年	2〜3年	3〜5年	2〜3年
推奨消毒剤（上限濃度）	NaClO 1,000 ppm×100時間 過酢酸 200 ppm×3,500時間 酢酸 100%×7日（完全劣化）	NaClO 100 ppm 過酸化水素3%	NaClO 1,000 ppm 過酢酸 200 ppm 酢酸 2%	NaClO 1,000 ppm以下 過酸化水素3%
熱水使用時の上限温度	98℃	95℃（30分程度）	一部製品使用可能 40℃以下（CF-663のみ 95℃で30分程度）	90℃
エンドトキシン阻止性能*	LRV 4（参考値）	LRV≦4（参考値）	LRV≧4	LRV≧4（参考値）
細菌阻止性能*	LRV 7（参考値）	LRV≦10（参考値）	LRV≧8	LRV≧6（参考値）

*LRV：logarithmic reduction value（常用対数低減値）．LRV値は一部参考値として表示．
PES：polyethersulfone，PS：polysulfone

耐酸・耐アルカリ性に優れていることが求められる．また溶出毒性がなく捕捉性能[4]としてETでLRV（logarithmic reduction value）3以上・細菌でLRV 7以上が確保されることが必要である[5]．最近ではオンラインHDFを考慮した多人数用自動供給装置が上市され，大流量の処理が可能なETRFが注目されている．ここでは各製造販売業者のETRFの仕様を**表3**に示し，その特徴について述べる．

表3 透析液供給装置用 ETRF（UF膜フィルタ）の仕様比較

製造販売業者名	ダイセン・メンブレン・システムズ		旭化成メディカル	クラレアクア	ニプロ	三菱ケミカルアクア・ソリューションズ
モジュール名称	FF03-FL-FUS1041	FG06-FUS1041	微ET	キャラクターSシリーズ	CF-663	ステラポアーK
有効膜面積（m²）	2.3	7.0	2.7	2.0	6.3	1.8
分画特性（dalton）	100,000	100,000	吸着（0.1μm）	13,000	6,000（蛋白）	吸着（0.1μm）
膜材質	PES	PES	PE	PS	疎水性PS	親水化PE
最高使用圧力（Mpa）	0.3（最高膜間差圧）	0.3（最高膜間差圧）	0.2	0.49	0.7（供給圧）	0.3
濾過方法	外圧	外圧	外圧	外圧	内圧	外圧
透析濾過量（L/hr）	300	750	300	1,000（100 kPa, 25℃）	600	300
使用期間（水質状況により異なる）	1～2年	1～2年	1～2年	1～2年	1～2年	1～2年
使用pH範囲	1～13	1～13	2～10	1～14	1～14	2～10
推奨消毒剤（上限濃度）	NaClO 1,000 ppm×100時間 過酢酸200 ppm×3,500時間 酢酸100%×7日（完全劣化）	NaClO 1,000 ppm×100時間 過酢酸200 ppm×3,500時間 酢酸100%×7日（完全劣化）	NaClO 1,000 ppm 過酢酸化水素0.5%	NaClO 1,000 ppm 過酢酸化水素3%	NaClO 1,000 ppm 過酢酸2% 酢酸200 ppm	NaClO 1,000 ppm 過酢酸化水素0.5%
熱水使用時の上限温度	98℃	98℃	95℃（耐熱仕様タイプ）	95℃（30分程度）	95℃（30分程度）	使用不可 45℃以下
エンドトキシン阻止性能*	LRV4（参考値）	LRV4（参考値）		LRV≦4（参考値）	LRV≦4	
細菌阻止性能*	LRV7（参考値）	LRV7（参考値）	LRV≦7（参考値）	LRV≦10（参考値）	LRV≧8	LRV≦7（参考値）

基本仕様は、熱殺菌に耐えうる構造をもち、水流の滞留が少なく、耐酸・耐アルカリ性に優れていることや、溶出毒性がなく ET 除去性能として阻止率99%以上が確保されることが必要である。

*LRV：logarithmic reduction value（常用対数低減値）。LRV 値は一部参考値として表示。
CA：cellulose acetate, PES：polyethersulfone, PE：polyethylene, PS：polysulfone

求められる基本性能は、透水性が高く、分画分子量が小さく、3～6カ月間以上 LRV を維持し、ET を完全に阻止できることである。

〔文献5）より一部改変〕

仕様・特徴

❶ FF03・FG06（ダイセン・メンブレン・システムズ）
- ETフィルタの種類は豊富であり，病床数によって選択可能である．
- ポリエーテルスルフォン膜は，ETの吸着性能が高いため除去性能が99％以上と高い．

❷ 微ET（旭化成メディカル）
- ポリエチレンの素材特性により，微粒子や有機物を効果的に除去できる．
- 溶剤や可塑剤を含まないクリーンで安全な膜である．

❸ キャラクターS（クラレアクア）
- フィルタ交換が容易である．
- 使用可能年数は，1〜2年程度である．

❹ CFシリーズ（ニプロ）
- 超純水用モジュールの溶質試験に適合しており，安全性・信頼性に優れている．
- 耐薬品性に優れている．

❺ ステラポアー（三菱ケミカルアクア・ソリューションズ）
- 低圧力損失である．
- 膜素材に吸着性能がある．

メインテナンス・トラブルシューティング

多人数用透析液供給装置用ETRFの場合は，各製造販売業者や使用薬剤・濃度などが異なるため，自施設の洗浄仕様を確認したうえで選定することが必要である．このETRFは耐熱性・耐薬品性に優れているが，毎日洗浄による過酷な条件で運転されているため，管や接続部からの漏水などの問題が発生していないかを確認しなければならない．また，除去率の確認や膜の入口圧・出口圧を監視する必要がある．

文献

1) 川西秀樹，政金生人，峰島三千男，他：2011年版エンドトキシン捕捉フィルタ管理基準．透析会誌 2011；44：977-990
2) 峰島三千男，川西秀樹，阿瀬智暢，他：2016年版透析液水質基準．透析会誌 2016；49：697-725
3) ダイセン・メンブレン・システムズ株式会社：モルセップ総合カタログ
4) 井越忠彰：エンドトキシン除去フィルター（ETRF）の性能評価．腎と透析 2008；65（別冊HDF療法'08）：28-30
5) 本間 崇：エンドトキシン捕捉フィルタ（ETRF）．臨牀透析 2013；29：214-219

参考URL（2018年4月現在）

1) http://www.asahi-kasei.co.jp/membrane/microza/jp/kiso/kiso_2.html
2) ISO 23500：Guidance for the preparation and quality management of fluids for haemodialysis and related therapies. First edition 2011-05-15 http://nephronurse.co.il/public/ISO_23500%202.pdf
3) http://www.jsdt.or.jp/jsdt/1637.html

（本間　崇）

5 エンドトキシン捕捉フィルタ
(2) コンソール用

エンドトキシン捕捉フィルタ（endotoxin retentive filter；ETRF）は清浄化した透析液を供給するうえで必要不可欠であり，コンソールに取り付けられたETRFは患者を生物学的汚染から保護する最後の砦である．とくにオンラインHDF（血液透析濾過）療法では患者に直接補充液を注入する操作が含まれるため，ETRFはすでにオンラインHDF装置の構成部品の一つとして組み込まれているが，メーカ間の互換性はない．「2016年版透析液水質基準」[1]が2016年に日本透析医学会から公刊されたが，ETRFについては「2011年版ETRF管理基準」[2]に従い各施設の透析機器安全管理委員会で適切に対応することとされている．透析液製造工程やETRFの管理状況によってその清浄度は大きく変わりうるが，ここでは各社のコンソール用ETRFの特徴と取り扱いについて述べる．

原理・構造・機能

エンドトキシン（ET）フリーの状態を保つため，原理的には透析液製造と供給の工程ごとにETRFを設置できるが，本稿では透析用監視装置，個人用透析装置，多用途透析装置用のETRFを対象とする．コンソール用のETRFは除去性能，透水性，耐薬品性，そして消毒工程によっては耐熱性が求められる[3]．

❶ 原　理

ETは分子ふるいと吸着のメカニズムにより除去されるが，前者の効率はETRFの分画分子量に依存するが，中空糸膜の透水性能の保持が必須である．リポ多糖状態のETの除去は容易であるが，水溶液中に存在する最小構成単位のフラグメントの分子量は3,000 Da程度であり，ふるいによる除去は困難である[4]．

❷ 構　造

ETは疎水性の長鎖脂肪酸を含有するため，疎水性膜に吸着しやすい特性がある．ETRF膜にはポリエステルポリマーアロイ（PEPA），ポリエーテルスルホン（PES），ポリスルホン（PS）などあるが，とくにPEPAおよびPES膜は親水化されていないので疎水結合により小さなフラグメントまで吸着除去が可能であり[5),6)]，膜厚が大きいほど高性能である．また蛍光標識したET溶液をPEPA膜に流すと，膜の外側の緻密層にETが捕捉されているのが，レーザ走査蛍光顕微鏡で確認できる[7]．ポリビニルピロリドン（PVP）は親水化剤としてダイアライザ膜に使用される場合もあるが，親水化によってET吸着能は弱くなるうえに塩素系消毒剤によってPVPが溶出し，膜孔が拡がる可能性がありETRFとしては不適との報告がある[3]．

❸ 機　能

ETRFの性能評価法としてET・細菌の阻止性能（LRV）が用いられており[2]，日本医療機器テクノロジー協会の自主基準に準拠している．膜の濾過については，濾過方向が内から外側への内圧濾過型と外から内側への外圧濾過型があり，製品によって相違はあるが，フラッシ

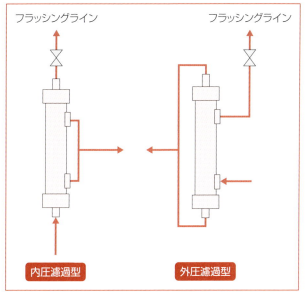

図1 ETRFの濾過方向

表1 ETRFの種類と特徴

メーカ		ニプロ	ジェイ・エム・エス	日機装		東レ・メディカル
ETRF商品名		CF-609N	JP-80	EF-02	EF-02H	TE-12R
使用コンソール	透析用監視装置（個人用含）	NCV-2 NCV-3	GC-300 SD-300	DCS-27	DCS-27	TR-7700M TR-7700S
	多用途透析装置（個人用含）	NCV-2 NCV-3 NCV-10	GC-110N SD-300N	DCS-100NX DBB-100NX DCG-03 DBG-03	DCS-100NX DBB-100NX DCG-03 DBG-03	TR-3000M TR-3000MA TR-3000S TR-3300M TR-3300S
膜材質		疎水性PES	疎水性PES	疎水性PEPA	疎水性PEPA	PS
分画分子量（Da）		6,000	75,000	30,000	30,000	24,000
膜面積（m^2）		0.6	0.8	1.0	0.8	1.2
中空糸内径（μm）		500	210	210	210	200
膜厚（μm）		150	65	50	50	60
滅菌方法		γ線（ドライタイプ）	EOG（ドライタイプ）	γ線（ドライタイプ）	γ線（ドライタイプ）	γ線（ウエットタイプ）
LRV*（ET）		4≦	4≦	3≦	3≦	3≦
LRV*（細菌）		8≦	8≦	8≦	8≦	8≦
濾過方法		全濾過 外圧濾過	全濾過 外圧濾過	全濾過 内圧濾過	全濾過 内圧濾過	全濾過 内圧濾過

*常用対数低減値（LRV：logarithmic reduction value） $LRV = \log_{10} \dfrac{ETRF 一次側の物質濃度}{ETRF 二次側（ETRF 通過後）の物質濃度}$

表2 ETRFの種類と仕様

メーカ	ニプロ	ジェイ・エム・エス	日機装	日機装	東レ・メディカル
ETRF商品名	CF-609N	JP-80	EF-02	EF-02H	TE-12R
交換時期	6カ月（オンライン使用時）	6カ月（オンライン使用時）1年間推奨（オンライン未使用時）	6カ月または1,500時間	150透析または750時間	・洗浄剤使用の場合 6カ月または洗浄回数155回 ・熱水洗浄の場合 3カ月または洗浄回数80回
フラッシング機能	あり	あり	あり	あり	あり
リークテスト	あり	あり	あり	あり	あり
洗浄・消毒剤	・次亜塩素酸Na 消毒時間：1,000 ppm 500 mL/min×1 hr 以内 貯留時間：300 ppm 6～48 hr ・過酢酸系洗浄剤（ダイアステイル）消毒時間：過酢酸濃度200 ppm 500 mL/min×1 hr 以内 貯留時間：過酢酸濃度100 ppm 6～48 hr 酢酸2％以下 貯留含めて1 hr 以内	・次亜塩素酸Na 0.02～0.05％以下 消毒時間：30～60分 貯留時間：0～30分 夜間貯留：24時間以下（50 ppm以下）実施頻度：毎日 ・酢酸 0.5～1.0％以下 洗浄時間：30～60分 貯留時間：30～60分 実施頻度：週2回以上	・次亜塩素酸Na 1,000 ppm 消毒時間：30～40分 ・過酢酸系洗浄剤（Sanacide-EP）180分 ・過酢酸系洗浄剤（サージテクト）90分 ・酢酸 0.3～1.0％	・次亜塩素酸Na 1,000 ppm 消毒時間：30～40分 ・過酢酸系洗浄剤（Sanacide-EP）180分 ・過酢酸系洗浄剤（サージテクト）90分 ・酢酸 0.3～1.0％	・次亜塩素酸Na 0.05～0.1％ 消毒時間：20～60分 ・過酢酸 0.01～0.04％ 消毒時間：20～60分 ・酢酸 1％以下 消毒時間：20～60分
	熱水併用型有機酸（ヘモクリーンC）2％	—	—	クエン酸熱水 2 W/V％	—
	熱水70～86℃以下	熱水90℃以下	—	熱水80～92℃	熱水85℃以下

ング機能は各社共通である（**図1**）．フラッシングは捕捉されて付着したETなどを洗い出す操作であり，目詰まりによる機能低下を防止する．多用途透析装置にはETRFが2本直列に装着してあるが，これは1本が故障してももう1本で機能が果たせるように設計されたものである．

各社ETRFの特徴

本邦各社から現在上市されているコンソールに装着されているETRFの特徴を述べる（**表1，2**）．

❶ CF-609N（ニプロ）

CF-609Nは膜面積が0.6 m²とコンパクトであるものの，孔のこまかい中空糸膜で高いETと細菌阻止能を有する．滅菌方法はγ線滅菌を採用している．分画分子量は6,000 Daに設計されており，阻止能を示すLRVはETで4以上，細菌は8以上を示す．使用期間は日本透析医学会の生物学的汚染基準で標準透析液の水質[1]を

満たし，かつニプロ社推奨の洗浄方法を実施している場合は推奨期間を6カ月間としている．中空糸膜素材にはPESを採用しており，疎水性PES膜はET吸着に優れた合成高分子材料である．その結果中空糸膜の分画のみで阻止できないETフラグメントも吸着除去が可能である．またPES膜には親水化剤であるPVPが使用されておらず，PVP溶出による孔の拡大のおそれはない．膜構造は外側から内側に向かって，外側緻密層-支持層-内側緻密層の3層となっており，中空糸外側に透析液が流入し，中空糸内側から濾過された透析液が透析器に供給される，外圧濾過型のフィルタとして設計されている．洗浄の際のクエン酸熱水消毒工程にも対応できる．

❷ JP-80（ジェイ・エム・エス）

JP-80は高いET・細菌阻止能とET吸着能を有する．疎水性PES膜を使用しているが，膜厚が65 μm と薄く，中空糸構造は，内側が緻密なスキン構造，外側が多孔質構造である．透過水抵抗がきわめて少ないため，低水圧でも高い透過水量が得られる．滅菌方法はエチレンオキサイドガス（EOG）のみである．分画分子量は75,000 Da でETと細菌のLRVはそれぞれ4以上と8以上である．また耐久性，耐薬品性に優れ，推奨使用期間は6カ月である．濾過方向は中空糸外側から内側への外圧濾過型となっている．

❸ EF-02，EF-02H（日機装）

EF-02，EF-02Hは耐久性，耐薬品性に優れており，コンソールへ直接装着脱するタイプで，ETRF交換が容易である．PVPを含有していない疎水性PEPA膜を使用しており，膜厚は50 μm と薄く，膜面積はEF-02で1.0 m^2，EF-02Hでは若干小さく0.8 m^2 となっている．γ線滅菌でドライタイプである．分画分子量は30,000 Da でLRVはETで3以上，細菌で8以上である．濾過方向は内圧濾過型であり，推奨使用期間は1,500時間または6カ月である(EF-02)．EF-02Hはクエン酸熱水消毒工程対応型である．

❹ TE-12R（東レ・メディカル）

TE-12Rは分画特性が24,000 Da と優れたPS

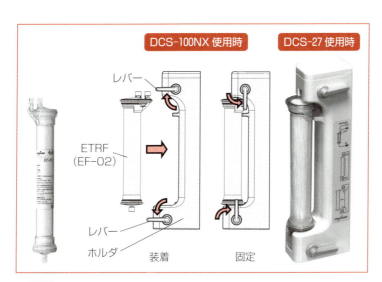

図2 ETRF取り付け例（日機装：DCS-100NX使用時のEF-02取り付け）
ホルダ上下2カ所のレバーを水平方向に回して，ETRFを装着図のようにホルダに十分に押し込み，その状態で2カ所のレバーを垂直方向に回してETRFを固定する．右写真はDCS-27への装着時．

膜を使用し，耐久性，耐薬品性が強く，かつ耐熱性も有し，熱水使用（85℃）が可能である．中空糸は60μmと薄膜であり，γ線滅菌でウエットタイプである．LRVはETが3以上，細菌は8以上となっている．内圧濾過型で推奨使用期間は指定の洗浄剤使用の場合，6カ月または洗浄回数155回，熱水洗浄を併用する場合は3カ月または洗浄回数80回である．

操作法

各社のETRF取扱説明書を遵守することが基本である．プラスチック製品であるので，運搬時，操作時には振動や衝撃を避け，保管場所は高温・多湿・直射日光・紫外線・ほこりの多い場所を避けて，各社指定の環境温度内で保管し，表示してある使用期限内に使用する．

ETRFはET，細菌および微粒子の濾過フィルタとして各社のコンソールに応じて専用ホルダあるいはカプラに装着するが，濾過方向を間違えずに取り付けることが重要である．図2に例としてEF-02（日機装）の装着方法を示す．

またETRFの取り付けおよび交換時には清潔操作に注意し，フィルタ内に気泡が残らないように注意する．高い清浄度を確保するため，コンソールのリークテストなどによって，中空糸破損がないことを確認してから使用する．また入口側滞留液を定期的に排出するようフラッシング機能を利用する．

トラブルシューティング

ETRFの包装は使用直前に開封するが，包装袋や本体に破損などの異常がみられたり，栓が外れていたり，液漏れのある場合は使用しない．ETRFを取り付け，交換後，およびコンソールのメインテナンス後は必ずリークテストを実施し，液漏れなどの異常がないか確認する．透析装置との接続部などから液漏れが生じた場合，透析操作上液漏れ量分が除水過剰になるおそれがあるので，ただちに使用を中止しETRF本体を交換する．

メインテナンス

患者に使用する前には，コンソールのリークテストを含め一連の内容の自己診断の操作を行う．使用後には洗浄・消毒を毎回行い，定期的に酸洗浄を行う．表2に各社ETRFの消毒，酸洗浄，熱水洗浄，交換時期の仕様比較を示す．洗浄方法については消毒剤を含めメーカ推奨方法に従い実施し，推奨品以外は使用しない．

ETRF使用期間はメーカの仕様説明書に従い，交換の時期を超過してはならない．これは推奨期間であり，期間内であっても性能劣化のおそれがあるため，定期的にフィルタ出口側の水質を調べ，汚染のおそれのある場合は速やかに交換する．とくに熱水洗浄を併用した場合，使用期間を超過すると破損する可能性がある．

文献

1) 峰島三千男，川西秀樹，阿瀬智暢，他：2016年版透析液水質基準．透析会誌 2016；49：697-725
2) 川西秀樹，政金生人，峰島三千男，他：2011年版社団法人日本透析医学会「エンドトキシン捕捉フィルタ（ETRF）管理基準」．透析会誌 2011；44：977-990
3) 楢村友隆：エンドトキシン捕捉フィルタとは．Clinical Engineering 2010；21：1018-1022
4) 棚元憲一：エンドトキシンと医薬品の品質管理．国立衛研報 2008；126：19-33
5) 金 成泰：透析液調整過程におけるライン管理の実際．竹澤真吾編：透析液エンドトキシンがよくわかる本．1995，55-77，東京医学社，東京
6) 星野武俊，芝本 隆：エンドトキシンカットフィルタの上手な使用法．Clinical Engineering 2008；19：879-885
7) Hayama, M., Miyasaka, T., Mochizuki, S., et al.：Optimum dialysis membrane for endotoxin blocking. J. Membr. Sci. 2003；219：15-25

（柴田昌典）

II 多人数用透析液供給装置

❶ 日機装社製

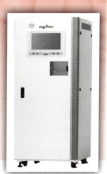

[DAB-NX]

原　理

本装置は，透析液を連続的に調製しながら透析用監視装置に供給する．透析液の調整は，水計量シリンダにより計量した給水に原液注入ポンプより原液を比例注入する連続希釈方式を採用している．B原液を先に希釈した後，A原液を希釈・混合する方式を採用し，電導度の低いB液濃度を先に測定し透析液濃度と別に監視することで，厳密な濃度管理のもとに透析液の調製を行うことが可能である．メインマイコンやパワーユニットが故障した場合はバックアップ運転用のマイコンとバックアップ用パワーユニットに切り替え，水計量シリンダが故障した場合は応急的に予備給水流量計に切り替えて透析運転を行うことができる．

構　造（図1）

- 減圧弁で減圧された水は給水口から本装置に取り込まれる．
- 水計量シリンダで計量された水にB原液注入ポンプによりB原液が注入される．さらに水とB原液の混合はミキシング部で促進され，B原液はB液濃度測定部により測定・監視される．
- B液にA原液注入ポンプによりA原液が注入される．さらにB液とA原液の混合はミキシング部で促進され，透析液となる．透析液は透析液濃度測定部により測定・監視される．透析液は透析液濃度測定部を経て貯槽に入る．
- 貯槽内に所定の透析液が貯まると，透析液調整動作を停止する（水計量シリンダで水の流れを止めるとともに，B原液とA原液の注入を停止）．
- 透析中，この透析液調整の実行と停止が貯槽内の液位に応じて繰り返し行われる．
- 貯槽内の透析液は送液ポンプにより加圧され，送液弁を介して透析用監視装置へ供給されるとともに，貯槽濃度測定部において濃度の測定・監視を行う．
- 各濃度測定部によって測定された濃度が許容範囲から外れた場合には，送液弁を閉じ透析用監視装置への透析液供給を停止し，貯槽内の液は排液弁から排液される．

機　能

❶ 配管系統画面による動作状態表示（図2）

電磁弁・ポンプなどの部品の動作，濃度・温度・流量の値，液の流れなど，装置の運転状態が容易にわかる．

❷ 原液希釈比率設定記憶機能

3種類のA・B液希釈比率を設定・記憶することが可能である．組成の異なる原液を使用する場合，希釈比率の切り替えを容易に行うことができる．

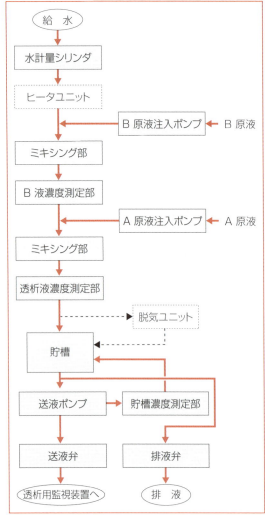

図1 配管図

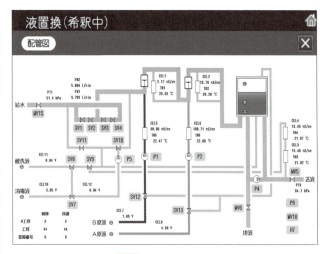

図2 配管系統画面

❸ 薬液ごとの濃度調整機能

消毒工程と酸洗浄工程の希釈比率を個別に設定できる機能により,薬液タンクの濃度を調整する手間が省ける.

❹ 薬液ライン・原液ラインの逆流検知機能

薬液・原液ラインの逆流検知機能を備えており,酸洗浄液と消毒液が混ざることのないよう監視を行う.また,透析液原液ラインの逆流検知機能も備えており,原液タンクへの洗浄液逆流を監視する.これにより安全性を確保した薬液の滞留消毒が可能である.

❺ 本体とは独立したマイコンにより透析液濃度を常時監視

独立したマイコンを保有し,常時,透析液濃度を監視している.

❻ 予備流量計による水計量シリンダのバックアップ

水計量シリンダが使用できなくなった場合,代替としてあらかじめ設けた予備流量計を使用して給水流量を測定し,透析液の調整・供給を行うことが可能である.

❼ 装置間バックアップ

複数台のDAB-NXを設置している場合,装置間バックアップユニット(別売品)により,1台が供給できない状態でも他の供給装置より透析液を供給できる.

❽ 装置間連携による一括設定・操作機能

対応したRO(逆浸透)装置,全自動溶解装置,透析用監視装置をLAN接続することにより,本装置にてタイマの設定変更や自動運転の開始操作,稼働状況の確認などができる.

トラブルシューティング

❶ 濃度警報
1) 原　因
- 実濃度の異常
- 電導度計の異常
- 電気系・基盤などの異常

2) 対　処
- 濃度警報中点，および濃度警報幅の設定が適切であるかを確認する．濃度が設定範囲内に戻った後，「送液」スイッチを押し設定を解除する．
- 透析原液（A液・B液）を確認し，異常であれば原液の再作製をする．またはモニタのB液濃度・透析液濃度・貯槽液濃度表示のいずれかをタッチし，ポンプ速度を変更して実濃度確認後，「送液」スイッチを押し警報を解除する．

❷ 温度警報
1) 原　因
- 供給水温度の異常
- サーミスタの異常

2) 対　処
- 温度設定値，および温度警報設定値の設定が適切であるかを確認する．RO水温度を正常化して設定範囲内に戻った後，「送液」スイッチを押し警報を解除する．

❸ 給水圧警報
1) 原　因
- 供給水圧力の低下
- 給水圧力センサの異常

2) 対　処
- RO装置を正常動作に復旧させ，圧が正常範囲内に戻った後，「送液」スイッチを押し警報を解除する．

❹ 水計量シリンダが故障した際の警報
1) 原　因
- 水計量シリンダ電磁弁およびロータリーエンコーダの故障

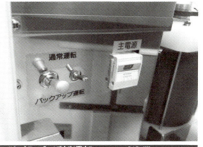
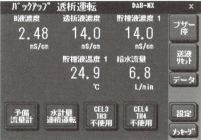

図3　バックアップ運転

2) 対　処
- スイッチから「予備流量計使用」キーを押し，予備流量計を用いた透析に切り替える．

❺ メインCPUが故障した際の警報
1) 原　因
- メインCPUの故障

2) 対　処
- 電源「切」を3秒以上押し電源をOFFにした後，主電源ブレーカをOFFにする．正面扉内の「通常運転/バックアップ運転」切替スイッチ（SW1，SW2）を「バックアップ運転」側に倒し主電源ブレーカをONにする．バックアップユニット画面の「バックアップ」キーをタッチする（図3）．

メインテナンス

❶ 洗浄・消毒
- 消毒液としては，次亜塩素酸ナトリウム，過酢酸系洗浄液あるいはクエン酸を使用する．また，配管内の炭酸塩を除去するための酸洗浄液としては酢酸を使用する．過酢酸系洗浄

液あるいはクエン酸は，消毒と酸洗浄の両方の効果をもつ．
- クエン酸熱水消毒は，ヒータユニットと循環消毒ユニットを設けることにより，透析液配管内部を循環消毒する．供給装置内部で熱水を作製し，設定されたクエン酸を添加することによりクエン酸熱水消毒ができる．
- 給水管熱水洗浄は，RO 装置が熱水消毒を行った後の熱水を利用し，本装置内の給水管および給水配管を熱水により洗浄できる．

❷ 保守・点検

本装置の機能を長期にわたって維持し，安全かつ円滑な運転をするためには，正しい操作をすること，日常の保守・点検および定期的な保守・点検が重要である．保守・点検マニュアルに指定された保守・点検ならびに消耗品の交換をした場合，装置の耐用年数は 7 年（自己認証）である．

1）使用前点検
① 電源ケーブル，コネクタ類が所定の位置に確実に接続されていることを確認
② 背面部の各ホース接続口に所定のホースが確実に接続されていること，折れ曲がったりつぶれたりしていないかを確認
③ 液漏れがないかを確認
④ 消毒および酸洗の薬液タンクの残量が，適切な量だけ減少していることを確認
⑤ バイパス警報の作動確認
⑥ 配管テスト・希釈テストに合格していることを確認
⑦ 透析工程の正常運転中に濃度警報を模擬的に発生させ，連動している透析用監視装置などが停止することを確認
⑧ 透析液が治療に適した液であることを確認

2）使用中点検
① 濃度および温度指示が，安定した適切な値を示していることを確認
② 原液（A 原液，B 原液）の残量が使用量に足りることを確認

3）使用後点検
① 使用中に動作異常があった場合は，次の治療に備えて，その原因調査および復旧処置を実施
② 薬液（次亜塩素酸ナトリウム，酢酸，過酢酸，クエン酸）の残量が使用量に足りることを確認

参考文献
1) 日機装社：DAB-NX 取扱説明書

〈小北克也〉

II 多人数用透析液供給装置

2 東レ・メディカル社製

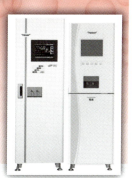

[TC-HI/TC-R]

　本邦では，セントラル透析液供給システム（CDDS）が主流であり，清浄化透析液を複数の多用途透析装置，透析用監視装置（コンソール）に安定供給する多人数用透析液供給装置（供給装置）が用いられている．CDDS は濃度の安定化，および流量を保持した清浄化透析液の供給のほか，本体や配管系，各コンソールの清浄化維持に重要な洗浄・消毒工程も担っている．ここでは，「安全性・信頼性，操作性，メインテナンス性，高機能，クリーン化」をキーワードに東レ・メディカル社製の供給装置 TC-HI，および TC-R の原理，構造，保守等について解説する．なお，操作方法については装置取扱説明書を参考にしていただきたく，ここでは省略する．

原　　理

　透析液 A 原液，B 原液と透析用水を連続比率混合方式（1：1.26：32.74）で調整し，複数台分の透析液を作製してコンソールに供給する．連続比率混合方式は，TC-HI 以前の定容量混合方式のモデルと比べ，装置配管ボリュームの低減や構成パーツの削減，可動部動作頻度の激減がはかられ，構造自体もシンプルでサイズもスリム化されている．

構造・特徴

❶ A・B 原液ポンプ，薬液ポンプ

　TC-HI（**図 1a**）は最大供給能力が 25 L/min であったが，TC-R（**図 1b**）では原液ポンプをそれぞれ 2 基設けて最大供給能力を 35 L/min（25 L/min 以下はオプション：OP）にアップし，多様化する治療法，病床数が多い施設に対応している．

　原液ポンプと薬液ポンプは同一仕様の高性能定量ポンプとし，主要デバイスの部品共通化をはかっている．高い混合精度かつ濃度調整が容易であり，各種の薬液に対応した希釈設定が可能である．また，TC-R では原液ポンプバックアップ機能を有しており，単一故障状態でも透析運転を継続することができる．通常時は 2 基のポンプがそれぞれ 1/2 の能力で原液作製を行っているが，片系故障時には供給能力は一部制限されるが，1 基運転にて治療の継続が可能である．

❷ 流量計

　2 個の流量計が同一ラインに設置されており，単一故障状態でも運転が継続できるシステムとなっている．

❸ 透析液タンク，A・B ミキシングチャンバ

　オーバーフロー洗浄が可能で，タンク内および配管内に未消毒部分が残らない機構になっている．また，タンク，チャンバは小型化されており，配管ボリュームも少なく，清浄化に配慮した構造である．

❹ サンプリングポート

　透析液，B 希釈液および水質管理（生菌，エンドトキシン）のサンプリングが衛生的かつ容

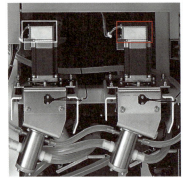
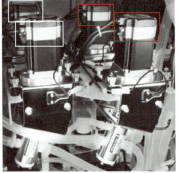

a：TC-HI　　　　　　　　b：HC-R

図1　A・B原液ポンプ

赤枠：A原液ポンプ，白枠：B原液ポンプ

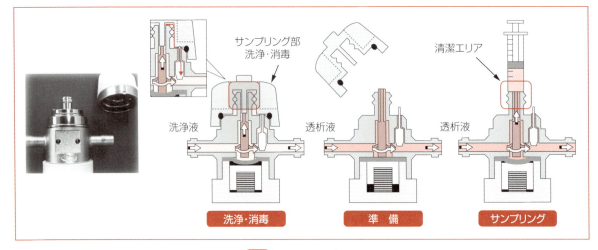

図2　クリーンポート

易に行えるクリーンポートが設置されている．とくにTC-Rではベンチュリ効果（**用語解説参照**）によって洗浄・消毒時のすすぎが向上した新型のクリーンポート（**図2**）が採用されている．

機　能

　TC-HIとTC-Rに共通する機能，およびTC-Rに新たに装備された機能について代表的な項目を記す．

❶ 濃度制御機能（共通）

　逆浸透（RO）水を使用する各種周辺装置の稼働状況により，一時的に供給装置へ給水されるRO水の流量が変動することがある．この対策として，RO給水流量を常時監視し，変動に応じて各原液ポンプ速度を自動的に制御させ，あらかじめ設定した比率どおりに透析液を作製する．この機能により，安定した濃度の透析液を連続的に供給することができる．

❷ 濃度監視機能（共通）

　透析液濃度，B原液希釈濃度がリアルタイムで大きく表示され，安全確認に配慮されている．

❸ 濃度フィードバック機能（TC-R）

　目標電導度と実測電導度を常時監視し，差分

発生時はA原液ポンプの速度を自動制御することで電導度を目標値に調整する濃度フィードバック機能が備わっている．使用環境に応じてフィードバック「する/しない」を選択する．

❹ 原液使用量測定機能（共通）

A・B原液，薬液，酢酸，透析用水の使用量が表示できるようになっており，日常の業務管理に配慮されている．

❺ 自己診断機能（共通）

透析準備工程で自動的に流量計・濃度計チェック・ポンプ補正・ポンプ回転数チェック等の自己診断を行う．

❻ トレンド表示機能（共通）

濃度・圧力・温度センサ等により，装置の状態をリアルタイムに監視している．

❼ 点検記録機能（共通）

各運転データを自動的に保存し，点検記録簿を作成する．TC-RではUSBメモリでデータを取り出すことができ，メインテナンス業務の効率化をはかることができる．

❽ 通信機能（共通）

Miracle DIMCS UX® 21（OP）との通信により，遠隔で運転状況を把握することが可能である．

❾ トータルクリーン化システム[1)～4)]

東レ・メディカル社では2000年頃より透析液清浄化に向けたトータルクリーン化システムに取り組んでいる．

1）2段階薬液消毒機能（共通）

通常の高濃度薬液消毒と夜間封入時の低濃度薬液消毒の2段階で送液し，次回透析まで細菌の繁殖を抑制することができ，装置部材の劣化

用語解説

◆ ベンチュリ効果（Venturi effect）

流体の流れを絞ることによって，流速を増加させ，低速部に比べて低い圧力を発生させること．流体が非圧縮性であるとき，右図において「連続の式」より，

$$A_1 v_1 = A_2 v_2 \ (= Q)$$
$$v_1 = \frac{Q}{A_1}, \quad v_2 = \frac{Q}{A_2}$$
$$v_2 = \frac{A_1}{A_2} v_1$$

v = 流体速度
A = 管の断面積
Q = 流量

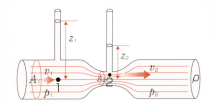

図　ベンチュリ効果

となる．ベルヌーイの定理から，流速が高くなると圧力は低くなる．

$$\frac{p_1}{\rho} + \frac{v_1^2}{2} + g z_1 = \frac{p_2}{\rho} + \frac{v_2^2}{2} + g z_2$$

ρ = 流体密度
p = 流体圧力
z = 垂直の高さ
g = 重力加速度

も防止している．

2）原液ライン ETRF ユニット（TC-R, OP）

A・B 原液ラインに高い除去性能および耐久性を有した 'TORAY ETRF TE-12R'（フラッシング機能付）の搭載により高い清浄度の原液を安定的に供給できる．

3）限外濾過フィルタユニット（共通，OP）

透析液供給ラインに限外濾過フィルタを設置することでより清浄度の高い透析液を供給することができる．

トラブルシューティング

CDDS の構成上，供給装置の不具合は多大な損害を与えかねないため，稼働確認は使用時ごとに行うことが推奨される．トラブル発生時には，供給装置あるいは周辺機器の影響によるものかの判断をいち早く検知することが重要となる．ここでは代表的なトラブルについて記す．

❶ 濃度異常

センサ故障，各種バルブの動作不良，原液・給水異常，液漏れ等が疑われる．
- 本体の設定値，および上下限警報値を確認する．
- 透析液の実濃度を確認する．
- 各種バルブの動作を確認する．
- 原液注入ポンプの動作を確認する．
- RO 装置，A・B 粉末剤溶解装置の動作確認，および濃度測定値を確認する．
- 供給装置本体，および各種周辺機器からの配管の屈曲や液漏れ，原液ラインフィルタの目詰まりの有無を確認する．
- 原液ラインに ETRF ユニットが設置されている場合は，入出の圧力差を確認する．

❷ 原液・給水関連の異常

供給装置の周辺機器として，RO 装置，A・B 粉末剤溶解装置等が据えられている．
- 周辺機器の運転状況を確認する．
- 供給装置の給液ラインを確認する．
- 給液脱気装置や給液ヒーターシステムを確認する．

❸ 送液圧力不足

送液異常は本体の送液ポンプおよび送液配管系の異常が疑われる．
- 送液ポンプに異常がないかを確認する．
- コンソールへの配管系に，液漏れ等がないかを確認する．
- 送液ラインに限外濾過フィルタユニットが設置されている場合は，入出の圧力差を確認する．

❹ 薬洗不足

供給装置は，本体および給液配管，コンソール内部配管の洗浄・消毒の役割も担っている．
- 薬液タンク内の残量，および供給ラインのエアー溜りや異物混入の有無を確認する．
- 薬液ラインフィルタの目詰まりの有無を確認する．
- 薬液供給弁，薬液注入ポンプの動作を確認する．

上記①〜④で，それぞれの確認事項に異常がなければ，ただちにメーカに連絡する．

メインテナンス

供給装置は，透析液あるいは洗浄水・消毒液の供給も担うため，これを停止させてしまう事態は極力避けなければならない．常に正常な状態を維持し，安全に稼働させることができるよう，日常の保守管理は重要である．機器のメインテナンスには，故障した箇所を修復する事後保全と，故障を未然に防ぐ予防保全がある．両者の意図する違いを理解し，装置取扱説明書・保守点検テキスト，日本臨床工学技士会が示す医療機器安全管理指針（第 1 版）[5]を参考に，装置に適した内容で実施することが望ましい．

日常点検，トラブル発生，定期オーバーホールなど，定期・不定期にかかわらず装置に関するすべての作業については必ず内容を記録し保管しておく．

引用文献

1) 杉本章彦：トータルクリーン化システムの構築―RO装置からモニタまで．腎と透析　2002；53（別冊　ハイパフォーマンスメンブレン'02）：31-34
2) 大谷浩一，山田和弘，米山　貢，他：極低次亜塩素酸ナトリウム封入システム導入によるクリーン化対策．第48回日本透析医学会学術総会・総会特別号．2003，p.762
3) 杉本章彦：トータルクリーン化システム．腎と透析　2004；57（別冊　HDF療法'04）：51-55
4) 大谷浩一，貝瀬智彦，米山　貢，他：東レ社製極および低濃度薬液（次亜塩素酸ナトリウム）封入によるトータルクリーン化システムの有用性と効果．腎と透析　2007；63（別冊　HDF療法'07）：24-28
5) 医療機器安全管理指針策定委員会 編：医療機器安全管理指針(第1版)．2013，日本臨床工学技士会，東京

参考文献

1) 東レ・メディカル株式会社：多人数用透析液供給装置　TC-HI　取扱説明書，保守点検テキスト
2) 東レ・メディカル株式会社：多人数用透析液供給装置　TC-R　取扱説明書，保守点検テキスト

（米山　貢，堀川奈緒）

Ⅱ 多人数用透析液供給装置

3 ニプロ社製

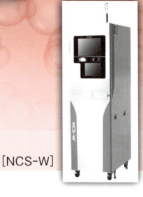

[NCS-W]

構造・機能

　ニプロ社製透析液供給装置NCS-W（以下，NCS-W）は2017年6月に上市された装置である．NCS-Wの特長は四つであり，①透析液供給能力の大幅向上，②スマートバックアップ機構，③流量フィードバックシステム，④メインテナンス性向上・清浄化対策となる．

❶ 透析液供給能力の大幅向上

　従来の透析液供給装置NCS-Vの供給能力は25 L/minであった．コンソールの透析液流量が1台当り500 mL/minであれば，50床が最大対応可能台数であった．NCS-Wでは供給能力が35 mL/minになり大幅に透析液の作製能力が向上し，コンソールの透析液流量が1台当り500 mL/minであれば，70床まで対応が可能になった．近年，オンラインHDF（血液透析濾過）治療が増加しており，透析液流量を増やす施設も多くなってきて，供給能力が不足してしまう事例も見受けられる．NCS-Wでは，従来のNCS-Vと同等のサイズに抑えることで設置スペースを増やさず，なおかつ大量の透析液を供給できることが可能になり，幅広い治療条件に対応できるようになった．

❷ スマートバックアップ機構

　供給装置の電装部の故障による機能停止を回避するために，NCS-Wではメインシステムとサブシステムをダブル（W）搭載し，「スマート

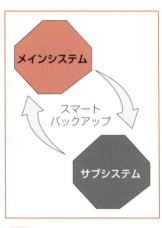

図1 スマートバックアップ機構イメージ

バックアップ機構」と呼称している（図1）．このダブル（W）システムでは，片方のシステムだけで動作を継続し日常的に使用することが可能なように設計されている．よって万が一の故障時にも，もう片方のシステムでの制御に切り替えることで，洗浄消毒や透析液作製のすべての工程を安全に動作させることが可能であり，操作も変わらないため，スムーズにバックアップ操作を行うことが可能となっている．これにより早朝，深夜にメインシステムに異常が発生した場合でも，サブシステムに切り替えることで，事前洗浄や事後洗浄を行うことが可能になり，翌日の透析時間の遅延を防ぐことができる．これは円滑な透析治療施行のために非常に安心できるシステムである．

❸ 流量フィードバックシステム

NCS-Vでは定流量弁による透析用水の流量制御とA・B原液の注入ポンプの流量制御によって透析液を作製していた．NCS-Wでは，定流量弁により透析用水の流量の安定化をはかり，さらに流量センサにより，透析用水の実際の流量を計測しA・B原液の注入ポンプを制御するダブル（W）制御方式によって，大量に精度の高い透析液の製造が可能となった．従来のNCS-Vでは透析液濃度のみを監視していたが，NCS-Wでは「B原液＋透析用水」のB液濃度と「A原液＋（B原液＋透析用水）」の透析液濃度の両方を監視している．またそれぞれの濃度センサを二つ搭載し，安全性が向上している．流量制御と濃度監視をダブル（W）化することにより，大量の透析液を安定して供給することが可能になっている．

❹ メインテナンス性向上・清浄化対策

USB出力機能を搭載させたことで，保守点検時などに装置データ，操作履歴，動作履歴，警報履歴の4項目をCSV（comma-separated values）形式で出力できるので，PC管理が可能になった．

熱水消毒は，NCS-Vでも対応しており，当院（埼玉医科大学総合医療センター）でも10年間NCS-Vで熱水消毒を行っていた．移転前の機械室排液配管は熱水消毒非対応であったが，追加の配管工事をすることで熱水を流すことができていた．NCS-Wでは，装置内部の排液ラインの温度を計測しながら，サプライタンクにある熱水に対して熱飽和させるために冷却水を装置外部より引き込み，排液温度を非耐熱配管の耐熱温度である60℃以下に保つように制御する冷却システムを搭載している．設定温度以上の排液温度を検知した場合は，排液動作をいったん停止させ，温度が低下するまで希釈動作のみ行い，排液温度が設定温度以下になったら排液運転を再開する．このことによりNCS-Wでは耐熱排液配管がない施設でも熱水消毒を安全に実施できる（**図2**）．

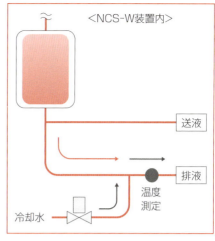

図2 熱水消毒イメージ

操 作 法

NCS-Wは装置に画面を2個有している．画面サイズは，15インチと10.4インチであり，この二つの画面は別々の項目を表示することができる．画面が二つあるメリットの例として，前機種のNCS-Vで洗浄工程と洗浄液濃度を変更するときには，洗浄工程画面を開き設定を変更した後に，洗浄工程画面を閉じたのち洗浄液濃度の画面を開いて濃度変更を行っていて，操作が煩雑になっていた．NCS-Wでは15インチ画面に洗浄工程画面を表示しながら設定変更が行え，同時に10.4インチで洗浄液濃度の表示と変更が可能である．このことにより，洗浄工程変更や洗浄液濃度変更時の設定ミスが大幅に軽減できると考えている．また日常の治療中でも，フローチャートと透析液濃度，透析液供給量などを同時に表示できることにより一目で多くの情報を確認することが可能になった．

当院における日常業務でのNCS-Wの操作としては，事前洗浄工程→液置換工程→透析工程は自動で行い，透析終了後の事後洗浄工程への移行時のみ手動操作で運用している．

トラブルシューティング

NCS-Wは前述のようにスマートバックアップ機構を有しており,電装部に不具合が発生した場合でもサブシステムに切り替えることで使用を継続することが可能である.また,液回路に関しても,A・B原液と,薬液の注入ポンプの共通化や,濃度センサの共通化ならびに二重化により,A・B原液ポンプのどちらかが故障した場合は,チューブなどを繋ぎ替えることで,薬液ポンプでのバックアップ運転が可能であり,一時的ではあるが緊急回避することが可能なように考慮されている.当院では,NCS-Vを10年間使用し,ポンプ類の故障による緊急停止の経験はなかったが,このバックアップ思想の設計は非常に安心できる機構である.しかし,トラブルを未然に防ぐ意味でも,日常の透析用水供給圧,組み込み量,透析液濃度の日常観察と液漏れなどの有無の確認,装置内部の日常目視点検をしっかり行い,異常の傾向があればメーカと協力して安全性の向上に努めることが重要であると考える.

メインテナンス

NCS-Wのメインテナンスとして特記すべき点は,電磁弁をメインテナンスフリー化したことである(図3).透析装置には数多くの電磁弁が使用されてきた.電磁弁のダイアフラムなどの交換頻度はメーカによって異なるが,多くの場合は2年に1度の交換を推奨している.たとえば,7年間同じ供給装置を使用し続けた場合には,3回の交換が必要になり費用と時間を要することになる.NCS-Wに搭載されている電磁弁は1,000万回の動作確認と摩耗に強い素材を採用したことにより,メインテナンスレス仕様になっている.1,000万回の動作確認になったことで,装置の耐用期間である7年間はメンテナンスフリーの電磁弁といえる.この取り組みは透析装置における大きな進歩であると感じている.透析装置,とくにコンソールでは,多くの電磁弁が搭載されており,ニプロ社製NCV-3では28個の電磁弁がある.私見であるが,今回搭載されたメインテナンスフリー電磁弁が今後コンソールにも搭載されることを希望する.

NCS-Wでは従来のNCS-Vと同様に,A・B原液ラインの洗浄を装置内のサプライタンクで作製された洗浄消毒液を使用して,デッドスペースなく洗浄を毎日行うことができる.またNCS-Wでは,A・B溶解装置から流入する原液ラインにエンドトキシン捕捉フィルタ(ETRF)を搭載することができる(オプション).上記2点によりNCS-Wでは未洗浄ラインがなくなり,透析液清浄化に大きく寄与することができると考えている.当院でNCS-Wを導入して約3カ月になるが生菌・ET測定で異常な数値を検出していない.

このように,ニプロ社製透析液供給装置NCS-Wは多くの特長を有した安全性の高い装置であると思われる.

参考文献
1) 高木政雄:写真と動画でポイントと流れがわかる! 透析ナースのための透析操作と看護手技(第2章)透析液自動供給装置を運転しよう! 透析液自動供給装置の操作方法 ニプロ NCS-V.透析ケア 2011;冬季増刊:63-67
2) ニプロ:NCS-W 商品カタログ・操作マニュアル・保守マニュアル

(金山由紀)

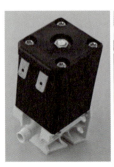 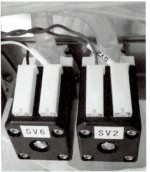

図3 メインテナンスフリー電磁弁

II 多人数用透析液供給装置

4 ジェイ・エム・エス社製

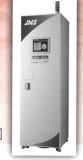

[BC-ピュアラー03]

構造・機能

BC-ピュアラー03は透析液混合方式として従来からの重力落下方式に加えて定量希釈方式を採用している．装置に供給される透析用水と，定量吐出ポンプによって供給される透析液原液とを一定比率（A原液1：B原液1.26：透析用水32.74）で混合し，35倍希釈・調整された透析液を複数の透析用監視装置へ供給する装置である[URL 1]．

原理

❶ 透析用水の定量性と流量調整

透析用水タンクは，図1に示すようにタンク上部に隙間が開いた状態で，貯留槽と定水位槽に仕切られており，外部からタンクへ供給される透析用水および貯留槽側の水をポンプにより定水位槽へ送り，常にオーバーフローさせる．一定の水位となった定水位槽と混合器の出口部との落差圧が一定となるため，定水位槽から流れ出る透析用水は，常に一定の流量になる．定水位槽から流れ出る透析用水に対して，ポンプを使用せず落差圧のみで供給するため，配管の抵抗以外の影響を受けずに，常に一定の流量を得ることができる．

❷ 透析原液の定量混合と流量調整

BC-ピュアラー03から1回転当りの吐出量（3.0 mL）を固定した定量ポンプ（ハイセラポンプ）を採用している（図2）．これは，定量ポンプの回転数を制御することで，定量性の確保および注入量の微調整を容易にしている．透析用水の流量に対して，希望する混合比率となるように原液注入ポンプの回転数を制御することで透析液濃度を制御する．これは，原液濃度の調整不良が起こった場合でも有効な機能であり，定量ポンプの回転数を変動させて，あらかじめ

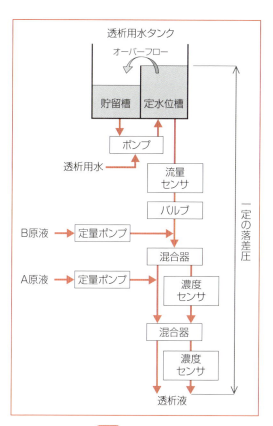

図1 動作原理

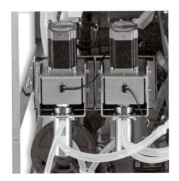

図2 新たに採用したハイセラポンプ

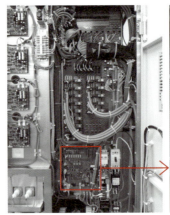

BC-ピュアラー03 正面

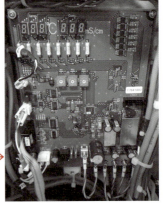

サブCPU基板

図3 送液濃度および送液温度の二重監視機構

設定した透析液希釈濃度に調整する濃度フィードバック制御が可能となった．原液濃度の変動に合わせて定量ポンプの回転数を調整するため混合時間が変動するが，最終的に透析監視装置に供給する透析液の濃度および送液流量は一定を保つことができる．

以前の装置では，原液の混合は定量ポンプではなく，重力落下方式を採用していた．これは，透析用水タンクと同じ原理となり，透析原液を貯留槽から定水位槽へオーバーフローさせることで一定の原液量を作製した後に，流量計において透析用水と混合させる方式であった．しかし，この方式では流量計を流れる原液の温度によって流量が変化することが確認されており，季節の寒暖差による透析原液の温度変化に合わせて原液の流量を微調整し一定の希釈透析液を供給する必要があった．また，原液の注入過程で発生する微小気泡の混入による濃度変化が報告されていた．これらの理由から原液の混合には定量ポンプが採用されることになった．

透析用水への原液の混合は，最初に透析用水とB原液を混合する．B原液希釈濃度を確認した後にA原液を混合し，透析液濃度を確認する方法を採用している．この方法は，原液の注入量を確認しながら透析液濃度を微調整することが可能となる機構である．

❸ BC-ピュアラー03のおもな特徴

- シンプルな希釈混合方式の採用により，連続的に安定した透析液の調整・供給ができる．原液の濃度が安定していれば，透析液調整精度は±2%を確保している．
- 透析用水と透析液原液の定量性を確認でき，簡単に濃度調整を行うことができる．
- 2.5〜35.0 L/minまでの幅広い供給能力があり，バイカーボネート透析に対応している．
- 装置内部のすべてのタンク（給水タンク・透析液タンク）を薬液消毒・酸洗浄することができる．また，各タンクを密閉構造にすることによって，クリーンな透析液の調整ができる．
- 定量式の酸・薬液ポンプを内蔵し，正確な濃度設定による洗浄・消毒が可能である．
- 透析モード中は，二つのCPUにより，送液濃度および送液温度を二重に監視している．送液する透析液濃度および温度に異常が発生した場合，メインCPUの監視により，モーターバルブを閉動作させる．異常発生時にモーターバルブが閉動作しない場合は，サブCPUの監視により，送液停止バルブを閉じる安全機構が備わっている（図3）．

❹ モードと機能

本装置は，「停止」「準備」「透析」「洗浄消毒」の4種類のモードから構成されている．

- 停止モードは，文字どおり運転中のモードを停止する．
- 準備モードは，透析液の調整を開始し，透析準備をするモードで次の2種類が用意されている．準備1モード（タイマー自動運転）は，透析装置を立ち上げるときに使用し，各配管，装置の液置換を行うモードである．準備2モード（クイック準備）は，透析を停止し，再度，透析を開始するときに使用する．
- 透析モードは，透析液を透析用監視装置へ送液し透析を実施するモードである．
- 洗浄消毒モードは，本装置内部と透析用監視装置などを洗浄消毒する．洗浄消毒モードには酸洗浄モード，薬液消毒モードなど15種類が用意されており，施設の設備の状況によって異なる洗浄消毒方法に対応できる．

操作法

各工程に移行させる操作として「手動操作」「自動操作」を選択することができる．

❶ 準　備
- 準備1モード：工程「準備中⇒液置換⇒準備完了」
  - ・手動操作：透析用水および原液の準備が完了してから準備スイッチを押す
  - ・自動操作：あらかじめ設定した時刻になると準備を開始する
- 準備スイッチを押すと「準備ランプ」が点灯し，「透析情報メーター表示」画面が表示され，「準備モード」が開始される．透析情報メーター表示では，送液温度，送液濃度，透析用水量（積算），原液量（積算）が確認できる．

❷ 透析モード
- 工程「前洗浄終了⇒準備待機中⇒準備中⇒液置換⇒準備完了⇒透析モード」
  - ・手動操作：準備完了後に「透析スイッチ」を押す
  - ・自動操作：準備完了後に自動的に「透析モード」に移行する
- 「運転ランプ」が点灯し，「透析情報メーター表示」画面が表示され，「透析モード」が開始される．

❸ 透析モードの終了
- 「停止スイッチ」を押す．
- シャント信号により透析用監視装置のカプラがカプラホルダから1台でも外れていれば「緊急停止」画面が表示される．
- また，「戻る」を押すと「透析モード」に戻ることができる．これは，透析中に誤って透析液供給装置を停止させない安全機構として設定することができる．

❹ 透析終了後
- 手動操作のみ：洗浄消毒するときは，「セーフティ解除スイッチ」を押してから「洗浄/消毒スイッチ」を押す．シャント信号により透析用監視装置のカプラがカプラホルダから1台でも外れていれば洗浄消毒工程に移行できない．

トラブルシューティング

　実際に臨床で起きたトラブル事例と対処を紹介する．

〔事　例〕透析運転中に電磁弁動作不良による送液濃度異常が起こった．

〔原因追究〕動作不良が確認された電磁弁は，給水タンクに原水を供給した直後に配置されており，給水タンクの液量に合わせて開閉する．装置画面上で電磁弁の動作確認をすることができるが，警報発生時の電磁弁動作表示は「閉」表示であった．実際の電磁弁は「開」になっており，給水タンクの洗浄消毒時に使用する配管から透析液タンクに水が流れ込み濃度異常が発生した．

〔対　処〕水処理装置と本装置の間には調整バルブが設置されていたので，そのバルブを給水タンクの水量を確認しながら透析終了まで調整して給水した．

表　部品の定期交換

部位	交換部品名		製品コード	販売名称および型式	主要部品	交換時間	交換時期	数量	画面
電気部	ファンフィルタ		471300000	BC03 ファンフィルタ R87F-FL90	—	—	1年	2	—
	ファン		471300010	BC03 用ファン MD925A-24	—	—	5年	2	—
	直流電源 DC24V		471300020	BC03 直流電源 DC24V S8JX-N15024CD	—	—	5年	1	—
	直流電源 DC5V		471300030	BC03 直流電源 DC5V S8JX-N05005CD	—	—	5年	1	—
	MV 用リレー		472148760	制御リレー G2R-1-SND DC24V	—	—	5年	13	—
	シーケンサ電池		471173600	シーケンサーデンチ CJ1W-BAT01	—	—	5年	1	○
水部	電磁弁	SV1	471300040	電磁弁 APK11-25X 主弁部	主弁部	200,000 回	1年	1	○
			471300050	電磁弁 APK11-25X	本体ごと	—	5年	1	—
		SV2～3	471213910	電磁弁 APK11-20X3538（F）主弁部	主弁部	200,000 回	1年	2	○
			471214010	電磁弁 APK11-20X3538（F）	本体ごと	—	5年	2	—
		SV4	471174500	プランジャ ASSY AV3205 用	プランジャAssy	400,000 回	2年	1	○
			471174400	電磁弁 AV3205-318-J	本体ごと	—	5年	1	—
		SV5～6	471174500	プランジャ ASSY AV3205 用	プランジャAssy	400,000 回	3年	2	○
			471174400	電磁弁 AV3205-318-J	本体ごと	—	5年	2	—
	モーターバルブ	MV3 送液停止（MV13）	471220200	モータバルブ（N）EA100UTE1S	本体ごと	20,000 回	5年	2	○
		MV4～8	471220100	モータバルブ（N）EA100UTE3/8S	本体ごと	20,000 回	5年	5	○
		MV9～11	471174000	MB-07H1-1532S-1	本体ごと	20,000 回	5年	3	○
		MV1, 2, 12	471220300	EA-100UTE1/2	本体ごと	20,000 回	5年	3	○
	ポンプ	P1, P4※	471215201	MD-70 RM ポンプヘッドクロ	ポンプヘッド一式	10,000 時間	3年	1(2)*	○
			471215301	ポンプ MD-70 RM クロ	本体ごと	—	5年	1(2)*	—
		P4※	471173400	MD-100F-Y ポンプヘッド	ポンプヘッド一式	10,000 時間	3年	(1)*	○
			471173900	ポンプ MD-100F-Y	本体ごと	—	5年	(1)*	—
		P2, 3, 5	471300060	ハイセラ P ドライブ継手モーター付	—	20,000 時間	3年	3	○
			471300070	ハイセラ P チューブ継手シール	—	—	3年	6	—
			471300080	ハイセラ P 洗浄ポート継手シール	—	—	3年	6	—
			471300090	ハイセラ P ヘッドシール	—	—	3年	3	—
		P6（オプション）	471300100	脱気ポンプメカニカルシール 20NPD04S	メカニカルシール	8,000 時間	2年	1	○
	逆止弁	CV1	471215500	逆止弁 NR-S	本体ごと	—	5年	1	—
		CV3, 4	471300110	逆止弁 TPX チェックバルブ	本体ごと	—	5年	2	—
	フィルタ	F1～4	472145020	ラインフィルタ 10×10-#100	本体ごと	8,760 時間	1年	4	○
		F5	471215600	BC-ピュアラーエアフィルタ CCP-10-E1D	本体ごと	4,000 時間	1年	1	○
	温度センサ	TH1～2	471300120	BC03 温度センサー（TH1・TH2）R27-PT-B-S-3.2 PT1/8	本体ごと	—	5年	2	—
		TH3	471300130	BC03 温度センサー（TH3）R27-PT-B-S-3.2 PT1/8 コネクタ付き	本体ごと	—	5年	1	—
		TH2, 3	471300140	BC03 温度センサー継ぎ手	本体ごと	—	5年	2	—
	送液圧力センサ	PS1	472148780	送液圧力センサー PA-800-325G-10-025	本体ごと	—	5年	1	—

部位	交換部品名	製品コード	販売名称および型式	主要部品	交換時間	交換時期	数量	画面
水部	脱気圧力センサ	PS2（オプション）	472148770	脱気圧力センサー PA-800-102V-10-026	本体ごと	—	5年	1	—
	レベルセンサ	LS0〜5	471215800	レベルセンサー OLV-2P	本体ごと	2,000,000回	5年	6	○
	シリコンチューブ		472157000	シリコンチューブ 5×11×20	—	—	5年	4.5 m	
			471113100	シリコンチューブ 8×14×20				5.5 m	
			471216000	シリコンチューブ 12×18				4 m	
			471216100	シリコンチューブ 25×33				1 m	
	メディフレックスホース		471147800	メディフレックスホース 012	—	—	5年	1.5 m	
			471147900	メディフレックスホース 016（★）				2.5 m	

※：P4は，MD-70RM または MD-100F-Y どちらかを選択する（装置仕様により異なる）．
★：ヒーターユニット付きの場合，メディフレックスホース 016：6 m となる．
＊：P4は施設の使用条件により MD-70RM（送液能力低）と MD-100F-Y（送液能力高）より選択する．P4に MD-70RM を選択した場合，装置全体の MD-70RM の使用数量が2個となる．P4に MD-100F-Y を選択した場合，装置全体の MD-70RM の使用数量が1となり，MD-100F-Y の使用数量が1となる．

メインテナンス

本装置にはメインテナンス画面が用意され，「時刻確認」「手動操作」「稼動履歴」「アラーム履歴」「操作履歴」「監視解除」の確認が可能となっている．稼動履歴から消耗部品の交換時間を確認することができる．また，消耗部品が交換時間に達した時点で交換が必要であることが画面に表示される．定期点検とメーカ推奨交換時間（表）での消耗部品の交換が，透析中の患者の安全を担保することに繋がるため推奨されている．

参考URL（2018年4月現在）
1) 株式会社ジェイ・エム・エス
   http://www.jms.cc/

（児玉健一郎）

III 粉末型人工腎臓透析用剤溶解装置

❶ 日機装社製

人工腎臓透析用剤用粉末溶解装置 DRY-11A（図1）

構造・機能

❶ 特 徴

本装置にはDRY-11AとDRY-11Bとの2タイプの機器があるが，基本的には同一であり，設定上での使い分けでA剤とB剤を溶解するために，本稿ではDRY-11Aとして扱うことにした．また，緊急手動操作として，マイクロコンピュータの故障により制御不能となった場合に電磁弁などを個々に動作させ溶解を行う機能を有しているが，ある程度の訓練が必要であることから，本稿では記載をしないことにした．なお，トラブルシューティングで記している対処法は，使用している人工腎臓用透析液A原液が粉末溶解時と同組成であり，溶解時には同等の濃度であることを前提としている．

① 二つの溶解槽をもち，溶解槽1に翌日溶解するための薬剤を投入しておくことにより，タイマで設定した溶解開始時刻になると，朝の溶解を自動で開始する原液準備溶解が行える．
② 溶解する薬剤数量を曜日ごとにあらかじめ設定しておくことにより，1日の溶解プログラムが自動設定され，効率的な溶解作業が行える．

❷ 仕 様（一部抜粋）

- 電源：単相AC100V，50/60 Hz，1.5kVA
- 1回の原液作製量（原液準備時）：100～179 L
- 1回の原液作製量（追加溶解時）：10～130 L
- 消毒方法：消毒ユニット（任意仕様）

❸ 溶解運転による基本動作

二つの溶解槽をもち，透析中に追加溶解が必要な場合は，溶解槽1から透析液供給装置に原液を供給しながら，溶解槽2で原液の追加溶解を行う．

❹ 配管部の各機能と部品の働き（一部抜粋）

- P1（撹拌ポンプ）：溶解槽2で薬剤を溶解し，溶解槽2から溶解槽1へ原液移送を行う．
- LVS1：LVS1は溶解槽1の下の原液供給チャンバ内にあり，機器の最下部に位置している．原液減報知（コード番号011）が発生する．

操作方法（一部抜粋）

＜1回限りの溶解＞

操作パネルの薬剤数量設定スイッチにより，薬剤数量を設定するたびに行う溶解運転動作．1回限りの溶解は，溶解槽2が空の状態から溶解を行う（溶解槽1および2が空の状態でも可能）．空の状態から溶解する最低袋数は，1袋当りの原液出来上がり量により変わるが，DRY-11Aで4～5袋以上である．

① 操作パネルの薬剤数量設定スイッチにより，

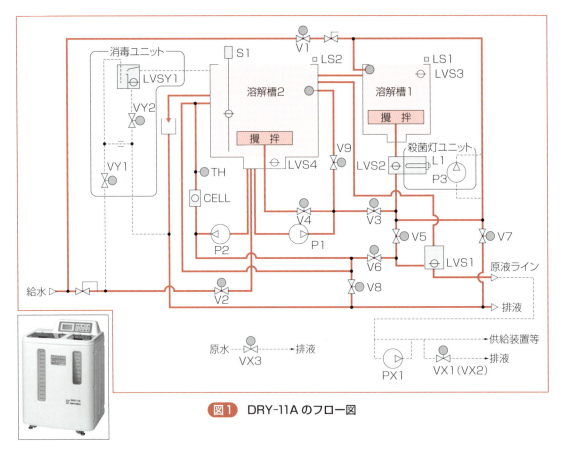

図1 DRY-11A のフロー図

薬剤数量を設定する（▲▼マークで数量を設定し，デジタル表示の数量を確認する）．
② メニュー画面の「工程」キーを押し，「溶解運転」キーを押す．
③ 「溶解槽2薬剤投入報知」を発したら，薬剤を投入し「投入完了」スイッチを押す（薬剤投入前に再度投入数量の確認が必要）．

トラブルシューティング

＜薬剤投入ミス発生時の対処法（溶解槽1から正常原液供給中，追加溶解中に異常が発生した場合）＞
① 供給しているA原液と同組成の未開封人工腎臓用透析液A原液がある場合，溶解槽1の薬剤を確認し，随時追加投入する．
② 「工程」→「溶解運転補助」→「溶解個別動作」→「排液2」を選択し，「入」を押す．
③ 排液終了後，溶解槽2に薬剤や液が残っていないことを確認する．
④ メニュー画面の「工程」キーを押し，工程画面の「溶解運転」を押す．
⑤ 残りの溶解スケジュールが継続される．
⑥ 溶解槽2に薬剤や液が残っている場合，復帰対処できないので，溶解槽1に原液を追加するのみの対処となる．

メインテナンス

＜微粒子濾過フィルタ交換（EF-01：2本）＞
① 装置背面にある電源ブレーカを「切」にする．
② 後面カバーの1番目の濾過フィルタ入口ホースと出口ホースをチューブ鉗子などでクランプする．
③ カップリングはダイアライザカプラと同様の構造であるので，外側の可動部を引きながら外し，新しいフィルタと交換する（下に液受けを置いて実施する）．
④ 同様の手順で2本目を交換する．
⑤ クランプの外し忘れと液漏れがないことを

確認し，電源ブレーカを「入」にする．
注）配管系の交換であるために，液漏れには十分注意すること．

DAB-C/E/NX シリーズ対応 B 剤溶解装置 DRY-01（図2）

構造・機能

❶ 特　徴

本装置は日機装社製多人数用透析液供給装置 DAB-C/E/NX シリーズに B 原液を供給するための B 剤溶解装置である．また構造は複雑でなく，容積も小さく故障も少ない機器であり，溶解する B 剤の分量と給水量を迷わずに溶解槽へ投入することができる．供給中は溶解槽に B 剤の溶け残りがあるかを確認するだけでよいので，運用と管理が楽な装置であるといえる．

なお，サブタンクを取り付けて，消毒後の液置換工程分の B 原液を溶解することができるが，当院では液置換用サブタンクの保管などの運用が定まらず，使用していないので本稿では除外した．

❷ 仕　様（一部抜粋）
- 電源：単相 AC100V，50/60 Hz，1kVA
- 溶解槽容量：40 L

❸ 溶解運転による基本動作

B 原液は，ほぼ飽和の溶液で供給装置に供給されるため，常に未溶解分を残す（溶け残り）状態になっている．B 原液が供給装置に供給され，溶解槽の液位がレベルスイッチ（LVS3）の位置まで下がると，レベルスイッチ（LVS4）の位置まで給水を行う．これを繰り返すことにより，溶解槽の未溶解分の B 剤は徐々に減少していくことになる．溶解槽中の B 剤が溶けてしまうと，以後は溶解液濃度が徐々に薄くなっていくことになるため，供給装置側では B 原液濃度を検出し，それに応じて B 原液ポンプ速度を自動的に調整して，希釈後の B 原液濃度を一定に保つように動作する．

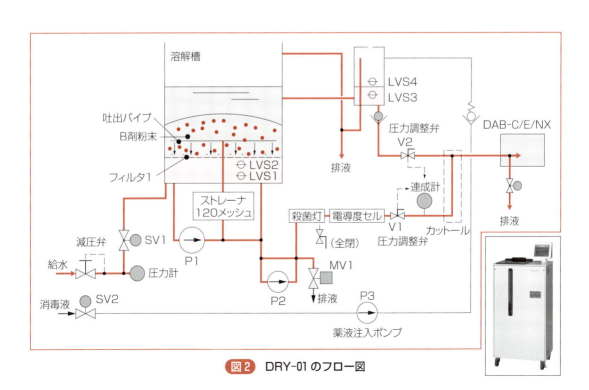

図2　DRY-01 のフロー図

❹ 配管部の各機能と部品の働き（一部抜粋）

- LVS1, LVS2, LVS3, LVS4：LVS1 と LVS2 は溶解槽下部のフィルタ1の下にあり，溶解運転中は LVS2 が P1 動作と連動している．LVS3 と LVS4 は LC チャンバ内にあり，溶解運転中は LVS3 が off 状態で給水開始となり，LVS4 が on で給水停止となる．
- P1：溶解槽下部から飽和した B 剤を引き込み，吐出パイプへ送液することにより，溶解槽内部で B 原液が循環することになる．

操作方法

あらかじめウィークリータイマに各工程時間と溶解開始時刻を設定しておき，そのうえで自動運転を開始する．通常，透析終了後において次回透析のための自動運転をスタートさせるため，基本操作は透析終了時に行う操作となる．

❶ 透析終了後の基本操作

「メニュー」画面の「自動運転工程確認」を押す．表示された自動運転プログラム内容の工程時間と次回溶解の日時・曜日・時刻を確認し「開始」を長押しする．

❷ 透析中の操作

溶解槽の B 剤がすべて溶けて，B 原液濃度が 40 mS/cm 以下になると「濃度低」報知をするので，必要に応じて B 剤を溶解槽へ投入する．溶解槽への B 剤投入量限度は 17 kg であり，過剰な投与は避ける．通常は溶解槽に 1/3 ほど溶け残りがある程度で十分である．ただし，濃度低報知ブザー発生時にパネルに原液がなくなる予想時間が表示されるので，残りの時間で要する B 原液の量が足りる場合は，追加投入の必要はない．

トラブルシューティング

❶ B 原液を枯渇させた場合の対処例（その1）

濃度低報知ブザーは，報知が発生してから溶解槽の液位が LVS2 以下になるまで合計3回動作するが，なんらかの理由により液位低（LVS2 が off）が報知された場合．

- 供給している B 原液と同組成の未開封人工腎臓用透析液 B 原液がある場合，薬剤を確認し溶解槽へ直接投入する．

❷ B 原液を枯渇させた場合の対処例（その2）

① 「メニュー」画面の「工程」を押して「強制給水」を押す．このとき B 原液濃度が一時的に落ち，セントラルに濃度警報が発生し，透析液を停止する可能性がある．
② フィルタ1のメッシュより液位を高い状態（約8L程度）にし，LVS2 が on となり，P1 が稼働し始め吐出パイプが回転し始めたのを確認し，必要量の B 剤を溶解槽へ投入する．レベルスイッチの動作確認は「メニュー」→「メンテナンス」キーを押すと，画面にタンク液位が "H" または "L" で表示される．
③ 「モニタ」画面にて濃度が安定したことを確認し，セントラルの「送液」ボタンを押して透析を再開させる．
④ 治療継続のために多量の透析液が必要な場合は再度，溶解槽内の給水量を確認し，必要量を追加投入する．

メインテナンス

＜紫外線殺菌灯の交換（図3）＞

① 紫外線殺菌灯は電導度セルの前に設置してあり，排液バルブが付加されている．

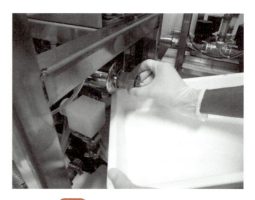

図3 DRY-01 殺菌灯交換

② 「メニュー」→「工程」キーを押して,「洗浄」を選択する.溶解槽内と配管をRO水で満たした状態にし「排液」を選択する.
③ 配管内部のRO水が排液されたことを確認し,「停止」を押す.
④ 背面の電源ブレーカをoffにして,排液バルブ下に排液用のバットを準備し,排液バルブを開け,排液する.
⑤ 紫外線殺菌灯のコネクタを外し,下に排液用のバットを用意しプライヤにてゆっくり反時計回りに回しながら外す.
⑥ 新品に取り換え,プライヤにてゆっくり時計回りに回し固定する.このときに過大なトルクをかけないように注意が必要である.
⑦ コネクタを取り付け,排液バルブを元に戻す.
⑧ 背面の電源ブレーカをonにし,再び「洗浄」を選択し,動作確認と水漏れ確認を行い,作業終了となる.

全自動溶解装置 DAD-50NX
(図4)

構造・機能

❶ 特　徴

　本製品は,ストッカ部に日機装社の薬剤ボトルを収納し,設定された分だけを溶解する装置である.追加溶解も1ボトルから可能であり,柔軟性の高い設計となっている.また,以前のタイプは薬液の漏れ痕が著しかったが,近年のタイプでは液漏れ痕もなく,完成度の高さを感じる.とくにマイクロフォトセンサやビームセンサを多く備え,機器の動作をより確実なものとしている.特筆すべき点は,A原液とB原液の出来上がり量がともに11.34 Lであり,希釈比はA：B：RO＝1：1：33の割合となっていることである.これは溶解スピードを速くし,A原液とB原液の貯槽への移送を同時に行うためである.よって本装置は,日機装社製透析液供給装置での濃度コントロール機能を用いた運用が前提である.そして空気汚染対策としてHEPAフィルタユニットを用いることにより,ストッカ部が陽圧を保たれることになる.接触する空気はフィルタを通過した空気であり,微粒子の侵入を防いでいる.
　減容には刃物を使用するため,手などを切るリスクがあるが,減容部に手を入れられないようにカバーが設けられており保守点検等で,手を入れる必要がある場合,カバーを外すと,装置が動作しないようにインターロックがリスク低減策として施されている.しかしながら安全のため,減容部の部品交換を実施する場合には,専門的な知識を持った業者が行う必要がある.

❷ 装置仕様（一部抜粋）
- 本体電源入力：単相AC100V,50/60 Hz,1.5kVA
- 給水加温ヒータ電源（任意付属品）電源入力：3相AC200V,50/60 Hz,5.0kVA
- 専用薬剤：日機装社人工腎臓透析用剤「Dドライ透析剤2.5S（2.75S,3.0S）」容器（ボトル）入り
- 溶解能力：約900 mL/min　50床対応（原液調整能力）

❸ 溶解運転による基本動作
1）機械駆動部
　透析用剤は薬剤ボトル単位で溶解する.A剤とB剤は同時に行い,それぞれ11.34 Lの原液が1回の溶解で作製される.ストッカ部には,最大25本のA薬剤ボトルとB薬剤ボトルを収納できる.透析治療に必要な「薬剤数量」を設定することで溶解運転を自動で行う.溶解を継続する場合は,状況に合わせて薬剤ボトルの追加補充を行う.ストッカ部に収納された薬剤ボトルは自動で搬送され,フィッティング部に接続されて,循環溶解を行ったあと減容される.これらの動作を入力されている数量だけ繰り返し行う.

2）配管部
　配管部における溶解運転の動作は「給水」「循

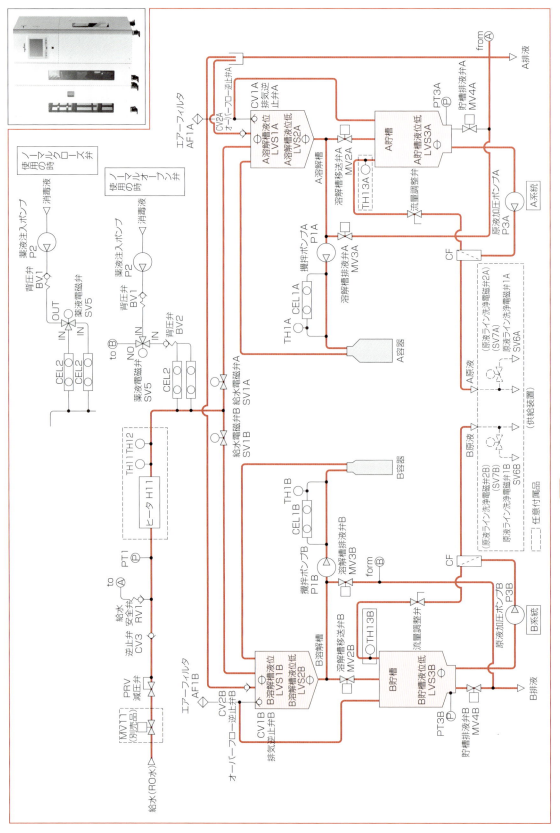

図4 DAD-50NXのフロー図

環」「移送」「排液」で，これらの動作を自動で行う．水処理装置からの処理水を溶解槽に給水する．給水量はA側が10.2 L，B側が11.1 Lで，溶解槽のレベルスイッチで定量の水が計量される．薬剤ボトルのフィッティングが完了すると薬剤を循環溶解する．溶解槽の水が，薬剤ボトルと溶解槽の間を循環し，薬剤を溶解する．一定時間循環後，原液濃度を測定する．溶解が完了した透析液の原液は溶解槽から貯槽に送られる．貯槽に貯えられた透析液原液は，供給装置の供給量に応じて消費される．原液濃度が異常になったとき，自動的に溶解槽から排液動作が行われる．

操 作 法

❶ 溶解運転

ウィークリータイマで設定されている内容（溶解開始時刻，溶解薬剤本数，洗浄・消毒時間の運転プログラムなど）に従って，洗浄・消毒/溶解運転を自動で行う．

❷ 溶解運転中の操作

溶解運転中（透析中）は，薬剤ボトル補充以外の操作は不要．溶解運転中に異常が発生した場合は，溶解運転画面がメッセージ画面に切り替わるので，メッセージの内容に従って操作する．

トラブルシューティング

＜補助溶解運転＞

- 補助溶解：装置に異常が発生したときに「人の操作の補助を受けて，溶解運転を速やかに継続する運転」．
- 補助溶解（ストッカなし）運転：ストッカ部に異常が発生し，ストッカ部から薬剤ボトルの補充が自動でできなくなったとき，搬送部への薬剤ボトルを乗せる動作を人が行うことで溶解運転を行う（TFSエラーメッセージ）．
- 操作手順：
① 画面「メニュー」→「設定」キーをタッチすると，プルダウンメニューが表示される．
②「スイッチ」キーをタッチすると，メイン画面がスイッチ画面に切り替わる．
③「補助溶解（ストッカなし）」キーを1.5秒以上タッチする．
注）薬剤ボトルがないときや転倒の詰まりの場合は，補充や薬剤ボトルを正立させてから「ボトル補充」キーを押す．

メインテナンス

＜HEPAフィルタユニット交換（任意付属品）＞

① HEPAフィルタユニット電源をoffにする．
② パッチン錠（4カ所）を外して上部フレームを取る．
③ HEPAフィルタを取り外す．
④ HEPAフィルタのフロー方向の表示に向きを合わせ取り付ける．
注1）交換の際にフィルタの濾材の破損に注意し，内部の配線破損やはさみ込みにも注意する．
注2）交換後は，ファンの動作を確認する．

参考文献

1) 日機装社：人工腎臓透析用剤用粉末溶解装置 DRY-11A, DRY-11B 取扱説明書（Ver. 2.1）
2) 日機装社：B剤溶解装置 DRY-01（Ver. 2.2）取扱説明書
3) 日機装株式会社保守管理技術研修テキスト「全自動溶解装置 DAD-50NX」
4) 全自動溶解装置 DAD-50NX 保守・点検マニュアル
5) 全自動溶解装置 DAD-50NX 操作マニュアル
6) 全自動溶解装置 DAD-50NX テクニカルマニュアル

（岡崎　孝）

III 粉末型人工腎臓透析用剤溶解装置

2 東レ・メディカル社製

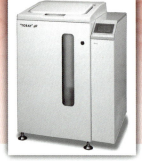

[TP-2]

概　要

東レ・メディカル社が取り扱う人工透析用粉末剤溶解装置は3機種あり，溶解方式が異なるA粉末剤自動溶解装置が2機種（TP-2，TP-AHI-R）と，B粉末剤自動溶解装置が1機種（TP-BHI-R）となっている．3機種ともに，各製薬メーカから供給されるいずれの粉末型溶解用剤も用いることができる（専用機用剤は除く）．

TP-AHI-RとTP-BHI-Rは，東亜ディーケーケー社より同一機が異なる機種名にて販売されている（105ページ参照）．ここでは，TP-2について解説する．

構造・機能

投入する粉末量に応じた量の透析用水〔逆浸透（RO）水〕を，あらかじめ溶解槽に貯留させ，用手で槽内へ粉末剤を投入する「定容量混合方式」となる．一度に最大160LのA原液を作製できる「単層型溶解装置」であり，オプションで装置外に大型の貯留タンクを設けることもできる．溶解槽下部の攪拌ポンプにより，溶解液は上部へ汲み上げられ再び溶解槽内へと循環し，同時に槽内の底部で回転翼が回る．さながらその内部動作の様子や，蓋を開けて投入，閉めてスイッチ操作する様子は，家庭の洗濯機をイメージさせる．

攪拌ポンプによる循環経路には電導度計および温度計があり，いずれも溶解の工程において

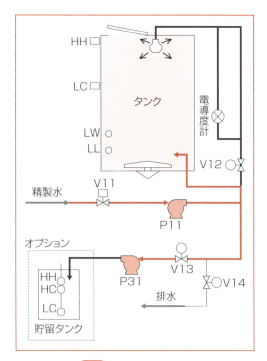

図 TP-2 フロー図

監視される（図）．

操作法

溶解動作は下記①〜③までの作業を一連で行う「バッチ方式」で，大量のA原液作製を一度に完結する．

① 前すすぎ/排水：「タンク1操作スイッチ表示（以下，SW表示）」画面内の「溶解」を押下することで，装置は前すすぎの後に一度排水し，給水動作に移る．

② 給水/待機：指定の水位まで給水されるとアラームが鳴動し，粉投入の待機状態となる．
③ A粉末投入/溶解/送液：「投入準備」にて投入する袋数を画面表示させ目視で確認．粉末剤を溶解槽へ用手投入したのち「投入完了」を押下する．

また，あらかじめどれだけのA原液を作製するか「レベル選択」にて設定することで，終業時の廃棄量を最小にできる．

トラブルシューティング

おもに問題となるのは濃度異常である．投入する予定の袋数と，実際投入した袋数が異なることで起こる．投入時は，画面に袋数が大きく表示されるので確認し，袋数は事前/事後ともに照合を行う．装置側のトラブルかどうかの切り分けのために，空袋を工程終了まで保管するとよい．

メインテナンス

本装置は消毒液タンクを装備しておらず，用手にて消毒液を投入する必要がある．

「SW表示」画面の「停止」を押下すると再度確認要求があり，「排水実施」を押下する．続いて「SW表示」画面の「薬洗」「薬洗実施」を押下し，前すすぎの後に給水が開始される．40Lに達したところでアラームが鳴動するので，6%次亜塩素酸ナトリウムを65 mL投入し，再度「薬洗」「薬洗実施」を押下する．任意の時間後に排水/後水洗で終了する．

保守点検，定期点検については，東レ・メディカルが提供する「取扱説明書/保守点検テキスト」に，保守点検マニュアルとして記載されており，紙数の都合にて省略するのでそちらを参照されたい．点検項目や判定基準，また部品交換の周期も明確に記載されており，遵守することが望ましい．記録用紙も専用の帳票として各々に準備され，そのまま用いることができる．

参考文献
1) 東レ・メディカル資料：No. A25-E0-0100-06 A粉末剤溶解装置 TP-2 取扱説明書
2) 東レ・メディカル資料：No. A25-J0-0100-03 A粉末剤溶解装置 TP-2 保守点検テキスト

（大谷哲也）

III 粉末型人工腎臓透析用剤溶解装置

3 ニプロ社製

[NPS-50AH, NPS-50B]

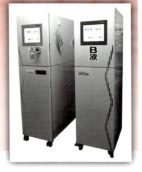

機器構成

① A粉末自動溶解装置（NPS-50AH），B粉末自動溶解装置（NPS-50B）

- サブホッパ部：粉末を投入し貯留して，計量部に粉末を移送するモータを有した粉末貯留槽．
- 計量スクリューフィーダ部：重量センサにより粉末を計量し，スクリュー型フィーダによって溶解槽に規定量粉末を投入する．
- Mタンク（ミキシングタンク）：透析用水をフロートスイッチで計量し，計量された粉末を撹拌し溶解する溶解槽．
- Sタンク（サプライタンク）：Mタンクで作製された透析原液を貯めておく貯留槽．

② A粉末自動溶解装置（NPS-AW），B粉末自動溶解装置（NPS-BW）

- ホッパ部：粉末を投入し貯留しているタンク．粉末を混合タンク（Mタンク）に切り出すスクリュー型フィーダを有している．
- Mタンク（ミキシングタンク）：原液を作製するタンク．濃度センサを有しており，規定の濃度になるようにフィードバックを行い，原液を作製する．
- Sタンク（サプライタンク）：Mタンクで作製された透析原液を貯めておく貯留槽．
- ウォータータンク：透析用水を貯留するためのタンク．原液作製時，透析用水の温度による伝導度の影響を抑えるため，一定温度に制御される構造となっている．

特　徴

NPS-50AH/NPS-AW，NPS-50B/NPS-BWの比較を表に示す．

① NPS-50AH，NPS-50B

12.1インチTFTカラータッチパネル（図1）に装置情報が表示され視認性，操作性が高くなっている．

清浄化対策として，混合タンク・貯留タンクともに接液部分をすべて洗浄する設計となっており，供給装置との連動を行うことによって，配管部分の未洗浄をなくしている．洗浄・消毒はタイマ機能により休日も自動プログラム運転が可能である．また粉末投入口は扉が二重構造となっており，装置外への粉末の飛散を抑えるとともに，落下菌の侵入抑制にも役立っている．

NPS-50AHは，NPS-50Aの後継機種であり，アスピレータが搭載されたことにより，A粉末を貯めるホッパ内およびMタンクからの湿

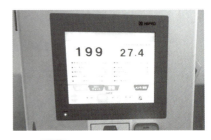

図1　カラータッチパネル

表 A粉末・B粉末自動溶解装置比較表

<A粉末自動溶解装置比較表>

	NPS-50AH	NPS-AW
溶解方式	定容量混合方式	電気伝導率フィードバック方式
原液作製方法	重量センサ(付きスクリューフィーダ)による計量式	導電率計によるフィードバック方式
供給能力	714.3 mL/min(最大50床 QD 500 mL/min)	1,150 mL/min(最大80床 QD 500 mL/min) ※水温15℃以上
寸法	W(幅)495 mm D(奥行)885 mm H(高さ)1,760 mm 粉末投入口高さ 1,145 mm	W(幅)580 mm D(奥行)755 mm H(高さ)1,760 mm 粉末投入口高さ 1,038 mm
本体質量	約220 kg(運転時最大310 kg)	約170 g(運転時最大260 kg)
電源/消費電力	AC100V 500VA以下	AC100V 1,400VA
給水圧力	給水停止時圧力 0.1~0.3 MPa	給水停止時圧力 0.1~0.3 MPa
給水流量	10 L/min以上	7 L/min以上
消毒仕様 50 Hz	MIM 約20~MAX 約50 kPa	MIM 約20~MAX 約25 kPa
消毒仕様 60 Hz	MIM 約20~MAX 約70 kPa	MIM 約25~MAX 約31 kPa
消毒仕様	次亜塩素酸ナトリウム 原液 1.0~6.0%(希釈濃度)つけおき 300 ppm、シングルパス 1,000 ppm ダイアスティル(過酢酸)原液 0.3~6.0%(希釈後濃度)つけおき 100 ppm、シングルパス 200 ppm	次亜塩素酸ナトリウム原液 1.0~6.0%(希釈後濃度)つけおき 300 ppm、シングルパス 1,000 ppm 次亜塩素酸ナトリウム活性水 つけおき 1 ppm、シングルパス 50 ppm
Mタンク A液作製量	5.1 L/回	8.6 L/回
Sタンク貯液容量	20.0 L	25.2 L
その他	錆対策 金網部分の材質:SUS316 蓋取り付け部分の材質:チタン サブホッパ:SUS329J4L、サブホッパビスをチタンに変更 粉末飛散/固着の抑制 アスピレータ、スクリューモータ部ヒータ取り付け	

<B粉末自動溶解装置比較表>

	NPS-50B	NPS-BW
溶解方式	定容量混合方式	電気伝導率フィードバック方式
原液作製方法	重量センサ(付きスクリューフィーダ)による計量式	導電率計によるフィードバック方式
供給能力	900 mL/min(最大50床 QD 500 mL/min 作製濃度7%) 1,429 mL/min(最大50床 QD 500mL/min 作製濃度4.4%)	1,440 mL/min(最大80床 QD 500 mL/min) ※水温20℃以上
寸法	W(幅)495 mm D(奥行)710 mm H(高さ)1,760 mm 粉末投入口高さ 1,170 mm	W(幅)580 mm D(奥行)755 mm H(高さ)1,760 mm 粉末投入口高さ 1,038 mm
本体質量	約190 kg(運転時最大230 kg)	約170 g(運転時最大237 kg)
電源/消費電力	AC100V 500VA以下(ヒータ使用時2 kVA以下)	AC100V 1,400VA
給水圧力	給水停止時圧力 0.1~0.3 MPa	給水停止時圧力 0.1~0.3 MPa
給水流量	10 L/min以上	7 L/min以上
消毒仕様 50 Hz	MIM 約20~MAX 約50 kPa	MIM 約20~MAX 約24 kPa
消毒仕様 60 Hz	MIM 約20~MAX 約70 kPa	MIM 約25~MAX 約30 kPa
消毒仕様	次亜塩素酸ナトリウム 原液 1.0~6.0%(希釈後濃度)つけおき 300 ppm、シングルパス 1,000 ppm ダイアスティル(過酢酸)原液 0.3~6.0%(希釈後濃度)つけおき 100 ppm、シングルパス 200 ppm	次亜塩素酸ナトリウム 原液 1.0~6.0%(希釈後濃度)つけおき 300 ppm、シングルパス 1,000 ppm 次亜塩素酸ナトリウム活性水 つけおき 1 ppm、シングルパス 50 ppm
Mタンク B液作製量	5.3 L/回	9.3 L/回
Sタンク貯液容量	15.9 L	20.6 L

III 粉末型人工腎臓透析用剤溶解装置 3 ニプロ社製

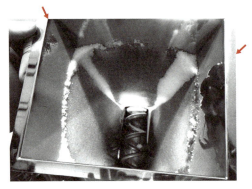

図2　計量スクリュー部へのA粉末固着

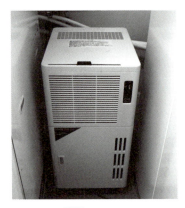

図3　除湿器

気・飛散微粉末，また無酢酸透析液より発生する塩化水素ガス[1]などを吸引する構造となっている．また，塩化水素ガスによる錆対策として，粉末投入口，ホッパ部などに錆びにくい素材のSUS329J4Lが採用されている．

❷ NPS-AW，NPS-BW

大きな特徴として，原液供給量（表参照）が，最大で50床対応（透析装置1台当り500 mL/min）であったが，オンラインHDF（血液透析濾過）の増加に伴い同じベッド数であっても透析流量も増え，それに対応するために80床の供給を可能とした．

表示部も，解像度を上げた12.1インチTFTカラータッチパネルが採用されている．

操作方法については，ニプロ社製透析装置，供給装置と画面の操作性が統一され確実な操作が可能となっている．

清浄化対策としては，NPS-50A，NPS-50Bと同様に供給装置との連動により原液ラインの未洗浄部分をなくしている．

メインテナンス

NPS-50AHは粉末製材の固着に対して弱い一面があり，定期的なメインテナンスが必要である．筆者の施設（さいたま赤十字病院）では移転前にNPS-50Bを5年ほど使用したが，この期間はほぼメインテナンスフリーで大きなトラブルは経験していない．さらに現在，装置更新後9カ月であるが，NPS-50Bのトラブルはない．

しかしNPS-50AHについては，軽量スクリュー部へのA粉末固着（図2）による濃度異常のトラブルを経験した．実際には運転中の警報リセット，原液再作製により対処可能であるが，湿度管理には十分な注意が必要である．当院では無酢酸透析液を採用しており，とくにA粉末溶解装置に固着が発生しやすいようである．そのため機械室内へは除湿器（図3）を設置し連続運転状態としている．さらに計量スクリューフィーダの洗浄を週1回の頻度で行っている．この作業自体は15分程度で行えるが，洗浄後の乾燥に時間がかかるため，交換用の計量スクリューフィーダ（図4）を準備し交換している．

錆対策としてのSUS329J4Lであるが，使用による摩耗や頻回の洗浄により加工面の劣化が起こり，A粉末固着がみられる．この対策にはさらなる改良が必要である．

使用選定時の注意点

現在，上市されている粉末自動溶解装置には定容量混合方式，電気伝導率フィードバック方式（以下，フィードバック方式）などがある．NPS-50AH，NPS-50Bでは，規定量に計量された透析用水に，粉末製剤の重量を自動測定し投入することにより，常に同じ容量を混合溶解する定容量混合方式が採用されている．このた

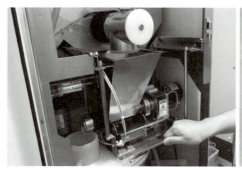
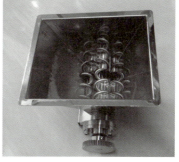

図4 計量スクリューフィーダの交換

め，粉末製剤の違いによる影響は少なく，透析液の変更は粉末製剤の重量設定を変更することにより対応が可能であり，粉末製剤の重量と作製原液の電気伝導度をともに監視している．

しかし，粉末製剤を計量している計量部への移送による装置内の粉末製剤の飛散量が比較的多く，また重量測定のため計量スクリューフィーダには大きなモータを搭載することができない．

NPS-AW，NPS-BW では，新たにフィードバック方式を採用し，溶解槽に直接粉末を投入することで，装置内の粉末飛散量の低減や，モータ能力を大きくし，固着に対しての改善がはかられている．しかし，フィードバック方式では電気伝導率計の不良時に原液の溶解ができないことや，透析製剤の違いにより，粉末製材の粒子の大きさや粗度が異なるため，使用製剤により違うパラメータ制御が必要となり，透析製剤の成分，形状や透析用水の温度などによる影響を受ける可能性が高い装置である．

このように作製方式によりそれぞれの特徴があり，メリットやデメリットを理解したうえで，自施設で使用している装置の保守を行っていくことが重要である．

文献

1) 秋葉　隆，秋澤忠男 編：透析療法ネクスト X．無酢酸透析液の課題と展望．2010，p.88，医学図書出版，東京

（鎚田晋治）

III 粉末型人工腎臓透析用剤溶解装置

4 ジェイ・エム・エス社製

[PDR-SA・SB]

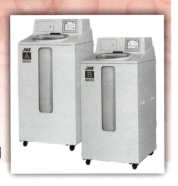

原　理

　粉末溶解装置 PDR-SA・SB（以下，PDR）は，定容量混合方式による作製方法で，溶解袋数に応じた希釈水量の設定を行い，逆浸透（RO）水が自動供給された後に薬剤を溶解タンクに投入する薬剤投入待機型である．
　溶解タンクは，高流量ポンプを用いた循環水流にて溶解する液循環式である．

構　造

❶ 溶解ユニット

　溶解タンクは，テーパ型構造で，水流撹拌，タンク内シャワーリング洗浄の構造が組み込まれ，シングルタンク構造（単槽式）にすることによって，小型化・省スペース化をはかっている．
　装置の構成は，溶解するシステム，適正に作製された原液の供給システム，洗浄・消毒システムに分けられる．

❷ サブタンクユニット（図1）
- 仕　様：50 L または 100 L
- 特　徴：リキッドをサブタンクに投入することで，簡便に緊急送液が行える．

機　能

- おもな機能は，溶解と送液である．
- 流量センサで RO 水量を制御することによって，溶解袋単位で原液が作製でき，1回の最大作製量は，A 原液が 16 袋，B 原液が 13 袋である．
- 溶解運転は，溶解タンクにおいて，あらかじめ溶解袋数に応じて設定された希釈水量が，一定水位まで自動供給され，薬剤投入待ちとなる．操作者の薬剤投入後，撹拌ポンプが作動し，水流溶解を始める．その後，一括作製された原液は，サブタンクへ自動移送される．
- 調製された原液の濃度は，導電率計によって，常時監視されている．

特　徴

❶ 長　所
- 溶解メニューを設定しておくと，次回溶解分

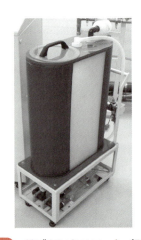

図1　サブタンクユニット（50 L）

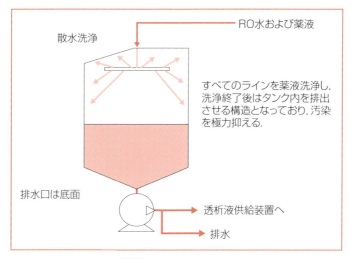

図2 散水洗浄の工程

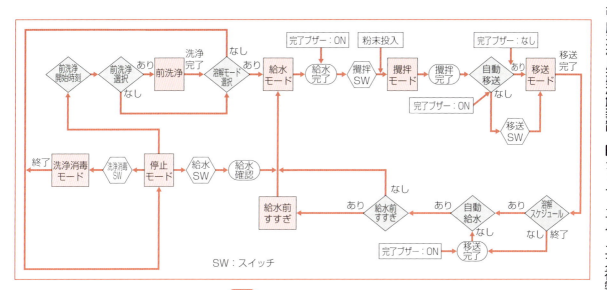

図3 自動運転フローチャート

に必要となる希釈水量を自動給水することができる.

- カレンダータイマによって,1回目の原液作製前の水洗を自動運転することができる.
- 通常,溶解タンクを上部まで洗浄するには,満水にしなければならないため時間がかかるが,PDRは,装置上部よりシャワーリング洗浄を行うことにより,洗浄効率の向上と洗浄時間の短縮をはかっている.
- PDRは,エンドトキシン低減対策として以下の長所を有している.

a. 溶解タンク上部の水流で回転するプロペラによって,タンクの蓋まで薬液洗浄ができるようになっており,溶解タンク上部を含む全面において洗浄・消毒が可能であり,内部の清浄度を保つ設計になっている(図2).

b. サブタンクの洗浄も溶解タンク同様にシャワーリング洗浄を行うことができる.

c. 原液送液ライン抜水弁によって,PDRから透析液供給装置までの原液送液ラインを洗浄・排出することができる.

❷ 短　所
- エンドトキシン捕捉フィルタ（ETRF）が設置されていない．
- 薬剤投入時，溶解タンクが大気開放となるため，下流の清浄性を保つために ETRF を設置する必要がある．

操作法

操作法には，手動運転と自動運転がある．ウィークリータイマ機能や透析液供給装置の連動により，通常，自動運転が行われる（図 3）．あらかじめ溶解袋数の設定や，事前洗浄，給水開始時間を設定しておくことで，定時に自己起動される．

以下に，実際の自動運転の操作法について述べる．

＜自動運転＞
1）給水完了
① 設定された溶解袋数に相当する給水量が完了すると「給水完了」画面が表示され，給水完了ブザーが鳴る．
②「給水完了」画面内の確認キーを押す．

2）攪拌開始
① 攪拌モードキーを押す．
② 水流が発生したのを目視で確認した後に，1 袋ずつ粉末透析剤を投入する．
③ 表示されている袋数を投入し，確認キーを押す．
④ 内部設定で設定されている攪拌時間まで攪拌を行う．

3）移送開始
　攪拌完了後，自動で移送モードに移行する．

4）移送完了
① 移送モードにて溶解タンク LS2 が OFF した場合（空状態）に，「移送完了」画面が表示される
② 確認キーを押す．
　※移送完了ブザーは確認キーを押さなくても，3 分経過すると自動的に止まる．

トラブルシューティング

警報発生時に表示される警報メッセージと，その対処方法について述べる．

❶ 停電発生
＜原因と対応＞
① 停電すると発生する．
② 通電すると停電前の状態に自動復帰する．正常復帰していることを確認する．

❷ 給水流量不足
1）原　因
　給水計量中，流量センサー（FS1）の瞬時流量が 2.9 L/min 以下を 30 秒間継続したとき発生する．

2）対　応
① 消音キーを押す．
② 給水モードのときは 1 分間給水を停止した後，再度，給水を開始する．
③ 洗浄消毒モードのときは，そのままの状態で給水流量の復帰待ちとなる．
④ 装置からの給水流量・圧力を確認する．

❸ 濃度上限値異常・濃度下限値異常
1）原　因
　原液濃度が設定された警報範囲を超えたときに発生する．

2）対　応
① 消音キーを押す．
② 粉末が溶けていない場合は，攪拌時間を延長する．
③ 攪拌状態，給水量および投入溶解袋数を確認する．
④ 給水量が不足している場合は，給水量を設定し給水量を追加する．
⑤ 投入溶解袋数が不足している場合は，粉末を投入し攪拌時間を延長する．

メインテナンス

❶ 洗浄・消毒

PDRの洗浄には，次亜塩素酸ナトリウムが用いられ，消毒濃度は300～400 ppmの範囲で行われる．

PDRは，透析液供給装置との連動により自動で毎日，洗浄・消毒が行われ，装置単体（溶解タンク・サブタンク）だけでなく原液の配管ラインの洗浄・消毒も可能である．溶解タンク・サブタンクでは，全体が十分に洗浄・消毒を行えるシャワーリング洗浄の工夫がなされている．

❷ 保守点検

装置の性能を長期にわたって維持し，安全かつ円滑に使用するためには，正しい操作と日常の点検が重要である．下記に日常点検と定期点検について述べる．

1) 日常点検

a. 粉末溶解前の点検

- 所定の洗浄消毒モードが行われているか，「洗浄消毒履歴」画面で確認する．
- 当日の溶解メニューの設定が正しいか．
- タンクの中に異物は落ちていないか．
- 水処理装置が正常に動作し，水質に異常がないか．
- 給水圧，バルブは正しく調整されているか．
- 操作パネル，スイッチなどの電気部品は正常に動作しているか．
- 手動・自動切替スイッチは，すべて自動になっているか．
- 配管からの液漏れはないか．
- ポンプ，電磁弁などから異音が発生していないか．

b. 粉末溶解中の点検

- 設定された水量が給水されているか．
- 投入する溶解袋数は合っているか．

表 定期点検

点検部品 \ 点検期間	1週間ごと	1カ月ごと	3カ月ごと	6カ月ごと	1年ごと	備考
ラインフィルタ	●					汚れ，詰まり
本体	●					粉末，ほこり，汚れ
漏電ブレーカ		●				動作確認
ネジ，コネクタ		●				緩み，接続不良
ホースバンド，配管		●				緩み
ホース類			●			汚れ，劣化
電源電圧			●			AC100V
濃度センサ				●		動作確認
レベルセンサ				●		動作確認
流量センサ				●		動作確認
錆取り洗浄				●		
電磁弁					●	傷，破損，液漏れ
モーターバルブ					●	傷，破損，液漏れ
ポンプ					●	傷，破損，液漏れ
エアフィルタ					●	汚れ，詰まり

- 攪拌キーを押した後，水流が生じているか．
- 投入した袋数（空袋）は合っていたか．
- 攪拌終了後，粉末は溶けているか．
- 移送が正しく行われるか．
- 粉末を投入したとき，粉末が周囲に飛散するので，必ず清掃する．

c．粉末溶解後の点検

- すべての溶解メニューが終了したか．
- 洗浄・消毒時間が正しいか．
- タンクの中に異物は落ちていないか．
- 配管からの液漏れはないか．
- ポンプ，電磁弁などから異音が発生していないか．

2）定期点検

定期点検は，日常的な保守点検とともに原液の安定した供給を維持するための重要な業務である．定期点検は，確実な日常点検とともに，1年単位を基準として行い部品交換などを行う必要がある．**表**に，おもな部品の点検と時期を示す．

参考文献

1) (株)ジェイ・エム・エス：JMS粉末溶解装置PDR-SA，PDR-SB取扱説明書．2015
2) 日本医工学治療学会：Clinical Engineering 別冊 血液浄化装置メインテナンスガイドブック．2006, 54-60，学研メディカル秀潤社，東京

（齋藤　慎）

III 粉末型人工腎臓透析用剤溶解装置

5 東亜ディーケーケー社製

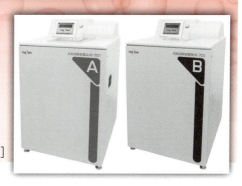

［AHI-701/BHI-701］

　東亜ディーケーケー社は1992年に重炭酸溶解装置BHIの販売を開始し，1998年にはA剤溶解装置AHI-Jを追加．今日までさまざまな改良を重ねてきている．2018年現在，最大70床に対応した701シリーズを中心として，50床対応の502シリーズを販売している．本稿では701シリーズを中心に解説する．

　なお本装置は東レ・メディカル社よりA粉末剤自動溶解装置TP-AHI-RおよびB粉末剤自動溶解装置TP-BHI-Rの名称でも販売されている．

構　造（図1）

　装置内は受水槽，溶解槽，貯留槽の三つのブロックに分けることができる．なおA剤溶解装置AHI-701とB剤溶解装置BHI-701は若干の違いはあるが，ほぼ同じ構成，構造となっている．

❶ 受 水 槽
　水処理装置で作製された希釈水を受水槽に貯留し，ヒータで適正温度に加温する．溶解工程が開始されるとモーターバルブが開放し，溶解槽へ給水が行われる．

❷ 溶 解 槽
　粉末型透析用剤と希釈水を混合し溶解する水槽．ホッパ下部に設置されたスクリュ式フィーダが回転することで，ホッパ内の粉末型透析用剤が溶解槽に投入[*1]される構造となっている．

ホッパ内には粉末型透析用剤が固まらないよう攪拌クランク（攪拌棒）が装備されている（図2）．電気伝導率計により，溶解した透析原液濃度を調整・監視している．1回の溶解工程における透析原液作製量はA原液が8.6 L，B原液が9.3 Lとなっている．（[*1]メーカでは粉注と呼んでいる）

❸ 貯 留 槽
　溶解槽で適正濃度に溶解された透析原液を貯留するタンク．原液供給ポンプにより多人数用透析供給装置へ透析原液が供給される．貯留槽内の透析原液が規定量以下になると溶解槽より透析原液が移送される．貯留槽に蓄えられる透析原液は，最大でA原液で約21 L，B原液で約16 Lほどである．

溶解原理

　本装置は溶解液の電気伝導率を測定し，目標濃度に到達するまでホッパ内の粉末型透析用剤を溶解槽へ粉注し透析原液を作製する．電気伝導率制御方式を採用している．

❶ 溶解に必要な設定項目
- 目標値(mS/cm)：作成する透析原液の目標濃度値
- 連続粉注停止 (mS/cm)：連続粉注を停止するための設定値．溶解液濃度が設定値に到達すると連続粉注を停止して，間欠粉注制御工程へ移行する．

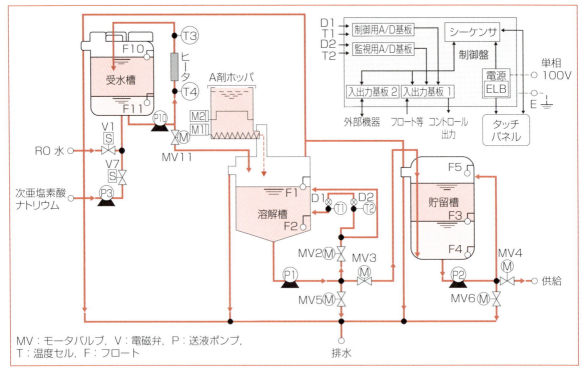

図1 AHI-701 フロー図

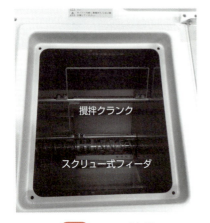

図2 ホッパ内部

- 間欠粉注制御（％）：間欠粉注工程時の透析薬剤粉注量の調整．数値が大きいほど粉注量が増加する．
- 粉注停止（mS/cm）：溶解液が設定した濃度に到達すると粉注を完全に停止する．

❷ 溶解工程（図3）

1）給水工程

受水槽内の希釈水を溶解槽に給水する．1回の溶解に必要な希釈水はA剤溶解装置で約7.5L，B剤溶解装置で約9Lである．

2）連続粉注工程

溶解槽への注水が完了すると，ホッパ内の粉末型透析用剤の溶解槽への連続粉注を開始する．連続粉注は「連続粉注停止」で設定した濃度まで継続される．

3）間欠粉注工程

「粉注停止」で設定された濃度に到達するまで，粉末型透析用剤を間欠的に溶解槽へ粉注する．「目標値」で設定した値と実濃度値の差が大きいほど1回に入れる粉注量を多くし，実濃度値が目標値に近づくにつれて注入量を少なくしていくことで，迅速な溶解が可能となっている．

4）安定時間工程

「粉注停止」で設定された濃度に到達すると粉注を完全に終了させ，最大1分間溶解槽の透析

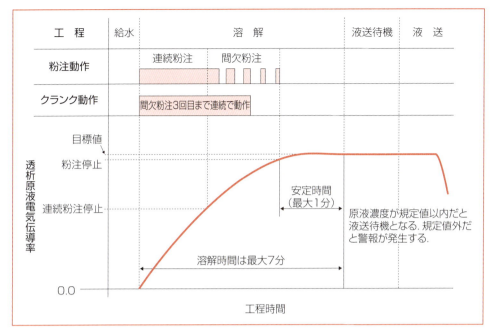

図3 溶解工程タイムチャート

原液を撹拌する．撹拌終了時の溶解液の濃度が規定値以内であれば溶解が終了となる．なおAHI-701の溶解時間は連続粉注開始時から最大7分（BHI-701では5分50秒）までとなっており，7分以内に規定の濃度範囲に収まらない場合には警報が発生する．

5）液送待機・液送

貯留槽の透析原液が規定量以下になると，送液ポンプにて貯留槽へ，溶解液の液送を開始する．

6）工程再開

貯留槽への液送が完了すると給水工程へ戻り，溶解工程を再開する．

特徴

❶ 利点

- 各社が販売している粉末型透析用剤は，溶解時の電気伝導率はそれぞれ若干異なる．本装置では薬剤ごとに個別の電気伝導率補正係数を設定することで，製品の違いによる濃度のバラツキを出さない工夫がされている．
- 自動洗浄・消毒機能を備えており，清潔な透析液の作製が可能となっている．また水処理装置および多人数用透析液供給装置と連動することで，装置内だけなく装置入口から出口部の配管の洗浄や消毒が可能となっている．
- 一度に大量の透析液を作製するタンク方式と比べ，1回の溶解に必要な希釈水は少なく，溶解時に大量の希釈水を必要としない．多量の希釈水が必要な置換工程時などで，水処理装置の希釈水供給能力が一時的に不足するといったトラブルが起きにくい．
- ホッパに粉末型透析用剤を投入し充填するだけで，必要分だけ粉末型透析用剤を溶解槽へ粉注するシステムを採用している．そのため煩雑な操作や投入袋数を数える必要がなく，溶解時のトラブルを防止する．
- 液置換工程時には装置が自動で起動し原液を作製する．液置換工程前の粉末型透析用剤の充填作業などを省くことができる．
- 曜日ごとに溶解回数の設定が可能となっており，粉末型透析用剤の無駄を抑制する．

❷ 欠点

- ホッパ下部から粉末型透析用剤を少量ずつ，

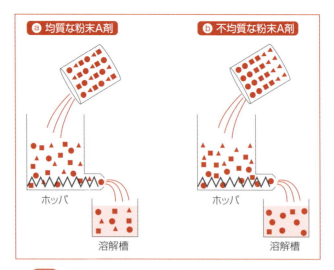

図4 粉末A剤成分の配合の違いによる溶解への影響
a：各成分が均質に配合された粉末A剤の溶解．溶解槽のA原液は各成分が均等に配合されている．
b：各成分が不均一に配合された粉末A剤の溶解．溶解槽のA原液成分に偏りが生じる．

溶解槽へ注入する構造のため，A剤の各成分が不均質に配合されている場合，溶解した透析液濃度が安定しない（**図4**）．B剤は重炭酸ナトリウム単剤で構成されているため上記の問題は発生しない．

- 湿度の高い場所に本装置を設置した場合，ホッパ内の粉末型透析用剤に凝塊が生じる．少量の凝塊であればフィーダで破砕できるが，あまりに強固で大きな凝塊が発生すると，フィーダによる破砕が困難となり，粉注量が不安定となる．
- ホッパ内は装置による消毒・洗浄が行えない．ホッパ内に異物や不純物が混入して汚染しないように慎重な取り扱いが求められる．
- 貯留槽の容量が少ないため，装置の故障によって溶解工程が困難となった場合，コンソールの稼働数にもよるが，迅速に故障に対処しなければ透析原液不足が発生する．対策としてオプションで装置外にバッファタンクを設置することが可能となっている．

トラブルシューティング

おもなトラブルについて，内容および原因について**表**に記載する．

メインテナンス

ユーザが実施するメインテナンスには日常点検と3カ月点検が設定されている．

❶ 日常点検
1) 始業点検
供給モードの確認，消毒ポンプ有効スイッチoff，残留消毒薬の確認，ホッパ内の粉末型透析用剤の補充，原液濃度値と原液温度値の確認．

2) 終業点検
粉注筒・粉注口の清掃，ホッパ内の異物などの混入の確認，粉末型透析用剤の補充，使用後の水洗や消毒工程への運転開始操作，消毒液（次亜塩素酸ナトリウム）残量確認・補充．

表 トラブルシューティング

トラブル内容	条件	原因
受水槽の受水不良	受水開始から150秒経過しても，受水槽水位がフロートF10に到達しない	電磁弁V1の動作不良，水処理装置の停止または供給不足，水処理装置給水圧0.1 MPa以下
受水槽温度高温異常（加温過剰）	受水槽温度が設定されている上限温度より高い	温度センサ異常，サーモスタット動作不良，電気伝導率基盤の故障，循環ポンプP10の動作不良
受水槽温度低温異常（加温不足）	受水槽温度が規定時間を経過しても設定温度より低い	ヒータ電源がoff，ヒータ故障，温度センサの故障，電気伝導率基盤の故障
溶解槽の受水不足	受水開始から150秒経過しても溶解槽の水位がフロートF2に到達しない	モータバルブMV11の異常，フロートF2の故障
溶解槽の透析原液濃度異常	溶解液の電気伝導率が規定範囲外	ホッパ内の薬剤不足，ホッパ内のクランクまたはフィーダの故障，ホッパ出口部に薬剤が固着，異なる透析製剤の投与（A剤とB剤の間違いなど），電気伝導率基盤の故障，ホッパ内に異物が混入
透析原液の供給不足	貯留槽の透析原液水位がフロートF4を検知	溶解装置の供給量を超える原液消費，貯留槽フロートF4の故障，配管などからの漏れ

電磁弁やスイッチなどの番号は図1（フロー図）を参照．

❷ 3カ月点検

装置内時計の時刻合わせ，透析原液の実濃度と装置濃度計との比較および校正，消毒ポンプ有効スイッチの動作確認，装置内および供給・排液配管の確認，各種ポンプ類動作確認，各種バルブ動作確認，バッテリチェック，濃度異常警報の確認．

参考文献

1) 大音正明：血液透析液用乾燥製剤からの透析原液作成．Clinical Engineering 2000；8：675-682
2) 東亜ディーケーケー株式会社：A剤溶解装置AHI-701取扱説明書

（三輪泰之）

Ⅳ コンソール

❶ 日機装社製 透析用監視装置

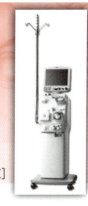

[DCS-100NX]

　日機装社製の透析用監視装置には DCS-100NX があり，自動プライミング・自動回収，オンライン HDF（血液透析濾過）などの用途の違いで5タイプが存在する．この5タイプの内部構成に違いはないので，本稿ではスタンダードな機種の基本的構造と機能，およびメインテナンスについて解説する．

原理・構造

❶ 監視機構

　監視項目は，大きく血液系と透析液系に分けられる．現在市販されているコンソールは，安全な透析治療を行ううえで必要最小限の監視項目は標準装備され，各メーカー間に大きな差はない．

1）血液系

　血液系の項目には，静脈圧力，動脈圧力，気泡検出器，血液流量，シリンジポンプ流量，膜間圧力差（TMP）などがある．血液流量などは，その動作を監視するシステムが採用されている．TMP は，4点で圧力を測定（オプション）しているので TMP を適切に管理するには有用となる．

2）透析液系

　透析液系の項目には，透析液圧，透析液温度，透析液流量，漏血計，透析液濃度，除水速度，限外濾過率（UFR），給液圧などがある．透析液流量や除水ポンプなども，その動作を監視するシステムが採用されている．

3）自己診断機能

　透析装置内蔵の自己診断機能は，安全な透析治療を施行するうえで必要不可欠な機能である．とくに閉鎖式容量制御では，閉鎖系と除水ポンプの精度管理は重要となる．そのため自己診断では，コンソール起動時に透析液回路の閉鎖系および血液系の各機構の動作チェックなどの自己診断を実施している．血液系自己診断では，血液ポンプや補液ポンプの動作（回転，停止，方向），各クランプの開閉動作，各センサの動作をチェックしている．

　表1に配管系自己診断のテスト項目を示す．表に見るように，密閉系に関わる電磁弁や各ポンプ類の動作や漏れをチェックしている．また，除水ポンプ，複式ポンプ，閉鎖系内の各電磁弁に電極を設置し，得られる電圧を監視する

用語解説

◆ CF 漏れテスト（リークテスト）

　リークテストは，膜がエアーを通さない特性を利用しエンドトキシン捕捉フィルタ（ETRF）の中空糸内側にエアーを充填し，加圧ポンプで中空糸外側に陰圧を発生させて−150 mmHg 以下まで低下することを確認．10秒後に陰圧が保持（−150 mmHg 以下，圧力差 50 mmHg 以内）されていることを確認しリークの有無を判定している．

表1 配管系自己診断のテスト項目

1. 液圧センサテスト	配管内を大気開放にして透析液圧を確認
2. 減圧テスト	密閉回路内が－200 mmHg 以下に減圧されるか確認
3. 配管漏れテスト	減圧後，陰圧が保持（10秒間の圧力変化が10 mmHg 以内）されているか確認
4. 除水ポンプテスト	除水ポンプを稼働して密閉回路から除水し，配管内が－200 mmHg 以下に減圧されることを確認
5. 除水ポンプリレーテスト	除水ポンプが誤動作しないことの確認
6. CF漏れテスト	用語解説を参照
7. 電磁弁締め切り検出テスト	電磁弁を開閉したときの締め切り検出器の電圧を測定し，電磁弁の動作を確認
8. バランステスト	複式ポンプを動作して透析液圧の変化を測定し，複式ポンプの吐出/排出のバランスを確認

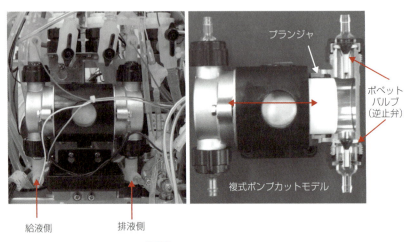

図1 複式ポンプの構造

ことで治療中のポンプ吐出精度と電磁弁の締め切り動作をリアルタイムで監視する除水精度連続監視システムも内蔵している．

❷ 除水制御：複式ポンプ方式

除水制御方式には，開放式容量制御方式と閉鎖式容量制御方式があり，国内メーカは閉鎖式容量制御方式を採用している．この方式はダイアライザを含む透析液回路を完全な密閉状態とし，ダイアライザに流入・流出する透析液量を等量に制御する．その閉鎖回路から除水ポンプで透析液を排液すると，その排液分がダイアライザの血液側から除水される．

閉鎖式容量制御方式には，ダブルチャンバ方式，ビスカス方式，複式ポンプ方式の3方法があり，日機装社では複式ポンプ方式を採用している．複式ポンプ方式は，透析液供給側と透析液排液側のシリンダを等容量とし，プランジャをモータで左右に移動させることで片方のシリンダでは透析液を供給し，もう一方のシリンダでは透析液排液を吸い込み透析液供給量と排液量を等量に制御し回路内を密閉状態に保っている．図1に複式ポンプの構造を示す．除水制御はこの密閉回路から除水ポンプにより行う．また，複式ポンプ方式はこのプランジャの動作により脈流が発生するのが特徴でもある．

機能・特徴

❶ 循環血液量変化率モニタ（blood volum；BV計）：オプション

治療中の循環血液量変化率を連続的に計測するBV計を搭載可能である．BV計は，体重と除水量から求めたBV推移のリファレンスエリア（適正エリア）を表示し，リファレンスエリアを逸脱した場合は，適正体重や除水速度が不適切な可能性が考えられる．また，BV計を搭載することでバスキュラーアクセス再循環率も任意の設定時間で測定することができる（BV計に関してはp.143〜147を参照）．

❷ 透析量モニタ（オプション）

透析液排液に紫外光を照射し，吸光度変化から尿素窒素（UN）のKt/Vと除去率を算出するモニタである．透析前に体重とダイアライザ情報〔クリアランス，血液流量（Q_B），透析液流量（Q_D）〕を入力する必要がある．

❸ 推定血流量モニタ（オプション）

血液ポンプ部のポンプセグメント部にかかる陰圧によるチューブ変位を数値化して脱血状態を把握するモニタである．

❹ カプラ

以前は，カップリング内部のOリングを洗浄できるタイプの汚染対策カプラ（クリーンカプラ）を標準装備していたが，現在ではOリングレス・カプラジョイントレスのカプラを標準装備している．

操作性

コンソールの操作性に求められることは，シンプルで操作性に優れていることである．DCS-100NXは液晶に15インチの大画面を採用し，モニタリング頻度の高い静脈圧，TMP，除水関連の表示は上段にレイアウトされ，操作する各スイッチは右側縦に配置されている．患者の状態管理に重要な血圧は中央部に表示され，視認性や操作性の面から使い勝手の良いレイアウトと思われる．また，DCS-100NXは，ある程度の制約はあるが施設側で表示レイアウトをカスタマイズ可能になっている．しかし，本来ならば各社の操作画面は統一された標準化レイアウトが望ましい．

トラブルシューティング

基本的にコンソールに異常が発生したとして

用語解説

◆ **背圧弁の役割**

複式ポンプの給液側（H1）と排液側の出口部（H2）に設置され，ポンプ出口部に背圧を加え流量を制御している．背圧はminで75〜85 kPaに調整している．圧力がH1正常値でH2が低いと回路内は陰圧傾向，H2が高いと回路内は陽圧傾向になる．H2正常値でH1が低いと回路内は陽圧傾向，H1が高いと回路内は陰圧傾向となる．

◆ **リリーフ弁の役割**

除水ポンプ入口側の圧力は陽圧を保持していないと除水ができないため，リリーフ弁で加圧ポンプにより発生する圧力を制御している．Max 40〜45 kPaに調整．リリーフ弁の圧力が背圧弁H2の圧力より高いと過除水の原因となる．

◆ **熱湯クエン酸消毒**

熱水消毒は，薬剤の残留がなく，環境汚染が低く，薬剤が十分に伝達しないデッドレッグを熱伝導により消毒できる消毒方法である．熱湯クエン酸消毒は，熱水の消毒効果にクエン酸により酸洗浄の効果を得られる消毒方法である．

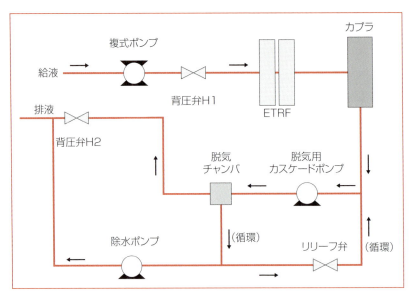

図2 閉鎖回路内の主要部品とフロー図

も自己診断および除水精度連続監視システムで異常を検知することが可能である．しかし，ポンプ類からの少量の液漏れに関しては自己診断などでの発見は難しく，定期点検や日常点検時に発見されることになる．液漏れが多く発生する部位は，除水ポンプと複式ポンプである．以前はカスケードポンプがもっとも多かったが，シールレス型になってから減少した．また，装置トラブルで多く発生するのは閉鎖回路内の異常である．DCS-100NX において閉鎖回路を維持することは除水制御の面から重要となる．

図2に閉鎖回路内のフロー図を示す．閉鎖回路内が過度な陰圧になると過除水となり，過度な陽圧もしくは陰圧が保持できなくなると除水不足となる．過除水の原因は，複式ポンプ給液側のポペットバルブの締め切り不良，背圧弁 H1 の設定圧が高い，背圧弁 H2 の設定圧が低い，リリーフ弁の設定圧が高い，密閉回路から外部への液漏れなどが考えられる．除水不足の原因としては，除水ポンプの吐出不足（ポペットバルブの締め切り不良，除水ポンプのモータ動作不良やベアリング摩耗など，複式ポンプ排液側ポペットバルブの締め切り不良，背圧弁 H1 の設定圧が低い，背圧弁 H2 の設定圧が高い，密閉回路内に外部からの微少空気の流入（電磁弁，加圧ポンプ，ETRF，カプラ，脱ガスチャンバのフロートスイッチなどから）などが挙げられる．

メインテナンス

❶ 洗浄・消毒法

DCS-100NX のマニュアルに記載されている洗浄・消毒法には，次亜塩素酸ナトリウム 0.1％，クエン酸熱水 2％，過酢酸系（Sanacide-EP）とがある．日機装社の特徴は，CDDS システムの洗浄・消毒に熱湯クエン酸消毒が可能なことである．しかし，熱湯クエン酸消毒は，排水管の洗浄不足のため薬液消毒との併用が必要となる．また，装置内を92℃で30〜60分循環させるため ETRF のリークが頻繁に確認されたが，改良した EF-02H ではリークを認めなくなった．

❷ 定期点検

定期点検には，校正と消耗部品交換がある．校正は1,500時間（6ヵ月），と3,000時間（1年）点検がある．部品交換は，6,000時間交換の部品と 9,000 時間での交換部品がある．**表2**に主たる校正と部品交換の周期を示す．定期点検で

表2 校正周期と交換周期

<校正周期（時間）>

項 目	点 検	周 期
密閉系	バランステスト	1,500
除水ポンプ	吐出量測定	1,500
減圧弁	圧力調整	1,500
温度	温度測定	1,500
動静脈圧 透析液圧 給水圧	圧力測定	1,500
各種警報	動作確認	1,500
増し締め	ナット ハウジング	3,000
漏血検出器	受光電圧調整	3,000
背圧弁 (H1, H2, L)	圧力調整	3,000

<交換周期（時間）>

項 目	交換部品	周 期
ETRF	EF-02H	750
カスケード ポンプ	Oリング	6,000
複式ポンプ	消耗部品一式	6,000
除水ポンプ	消耗部品一式	6,000
	カム組立	12,000
電磁弁	交換キット	9,000
背圧弁 (H1, H2, L)	ダイアフラム	9,000

は，上記以外にも目視でシリコンチューブの状態（変色，付着物の有無），電磁弁やポンプ類からの液漏れ，表示灯の点灯なども確認する．

参考文献
1) 星野武俊：透析装置．臨牀透析 2013；29：803-810
2) 日機装（株）：多用途透析装置 DCS-100NX 保守管理技術研修テキスト
3) 日機装（株）：多用途透析装置 DCS-100NX 保守点検マニュアル

（星野武俊）

Ⅳ コンソール

❷ 東レ・メディカル社製 透析用監視装置

[TR-3300M]

構　造

東レ・メディカル社製透析用監視装置（TR-3300M）の密閉系には、「定容量ダブルチャンバ」方式が採用されている．装置配管内に，左右1対のチャンバピースの中央にシリコン製の隔膜（チャンバ膜）を挟んだチャンバを2個並列に配置して密閉系を構成している．一つのチャンバはチャンバ膜の左右チャンバ容量が等しく，チャンバの片方に新鮮透析液の受け入れとダイアライザなどへの供給を，他方にダイアライザなどからの使用済み透析液の受け入れと装置外への排出を，各々電磁弁を介して接続されており，それぞれのチャンバは以下の二つの役割をもっている．

① 新鮮透析液をダイアライザなどに送るとともに，使用済み透析液を受け入れる．
② 新鮮透析液を受け入れるとともに，使用済み透析液を外部へ排出する．

二つのチャンバは交互に切り替わり，一方のチャンバが①の状態のとき，他方のチャンバは②の状態にある．これを繰り返すことで，ダイアライザなどの流出・入量が一定となる．

除水は，ダイアライザなどとダブルチャンバで構成される密閉系内から除水ポンプにて密閉系外に除水を行う．

機　能

逆濾過透析液を使用した自動化機能により，プライミング・返血操作の自動運転が可能である．低UFR（限外濾過率）・積層型ダイアライザを使用する場合は，オンライン補充液を使用することで，プライミング・返血の自動運転が可能となる．自己診断機能・エンドトキシン捕捉フィルタ（ETRF）の自動フラッシング・リークチェック機能が搭載され，より安全でクリーンな治療を行うことが可能となっている．透析液流量の調整がモニタ画面から任意に変更可能となり，透析条件変更がより簡便となっている．

操 作 法

自動化機能の代表的な操作方法は以下のとおりとなっている（図）．

❶ 自動プライミング機能の操作方法

逆濾過透析液または，オンライン補充液を使

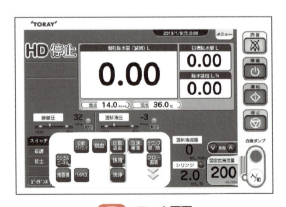

図　モニタ画面
（TR-3300M 取扱説明書より抜粋）

用することで，プライミング操作の自動化が可能となる．
① 透析液の濃度が正常であることを確認する．
② 自己診断などに異常のないことを確認する．
③ 液置換完了工程終了後，停止工程であることを確認する．
④ ダイアライザと血液回路をセットする．
⑤「自動プライミング」を押す．
⑥ 機能終了後，血液回路の末端を閉塞する．

❷ 脱血補助機能の操作方法

この機能を使用することで，血液回路内の余分な充填液を体内に入れることなく治療が可能となる．
① 目標除水量などを設定する．
② 患者に血液回路を接続する．
③「脱血補助」を押す．
④ 機能終了後，自動的に透析工程に移行する．

❸ 返血補助機能の操作方法

返血補助機能中は別の作業ができるため，業務の効率化が可能となる．
① 除水完了が報知される．
② 目標除水量と透析経過時間を確認する．
③「返血補助」を押す．
④ 血液ポンプが停止し，返血補助機能開始となる．
⑤ 返血補助機能終了後，自動的に停止工程に移行する．

❹ 急速補液機能の特徴と操作方法

ショック時のバイタルサインの安定などを目的に使用する．
① 治療中，「急速補液」を押す．
② 補液量などを設定・確認し，「開始」を押すと急速補液機能が開始する．
③ 急速補液終了後，機能開始前の状態に戻る．

トラブルシューティング

装置には自己診断機能が搭載され，使用前に装置の状態が確認可能となる．自己診断機能には「自己診断1・2」と「ETRF診断」がある．

- **自己診断1**：警報動作・行程移行の確認を行っている．自己診断1で異常が発生した場合はソフト面の異常の可能性があり，いったん電源を落とすことで正常復帰することもあるが，再発するようであれば使用を中止しメーカへの確認を行う．
- **自己診断2，ETRF診断**：配管系の動作・密閉維持確認を行っている．

圧力による監視項目が多いため，装置配管内へのエアー混入・一時的な密閉系の不良（はめ込み・締め込み不良）でも発生して異常値となることがある．クリーンカプラのはめ直し，ラインフィルタの増し締め，装置配管内のエアー除去後に，再度自己診断を行うことで正常値になる場合もある．再発する場合は発生内容によって表1の項目の確認を行う．

確認・対応時に清潔性が保たれ再度自己診断を行い，結果に異常がない場合は臨床使用に問題はない．各種ポンプ・電磁弁などの動作確認は，実際に装置から部品を外すことなくモニタ画面の「動作確認」から動作テストを行うことが可能である．動作に問題があるようであれば装置の使用を中止する．同じ異常が再発する場合，確認時に計測器の接続が必要な場合，対応時に部品の分解洗浄・交換を伴う場合は，当日の使用は避け洗浄・消毒後に使用する．

メインテナンス

装置の性能を十分に発揮できるようにするには，メインテナンスが重要である．日々行う業務としては，洗浄・消毒，保守点検，定期部品交換が重要となる．

❶ 洗浄・消毒

装置内の洗浄・消毒の目的は，装置配管内の細菌などに対する除菌，透析液由来の炭酸塩の除去である．一般的に，除菌および有機物の洗浄には次亜塩素酸ナトリウム系，重炭酸塩の除去には酢酸系が使用される．毎日0.02％程度の次亜塩素酸ナトリウム系洗浄剤を用いて洗浄

表1 自己診断項目

項　目	内　容	基準値	確認箇所
除水ポンプ	一定速度で回転させ回転精度を確認	±5% 以内	・固着の有無 ・炭酸カルシウム付着の有無 ・フォトセンサ
動特性1	透析工程で密閉系に陽圧をかけ各チャンバ切替前後の圧変化を確認	TOTAL 60 mmHg 以下 切替前後 35 mmHg 以下	・密閉系の漏れ ・チャンバ切替弁 ・配管内エアー混入 ・ギアポンプ
動特性2	透析工程で密閉系に陰圧をかけ各チャンバ切替前後の圧変化を確認	TOTAL 60 mmHg 以下 切替前後 35 mmHg 以下	
陰圧解放弁	開放時の圧力変化を確認	変動 ±100 mmHg 以内	・電磁弁 ・ライン ・キャピラリー
大気放出弁	開放時の圧力変化を確認	変動 ±100 mmHg 以内	
チャンバ受入	A・Bチャンバ受入時間と差を確認	受入時間 13〜28 秒 差が2秒以内	・減圧弁 ・脱気ポンプ ・チャンバ切替弁 ・チャンバ膜
チャンバ切替	A・Bチャンバ切替時間と差を確認	設定に対する理論値 ±5 秒 差が2秒以内	・透析液流量 ・陰圧循環ポンプ ・チャンバ切替弁 ・チャンバ膜
ETRF	除水ポンプで陰圧を発生させ基準時間内の圧力値で確認	陰圧監視時間内 −210 mmHg 以上 リーク監視時間内 −210 mmHg 以内	・ETRF ・ETRF弁 ・密閉系の漏れ ・配管内エアー混入

(TR-3300M 取扱説明書より抜粋)

表2 洗浄薬剤例

薬　剤	効　能	利　点	欠　点
次亜塩素酸ナトリウム	・蛋白・脂質除去 ・殺菌	・比較的安価	・金属部品・配管の劣化 ・酸と混合すると塩素ガスが発生 ・有機物残存下では消毒効果減弱
酢酸	・炭酸塩除去	・比較的安価	・強い刺激臭 ・金属部品・配管の劣化 ・塩素系と混合すると塩素ガスが発生
過酢酸	・蛋白・脂質除去 ・殺菌 ・炭酸塩除去	・金属腐食性が低い ・効能が広範囲	・フッ素系ゴムの腐食性が高い ・高コスト ・洗浄効果は次亜系に劣る
熱水＋クエン酸	・蛋白・脂質除去 ・殺菌 ・炭酸塩除去	・RO供給タンクなど，薬剤が使用しにくい箇所の殺菌が可能	・熱膨張・収縮による部品の緩み ・ETRF・パッキンなどの寿命低下 ・温度低下で効果減弱

表3 定期部品交換周期表

部品名	交換周期目安 部品寿命 出荷時設定 (使用時間)	定期交換周期						
		1年	2年	3年	4年	5年	6年	7年
		積算運転時間 (h)/積算通電時間 (h)※						
		4,000/ 8,500※	8,000/ 17,000※	12,000/ 25,500※	16,000/ 34,000※	20,000/ 42,500※	24,000/ 51,000※	28,000/ 59,500※
二方電磁弁ダイアフラム	12,000 (h)			交換			交換	
二方電磁弁スプリング (チャンバ切替弁)	12,000 (h)			交換			交換	
二方電磁弁スプリング (その他)	12,000 (h)			交換			交換	
リリーフ弁弁シート (RV-10用)	8,000 (h)		交換		交換		交換	
リリーフ弁スプリング (RV-10A用)	16,000 (h)				交換			
リリーフ弁Oリング (RV-10用)	8,000 (h)		交換		交換		交換	
リリーフ弁スプリング (RV-10B用)	16,000 (h)				交換			
リリーフ弁弁シート (RV-8用)	8,000 (h)		交換		交換		交換	
リリーフ弁スプリング (RV-8用)	16,000 (h)				交換			
リリーフ弁Oリング (RV-8用)	8,000 (h)		交換		交換		交換	
ラインフィルタ	8,000 (h)		交換		交換		交換	
除水ポンプUシール	4,000 (h)	交換	交換	交換	交換	交換	交換	交換
除水ポンプ エンドキャップパッキン	8,000 (h)		交換		交換		交換	
ギアポンプ ギア修復キット	8,000 (h)		交換		交換		交換	
チャンバ膜	12,000 (h)			交換			交換	
クリーンカプラ本体 (赤)	8,000 (h)		交換		交換		交換	
クリーンカプラ本体 (青)	8,000 (h)		交換		交換		交換	
制御基板用バックアップ電池※	42,500 (h)					交換		
冷却ファンフィルタ※	8,500 (h)	交換	交換	交換	交換	交換	交換	交換
冷却ファンフィルタ清掃※	3,000 (h) (4カ月)	清掃	清掃	清掃	清掃	清掃	清掃	清掃
ETRF※	4,400 (h) (6カ月)	交換	交換	交換	交換	交換	交換	交換
ETRF継手 (L型)	16,000 (h)				交換			
ETRF継手 (T型)	16,000 (h)				交換			
ETRF エアフィルタ	8,000 (h)		交換		交換		交換	
ETRF 逆止弁	8,000 (h)		交換		交換		交換	
自動UPS用バッテリ※	25,500 (h)				交換		交換	
サンプリングポート (クリーンポート) Oリング	8,000 (h)		交換		交換		交換	
サンプリングポート (クリーンポート) ピストン	8,000 (h)		交換		交換		交換	
自動流量調節弁	16,000 (h)				交換			
サンプリングポートキャップ	採取ごと	採取ごと	採取ごと	採取ごと	採取ごと	採取ごと	採取ごと	採取ごと
排液ポートOリング	8,000 (h)		交換		交換		交換	
排液逆止弁	8,000 (h)		交換		交換		交換	

※備考:使用時間が設定時間に達するか,積算運転時間(積算通電時間)が定期交換周期に達した場合,部品を交換.
交換周期は,使用状況・環境により異なる場合がある.
シリコンチューブ等記載のない構成部品は適宜交換となる.

(TR-3300M 保守点検テキストより抜粋)

し，週1回以上は0.3〜1.0％酢酸系洗浄剤で洗浄することが推奨される．

各社からさまざまな薬剤・消毒方法が提示されているが，使用する側がそれぞれの利点・欠点を十分に理解し，効果的な使用を検討する必要がある（**表2**）．

装置配管内の洗浄方法は，各メーカの基準に則り，必要に応じて，時間・使用薬剤・濃度を変更する．装置外装を消毒するときは，0.1％程度の次亜塩素酸ナトリウムで拭き，その後水拭きを行う．血液付着が認められる場合は消毒用アルコールで拭き取り水拭き後，同様に消毒を行う．

❷ 保守点検

点検には「日常点検」と「定期点検」がある．
- 日常点検：自己診断結果と目視確認で当日の使用の判断，使用中・使用後に問題がなかったかの判断を行う．
- 定期点検：各部品の動作・能力の確認を行い，最適な状態を維持するための点検となる．

「日常点検」「定期点検」の内容は機種によって異なるので，各機種の「保守点検マニュアル」を参照のこと．

- 書類の管理：「日常点検」「定期点検」は必ず記録を残し，提示を求められた場合，速やかに提出できるように管理を行う必要がある．

装置点検のほかに，透析液・透析用水の水質が水質管理基準を満たしているか確認を行う．基準が満たされない場合，逆濾過透析液による補助機能を使用している機器・オンラインHDF（血液透析濾過）対応装置に関しては使用の変更や中止を検討する必要もある．

❸ 定期部品交換

装置内には経年劣化・摩耗により能力の低下する部品がある．消耗具合を把握し，適時交換を行うことで装置本来の性能を維持することが可能となり，メーカから部品寿命の提示がされている（**表3**）．

- 装置により部品数・名称・時間に違いがあるので，各装置取扱い説明書を参照のこと．
- 時間は出荷時設定であくまでも目安であり，使用条件，薬液濃度で変更する場合もある．

交換時期の判断は，部品寿命・定期点検結果により施設機器の交換順序を決定する．

順序としては，
① 治療継続が不可能な異常の発生した装置
② 自己診断異常となる装置
③ 自己診断は通るが能力低下が認められる装置
④ 部品寿命を超えた装置

- 寿命を超えてすぐに使用ができなくなることはないが，突発的なトラブル防止の観点から寿命を超えた部品は早めの交換を行う．

工場から出荷された部品は洗浄・消毒はされていないため，定期部品交換後は必ず洗浄・消毒を行う．

参考文献
1) 東レ・メディカル：TR-3300M 取扱説明書
2) 東レ・メディカル：TR-3300M 保守点検テキスト
3) 東レ・メディカル：透析関連装置保守管理研修会テキスト

（栗原正己）

Ⅳ コンソール

❸ ニプロ社製 透析用監視装置

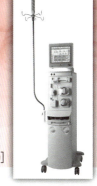

[NCV-10]

構造・機能

ニプロ社製透析装置は透析用監視装置，個人用透析装置に大別され，それぞれにオンライン補充液を用いた血液透析濾過（hemodiafiltration；HDF）が可能な多用途透析装置がラインアップされ，そのすべてにビスカスコントロールシステム（VCS）が搭載される．

❶ ビスカスコントロールシステム

VCSは，超高除水能膜により透析液排液に漏出した蛋白質や，炭酸塩析出による除水ポンプの精度悪化などのトラブル防止を目的に開発されたシステムで，透析液に接する稼働部品を減少させることで，耐用期間7年の装置使用期間内補償，メインテナンスフリーを実現し，除水精度向上に加え耐久性，安全性を向上させたシステムである．

VCSを構成するビスカスチャンバは隔膜（ダイアフラム）により新鮮透析液室，使用済み透析液室，ビスカス室の3室に仕切った構造をもち，3室の容量は可変するが合計容量は620 mLの一定容量を保つ（図1）．ビスカス室にはシリコン液が封入され，ビスカス室に接続されるビスカスポンプの動作によりシリコン液を出し入れする構造になっている．新鮮透析液室から出た透析液は，ダイアライザを通過した後に使用済み透析液室に戻り，この間，外部からの圧力の影響を受けない密閉回路を形成する．

VCSの除水方式は，密閉回路内の容量を変化させて除水する「密閉容量差制御方式」と呼ばれる．密閉回路状態でビスカス室の容量をビスカスポンプにより減少させると，透析液排液側にシリコン液の変化した容量分の陰圧が発生し，ダイアライザを介し血液側から透析液側に容量変化分の除水が行われる．したがって，VCSの除水はビスカスポンプの動作によるシリコン液の変化量でコントロールされる（図2）．

ニプロ社製透析装置にはビスカスチャンバが2基搭載されており，それぞれAチャンバ，Bチャンバと呼ばれ，透析液の充填・排液動作と透析液の供給・除水動作を交互に実施している．チャンバの切り替えは電磁弁と流量センサにより制御され，透析液の充填流量が新鮮透析液の透析液流量よりも多く設定されるため，チャンバの切り替え前に新鮮透析液室に透析液が充填・作製される．フローチャートの詳細は装置の取扱説明書を参照されたい．

❷ VCSの透析液作製機能

個人用透析装置および個人用多用途透析装置には，VCSを利用した透析液作製機能を有している．その動作は，

- 充填ポンプにより透析用水が新鮮透析液室に供給され（図3①），同時に使用済み透析液室から透析液を排液する．いったん透析用水の供給電磁弁を閉め，B原液ラインと密閉系を形成し，ビスカスポンプによりB原液量分のシリコン液を抜き取ることで同量のB原液を吸い込む（図3②）．
- 次にB原液ラインの電磁弁を閉め，A原液ラ

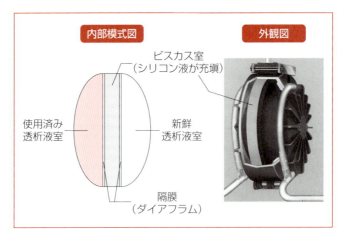

図1　ビスカスチャンバの構造

　新鮮透析液室には，調整済み透析液または個人用透析装置では液作製に必要な透析用水・A原液・B原液が入り，使用済み透析液室には，ダイアライザを通った後の透析液が入る．ビスカス室にはシリコン液が充填され，ビスカスポンプによりシリコン液をチャンバ内外に出し入れできる構造になっている．

　　ビスカスチャンバ全体（3室の合計）の容量：620 mL
　　　　　　（外観図はニプロ解説資料より改変して転用）

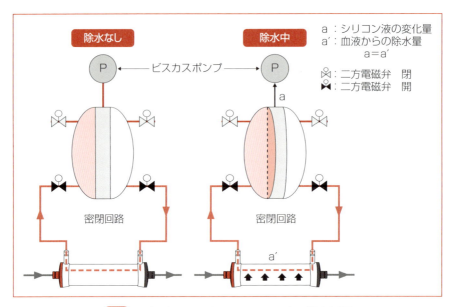

図2　ビスカスコントロールシステムの除水原理

　新鮮透析液室入口と使用済み透析液室出口の電磁弁を閉め，閉鎖された密閉回路が作られる．密閉容量内からシリコン液を抜き取り，このシリコン液量（a）の差分が血液から除水（a′）として密閉回路を保つ容量（a＝a′）に充当される．

インと密閉回路を形成し，同様にA原液を吸い込む（図3③）．
- その後，A・B原液ラインの電磁弁を閉め，

充填ポンプにより新鮮透析液室が満水になるまで透析用水を供給する（図3①）．
- 新鮮透析液室のA・B原液と透析用水は，ダ

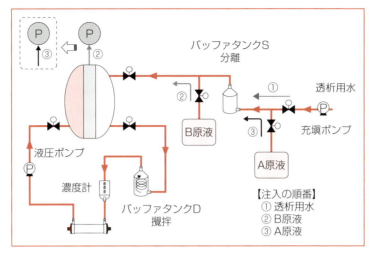

図3 ビスカスコントロールシステムの透析液作製原理
（個人用透析装置）

透析液の注入は，透析用水→B原液→A原液→透析用水の順番で行われる．A・B原液はそれぞれ密閉回路を形成して，ビスカスポンプにより透析液混合比率相当量のシリコン液を移動させ注入されるが，A原液配管とB原液配管の間に設置されたバッファタンクSによりA・B原液は直接合流することがないため，炭酸塩の析出を防止している．

イアライザの供給ルート中に設置されたバッファタンクDを通過することで攪拌される．バッファタンクD通過後の透析液は濃度計で電導度が測定され管理される．透析液作製動作は新鮮透析液が流量センサにより液なしと認識すると，もう一方のチャンバへ切り替わり同じ動作が繰り返される．

❸ VCSのオンライン補充液供給

多用途透析装置（個人用も含む）の場合，オンライン補充液は密閉回路内から補液ポンプで取り出す構造で，新鮮透析液室からはヘモダイアフィルタに供給される透析液流量（図4のa）と補液流量（図4のb）を加えた総透析液流量（図4のa＋b）が供給される．密閉回路内では補液量分の陰圧が発生するため，ヘモダイアフィルタを介して血液側から補液量に相当する濾過（図4b'）が行われるが，ヘモダイアフィルタの出口流量は透析液流量と血液からの濾液量の合計量が得られることから，総透析液流量＝透析液排液量となり，オンラインHDF時の補液量マスバランスが保たれる．オンラインHDF時の除水動作も同様にビスカスポンプにより制御され，シリコン液移動量分が血液から除水される．

操作法

透析用監視装置の取り扱いは装置原理，動作などを熟知した医療スタッフであることが前提であり，取扱説明書（操作マニュアル）と添付文書は必読し，安全使用に関する注意事項などを把握し，適切な対処方法を習得することが必要である．

本装置の操作は，対話型操作による操作性・視認性の良いタッチパネル付きTFT（thin film transistor；薄膜トランジスタ）カラー液晶パネルで行われる．透析液流量，除水速度，目標除水量，透析液濃度校正のすべてをこのパネル上で行い，VCSの制御が実行される．装置の概要，各工程の操作，濃度校正方法の詳細は取扱説明書を参照されたい．

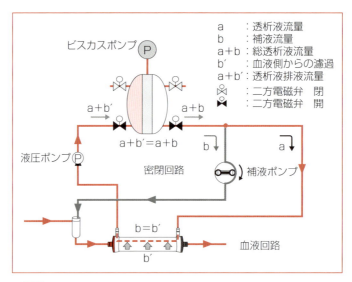

図4 ビスカスコントロールシステムのオンライン補充液供給動作（多用途透析装置）

密閉回路内容量から減じた補液量分の濾過が血液側から生じ密閉回路内の容量が保たれる（$a+b=a+b'$）．

トラブルシューティング

　装置構成部品の分解・組立，トラブルシュート，メインテナンスは，メーカ開催の装置研修を修了し，その技術を十分に習得した者（またはそれと同等の技術をもつ者），または習得者の指導・責任のもとでの実施が必要となる．

　本装置は異常を検出した際，応急動作を自動的に行う安全システムが内蔵されているが，操作者は警報の内容を必ず確認し，装置が正常に動作しない場合には本装置の使用を中断する．取扱説明書には警報動作および復帰方法などのトラブルシューティングが記載されているので，必ず参照し対処に用いる．

〈密閉漏れ異常のトラブルシュート〉

　ここでは密閉漏れ異常のトラブルシュートを解説する．VCSによる除水や透析液作製に大きく影響する密閉漏れ異常は，ビスカスポンプ本体の異常以外に，密閉回路を構成する電磁弁に原因があることがトラブルシュートから知ることができる．対処としては，

- 電磁弁のリーク点検を実施し問題箇所の同定を行う．
- 必要に応じ分解・部品交換を行うが，本装置は多くの電磁弁で構成され，その種類も複数に及び，構造，構成部品も異なるため，保守マニュアルなどで必ず確認する．
- また，電磁弁は設置する向きに指定があり，組み立て・設置時は電磁弁の向きにも留意が必要である．流れの向きはバルブ本体に矢印で示されているが，アクチュエータのラベルに流れの向きが示され，バルブ本体の矢印と逆に使用する箇所もあるため，各電磁弁の役割を理解して取り付ける必要がある．

メインテナンス

❶ 洗浄・消毒

　装置の洗浄時間や流量，消毒・炭酸カルシウム除去剤の種類や濃度は，取扱説明書および添付文書の指定を遵守する．その効果は，日本透析医学会の水質管理基準[1]や日本臨床工学技士会の手順書[2]などを参考に，必要に応じ洗浄・消毒の設定を変更するなど，自施設の透析機器

安全管理委員会で適切に管理することが必要である．

本装置は水洗，消毒，酸洗などの単一洗浄と，複数の単一洗浄を組み合わせ，連続して実行する自動洗浄モードを有しており，単一洗浄は実行時間，希釈比率の設定が可能で，これを任意に組み合わせた6パターンの自動洗浄が行える．さらに，曜日別に自動実行する洗浄プログラムとして設定できるため，洗浄・消毒の効果を確認したうえでのカスタマイズも行うことができる．

❷ 保守点検，定期部品交換（修理）

保守点検，部品交換はトラブルシューティングの技術をもつ者が実施する．また，保守点検計画は各施設の医療機器安全管理責任者のもと，日本臨床工学技士会の医療機器の保守点検計画指針[3]や安全管理指針[4]などを参考に，取扱説明書保守マニュアルの保守点検要領，点検記録簿，保守交換部品一覧表に準拠した点検計画，記録，保管，交換周期の策定を行ったうえで実施する．

VCSのビスカスポンプは，精度管理試験が不要で目視点検のみの管理が可能だが，常に透析液や薬液に接触するマグネットギヤポンプなどは交換時に劣化や汚れの状態を確認すると，次回以降の交換周期や清浄化対策の検討に役立つ．また，多用途透析装置でオンラインHDFを行う場合は，取扱説明書や添付文書を遵守した保守点検，定期部品交換の実施が必要である．

文　献

1) 峰島三千男，川西秀樹，阿瀬智暢，他：2016年版透析液水質基準．透析会誌　2016；49：697-725
2) 日本臨床工学技士会：2011年版透析液水質基準達成のための手順書 Ver1.01．日臨工会誌　2017；61：30-45
3) 日本臨床工学技士会医療機器管理指針策定委員会：医療機器の保守点検に関する計画の策定及び保守点検の適切な実施に関する指針Ver1.02．2007，27-39．NPC日本印刷，東京
4) 日本臨床工学技士会　医療機器管理指針策定委員会：医療機器安全管理指針Ⅱ―適正使用のための研修．2014，40-52．佐伯印刷，東京

〈山本　淳，内野順司〉

IV コンソール

4 ジェイ・エム・エス社製 透析用監視装置

[GC-110N/GC-X01]

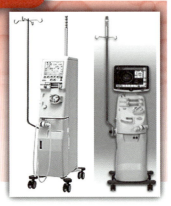

各社透析液流量制御の特徴

現在,透析治療に使用される国内4社の透析液流量制御および除水制御は密閉容量制御方式である.呼び方は各社微妙に異なる.また使用されるシステムにも特徴があるため,構造を理解しておく必要がある.ジェイ・エム・エス(JMS)社装置の諸元と特徴を示す(**表1**).

JMS社の装置は2個のチャンバで四つの部屋に分かれたダブルチャンバ方式である.容量は300 mLであり,他社とは異なっている急速補液時のシェーマを示す(**図1**).メインテナンスはチャンバ内の膜交換を行うが作業は比較的容易である.部品交換時期はメーカのマニュアルに従ったメインテナンスを行う.または自己診断機能による密閉系異常が発生した場合に膜を交換する.

メインテナンスについては,JMS社の装置に対応したメインテナンスマニュアルに従って行うことが重要である.

GC-X01の特徴

❶ 装置概要

2012年の診療報酬改定により「複雑なもの」として透析療法と血液透析濾過(HDF)療法が分けられ,その基準の変更に伴い各社はNEWモデルを販売してきたが,2018年までに一段と開発が進んだモデルの投入が行われている.JMS社透析用コンソールGC-X01は,透析治療において医療従事者が行う手技〔血液回路やダイアライザ(透析器)のプライミング,治療開始時の脱血操作,急変時の急速補液操作,治療終了後の返血操作,治療終了後の血液回路内の抜液〕を代替あるいは補助する機能を有した透析用コンソールである.従来法のプライミングや急速補液,返血操作とは異なり,生理食塩水を用いることなく透析液清浄化技術により作製された透析液を用いて運用される[1].対応できる治療モードは体外限外濾過法(ECUM),血液透析(HD),血液透析濾過(オンラインHDF,間欠補充型血液透析濾過:I-HDF)で多用途透析用監視装置である.

1) オンラインHDF時のQsコントロール機能

GC-X01ではオンラインHDF時において,置換液量(Q_S)コントロール機能を搭載している.これは膜間圧力差(transmembrane pressure;TMP)が目標設定値に到達するように,Q_Sを制御する方法(定圧濾過)であるが,設定により定速濾過も組み合わせて使用することが可能である.この機能により治療初期のアルブミン(Alb)の漏出量を軽減でき,低分子量蛋白質の除去効率向上に貢献する.

2) I-HDFへの対応

また,本装置はI-HDF法にいち早く対応した装置である.I-HDFは設定した時間間隔ごとに,設定した量の逆濾過透析液を,設定した速度で補充するが,補充量は補充間隔のなかで除水される.さらに,本法と後置換法との組み合わせにより,低分子量蛋白質の除去効率は,前置換法60 Lと同等の性能が総置換液量10 L程

表1 ジェイ・エム・エス社の透析装置諸元

機種		GC-110N	GC-X01
販売開始時期		2005年7月	2017年9月
自動機能	プライミング	逆濾過透析液/オンライン補充液	逆濾過透析液/オンライン補充液
	脱血	○（AV同時可）	○（AV同時可）
	急速補液	逆濾過透析液	逆濾過透析液/生食（OP）
	返血	AV同時可	AV同時可
		血液ポンプ逆転あり 自動脱血時脱血不良および返血時閉塞検出機能追加	血液ポンプ逆転あり 自動脱血時脱血不良および返血時閉塞検出機能追加
オンラインHDF		○	○
補液ポンプ		内蔵（プランジャ） MF-02外付け	内蔵（プランジャ）
操作性	画面サイズ	8.4インチ	15インチ
	カスタマイズ	×	表示項目，スイッチレイアウト
機能/特徴	内蔵血圧計	○	○
	Qsコントロール	○	○
	UFプロ	○	○
	BV計	オプション	開発中
	I-HDF	○	○
	温度プロ	○	○
	NaCl注入	×	×
	脱血圧モニタ	×	○
	チャンバ液面調整	○	○
緊急返血機能		不可	停電時，緊急補液機能
透析支援システム		ERGOTRI	ERGOTRI
洗浄薬剤		次亜/酢酸	次亜/酢酸
カプラ仕様		バイオフリーカプラ （バイパスカプラなし）	バイオフリーカプラ （バイパスカプラなし）
流量制御/除水ポンプ		Wチャンバ/プランジャP	Wチャンバ/プランジャP
発売タイプ数		1	2
ETRF	取り付け	背面×2本外付	前面×2本収納
	フィルタ	JP-80	JP-80
	推奨交換時期	1年/6カ月	1年/6カ月
	補助機能	水抜き/エアー抜き/リークチェック	水抜き/エアー抜き/リークチェック
メインテナンス	部品交換時期	お知らせ機能	お知らせ機能
その他			血液漏れ検知機能/ 排液ポート（開発中）

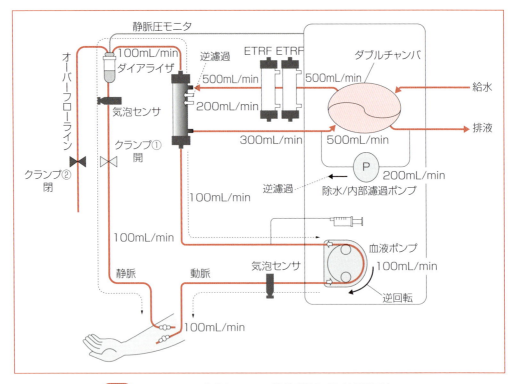

図1 GC-X01のダブルチャンバ制御機能（急速補液時）
（ジェイ・エム・エス社提供）

度で可能となった．また，この組み合わせにより $α_1$ ミクログロブリン（MG）除去量/Alb漏出量比から分離能力の高い治療法が可能[2]となった（**表2**）．

❷ 大量置換HDFに対応した透析液の利用（オンラインHDF）

低分子量蛋白質の除去性能向上には大量（50L以上）の濾過によるコンベクションが有効でオンラインHDFが選択される[3]．本装置の逆濾過自動プライミング，自動脱血，急速補液および自動返血機能による複雑な透析業務の手技の自動化は透析液清浄化技術に裏打ちされた独創的な機能となり，多くの透析室業務の質の向上に貢献している．

❸ 自動逆濾過機能の作動原理

GC-X01はダブルチャンバ方式で構成された密閉容量制御方式を基本に，密閉系外から定量ポンプで透析液を密閉系内へ注入する方法を採

表2 GC-X01の機能概要

機　能	操作時使用液
自動プライミング機能	・生食 ・逆濾過透析液 ・オンライン補充液
自動脱血機能	
急速補液機能	・生食 ・逆濾過透析液 ・オンライン補充液
自動返血機能	・生食 ・逆濾過透析液 ・オンライン補充液
抜液機能	
I-HDF機能 （間欠補充型HDF）	・逆濾過透析液
オンラインHDF機能 （Qsコントロール）	・オンライン補充液
ハイブリッドHDF機能	・逆濾過透析液 ・オンライン補充液

表3 自己診断テストとトラブルシューティング（ダブルチャンバ関連）：テスト項目/テスト内容

- 「自己診断」は，装置内のポンプやバルブの状態をチェックする機能．
- 「自己診断」には「テスト1」「テスト2」「透析中テスト」がある．

【テスト1】

テスト項目	テスト内容
FSテスト	フローセンサ1,2が正常に機能しているかチェックする
P5テスト	補液ポンプ（オプション）が正常に回転しているかチェックする
PSテスト	液圧センサが正常に機能しているかチェックする
P3テスト	除水ポンプが正常に回転しているかチェックする
SV13, 15閉テスト	電磁弁SV13, 15（バイパス電磁弁，オプション）が閉じるかチェックする
減圧テスト	電磁弁SV1〜12が閉じるかチェックする
リークテスト	電磁弁SV1〜12にリークがないかチェックする
受入流量テスト	チャンバ1,2に正常に透析液が受け入れできるかチェックする
透析液流量テスト	ダイアライザに正常に透析液を送れるかチェックする
漏血検知器テスト	漏血センサが動作しているかチェックする
H加温テスト	ヒータが正常に加温できるかチェックする

【テスト2】（テスト1に加えて次のチェックを行う）

テスト項目	テスト内容
バランステスト1	密閉系切り替え時のリークをチェックする（チャンバ1→チャンバ2）
バランステスト2	密閉系切替え時のリークをチェックする（チャンバ2→チャンバ1）

【透析中テスト】

テスト項目	テスト内容
減圧テスト	電磁弁SV1〜12が閉じるか，除水ポンプが正常に回転するか，液圧センサが正常に機能しているかチェックする
リークテスト	電磁弁SV1〜12にリークがないか，密閉系にリークがないかチェックする

用している．密閉容量制御方式とは透析液の流通経路が密閉系になっており，透析器へ送液する透析液と，透析器から排出される透析液量が同一に制御される方式であり，密閉系内から除水用ポンプで排出される量が，患者からの除水量となる方式である．この方式の特徴では密閉系外から透析液を密閉系内へ注入するとその液量が透析器から逆濾過透析液となり，血液回路内へ流入する．GC-X01では除水ポンプを除水時とは逆方向に回転，送液させることで，逆濾過透析液量を正確に制御することが可能となっている．

4 モニタリング機能の充実

1）Qs コントロール

GC-X01の特徴としてオンラインHDF時に最新の定圧濾過モードを搭載している．オンラインHDF治療の経過による透析器の膜性能劣化の進行から，TMPの上昇とそれに伴うAlbの漏出が増加することは知られているが，Albの大量漏出の危険性を防ぐために置換液速度を調整する必要がある．定圧濾過モードでは，設

表4 自己診断テストとトラブルシューティング（ダブルチャンバ関連）：異常時の点検

【テスト1，テスト2異常時の点検】

No	テスト名称	異常内容	異常の可能性が高い部分※
1	FS1テスト	フローセンサ1がOFFしない（流れない）	SV1～4, 9, 10, 13, 15, FS1, ETRF
2	FS2テスト	フローセンサ2がOFFしない（流れない）	FS2, ETRF
3	P5テスト	補液ポンプ（オプション）の回転を検出しない	P5, P5用フォトセンサ
4	PSテスト1	液圧センサの値が基準を外れる	PR1, P1, V1
5	P3テスト	除水ポンプの回転を検知しない	P3, P3用フォトセンサ
6	SV13, 15閉テスト	フローセンサ1, 2がONしない（流れる）	SV5～8, 13, 15～17, FS1, 2
7	PSテスト2	液圧センサの値が基準を外れる	PR1, SV12, V3
8	C2減圧テスト	除水ポンプを運転した時，チャンバ2の内圧が基準値以下にならない	SV1～8, 10～12, ETRF, カプラ
9	C2リークテスト	チャンバ2への内圧変化が基準を外れる	SV2, 3, 5, 8, 10～12, ETRF
10	C2受入流量テスト	チャンバ2への受け入れ時間が基準を外れる	V1, 2, P1, SV3, 8, C2
11	C1透析液流量テスト	チャンバ1の切り替え時間が基準を外れる	SV2, 5, P2, V5, C1
12	C1減圧テスト	除水ポンプを運転したとき，チャンバ1の内圧が基準値以下にならない	SV1～8, ETRF, カプラ
13	C1リークテスト	チャンバ1への内圧変化が基準を外れる	SV1, 4, 6, 7, ETRF
14	ヒータテスト1	ヒータ出口の温度センサの値が基準を外れる	H, Pt1
15	C1受入流量テスト	チャンバ1への受け入れ時間が基準を外れる	SV1, 6, C1
16	C2透析液流量テスト	チャンバ2の切り替え時間が基準を外れる	SV4, 7, C2
17	漏血1 ONテスト	漏血検知器の1系統目がONしない	漏血検知器
18	漏血2 ONテスト	漏血検知器の2系統目がONしない	漏血検知器
19	漏血1 OFFテスト	漏血検知器の1系統目がOFFしない	漏血検知器
20	漏血2 OFFテスト	漏血検知器の2系統目がOFFしない	漏血検知器
21	バランス開始圧	チャンバ1の内圧を記憶する	―
22	バランステスト1	密閉系がチャンバ1から2に切り替ったときの密閉系内圧力が基準を外れる	SV1～8
23	温度確認1	バランステスト1実施前後の液温の変化を記憶する	―
24	バランステスト2	密閉系がチャンバー2から1に切替ったときの密閉系内圧力が基準を外れる	SV1～8
25	温度確認2	バランステスト2実施前後の液温の変化を記憶する	―
26	ヒータテスト2	ヒータ出口の温度センサの値が基準を外れる	H, Pt1

【透析中テスト異常時の点検】

No	テスト名称	異常内容	異常の可能性が高い部分※
1	C2減圧テスト	除水ポンプを運転したとき，チャンバ2の内圧が基準値以下にならない	SV1～8, 10～12, ETRF
2	C2リークテスト	チャンバ2の内圧変化が基準を外れる	SV2, 3, 5, 8, 10～12
3	C1減圧テスト	除水ポンプを運転したとき，チャンバ1の内圧が基準値以下にならない	SV1～8, ETRF
4	C1リークテスト	チャンバ1の内圧変化が基準を外れる	SV1, 4, 6, 7

※「異常の可能性が高い部分」は，直前のテスト項目の結果がすべてOKであった場合を想定している。

定した TMP を一定に保つために自動で置換液速度を調整する（Qs コントロール）．この機能によりオンライン HDF 後半における TMP の上昇，Alb 損失の増加を回避し，オンライン HDF 治療の安全性を高くすることができる．

2）BV コントロールシステム（blood volume control；BVC）

システム構成は透析器の動脈側にクリットラインチャンバを接続し，そこに BVC センサを装着する．治療中のヘマトクリット（Hct）値とその変化を測定することで，Δ%BV，PRR（plasma refilling rate）の算出を行うことが可能となる．さらにΔ%BV の変化をコントロールするために，除水速度を調整する BV プロ機能が搭載される．この機能により治療中の急激なΔ%BV の変化から惹起される血圧低下を予防することが可能となる．また，逆濾過補充によって起きるΔ%BV の変化の量やパターンにより，バスキュラアクセス（VA）の評価や血液再循環率の測定も可能となるなど，高い有用性をもつモニタリング機能である．

3）実血流量モニタ

動脈側血液回路内の実血流量を計測するモニタで，治療中の脱血状態から患者の状況の確認や，血液ポンプの設定速度と実血流量の差による適正留置針のサイズ評価が可能となる．また，治療中の経時的な血流量の変動をモニタすることから，穿刺部位，姿勢，血圧の変動，VA 評価，正確な透析効率の算出が期待される．

4）I-HDF の拡張性

I-HDF は，清浄化された逆濾過透析液を間欠的に補充する HDF 療法で，血液回路の構成が HDF より簡単な仕様で可能となる．装置の設定を変更するだけで簡便に治療が実施できる．治療効果として末梢循環改善，plasma refilling 促進，膜性能の経時劣化抑制などがあげられる．最近ではこの I-HDF に少量の Post HDF（10 L 以下）を組み合わせるハイブリッド HDF でより高効率な治療が実現できることが報告されている．GC-X01 は安全にこの治療法に対応できる機能をもっている．

トラブルシューティング（ダブルチャンバ関連）

GC-X01 は最新の装置であるが，トラブルシューティングは従来装置と同様で，おもに自己診断テストにより異常を早期に発見することができる．診断内容と対処法は，メーカの提示する内容を理解して対処する．

ダブルチャンバ方式ではチャンバへの受け入れ流入テスト，透析液流量テスト異常が比較的多く発生する．たとえば受入流量テストの場合では，脱気ポンプの動作確認，SV9 を分解したダイアフラムの確認，減圧弁圧力の確認，V2 圧力の確認などが挙げられる．他にはチャンバ 1 の SV1，SV6，チャンバ 2 の SV3，SV8 を確認する．透析液流量テスト異常では透析液流量弁の確認とチャンバ 1 の SV2，SV5，チャンバ 2 の SV4，SV7 を確認する（表 3，4）．ダブルチャンバ内のチャンバ膜にみられるピンホールなどの損傷は，透析液清浄化により，最近ではほとんど起こらなくなった．ただし，メーカーの指定した使用時間での膜の交換は必要である．

操作性の向上―緊急時対応機能の追加

近年，長時間の停電発生の頻度は少ないものの，災害時など不測の事態では長時間の停電は予測される．これまでの全自動コンソールでは，停電発生時の血液回収（返血）には生理食

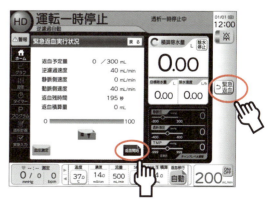

図2 緊急時（停電発生時）返血機能

塩水を使用する従来の返血操作であったが，GC-X01はダブルチャンバ内にある清浄化透析液300 mLを使用した逆濾過法で，返血が可能となった．操作画面にある「緊急返血スイッチ」を押すと画面が切り替わり緊急返血画面に移行する．スイッチを押すと自動的に返血が開始され，予定量に達すると返血は完了する．通常の返血時と同じ操作法であることは緊急時の安全性向上にも寄与している（**図2**）．

文　献
1) 正岡勝則，山中邦彦，金　成泰：技術賞受賞レポート JMS 透析用コンソール GC-110N．人工臓器 2007；36：88-89
2) 長尾尋智，神崎将克，野々山智之，他：ABH21Pを用いた間歇補充を付加した後希釈 on-lineHDF の溶質除去効率の検討．腎と透析　2015；77（別冊 ハイパフォーマンスメンブレン '15）：71-74
3) 川西秀樹：これからの新しい HDF 療法—第47回日本透析医学会ワークショップより．透析会誌 2003；36：242-244

〔長尾尋智〕

IV コンソール

5 各種自動化装置
(1) プライミング，脱血

自動プライミング

透析業務の大きな特徴として，① 治療準備，② 治療開始，③ 返血時に業務が集中し，マルチタスクとなりやすいため，重大なトラブルやアクシデントが起こりやすいという点が挙げられる．①～③の時間帯で必要な種々の工程を自動化し，効率化・省力化をはかることは，マルチタスクにより人が陥りやすいプチパニックを回避し，人が人にしかできない業務を安全・確実に実行できるようにするという点で非常に効果が大きいと考える．この稿では自動プライミングの原理・機能や特徴と操作方法などの概要を解説するとともに，現状での問題点なども取り上げる．

原理・機能や特徴と操作方法

自動プライミングの手法はさまざまな清浄化のステップを踏んで，無菌化された透析液を用いる方法と生理食塩液（生食）を用いる方法の大きく二つに分類される．無菌化された透析液を用いる方法は，作業効率の面や生食を用いる必要がなくコスト面でも有利などの理由から，多くの透析装置に搭載されるようになった機能である．

❶ 透析液を用いる自動プライミング

透析液を用いる自動プライミングは，さらに逆濾過透析液を用いる方法とオンライン透析液を用いる方法に大別することができる．いずれにしても，透析液が最終的に無菌化されていることが大前提であり，関連学会の最新のガイドライン[1,2]に準拠した形での運用が望まれる．現在，透析液を用いる自動プライミングで製造承認を受けている装置は，エンドトキシン捕捉フィルタ（ETRF）が2本直列に設置されているもののみであり，とくにこの管理が重要である．製造メーカが添付文書などに記載したETRF交換時間などは厳守されなければならない．

各社最新の透析装置の標準装備では，逆濾過透析液のみを用いる方法を採用しているのがGC-110N（ジェイ・エム・エス），オンライン透析液を用いる方法のみを採用しているのがNCV-3（ニプロ）とDCS-100NX（日機装），いずれの方法も選択可能なのがTR-3300M（東レ・メディカル）となっている．

逆濾過方式，オンライン方式それぞれのメリットとデメリット（表）があり，この点において両方とも選択可能なTR-3300Mは，より使い勝手が良いといえるのかもしれない．ただし，GC-110Nもオプションの補液ポンプを装備することにより，オンライン透析液でのプライミングが可能となる．

1）逆濾過透析液を用いる方法

図1にプライミング時の基本的なフローを示す．通常，透析液回路の密閉系内から液を系外に排出することで除水が行われるが，除水ポンプを逆回転させることにより，密閉系外から

表 逆濾過方式，オンライン方式それぞれのメリットとデメリット

	メリット	デメリット
逆濾過	・採液ポート・ラインが不要でシンプル ・ダイアライザが最終フィルタとなるので万一のときも安心感がある	・UFRの低いダイアライザや積層型では用いることができない
オンライン	基本的に生食プライミングと同じ動作のため ・流れが理解しやすい ・透析液の汚染など万一のとき，生食プライミングへの切り替えが容易	・採液ポート・ラインが必要で複雑 ・採液ポートが不潔になりやすく，この管理が課題

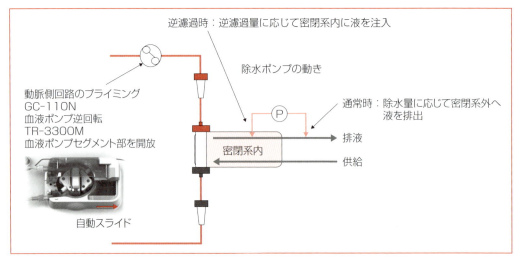

図1 逆濾過透析液を用いる方式の基本的なフロー

系内に液を注入することで，ある程度その流量とダイアライザの限外濾過率（UFR）に依存した逆濾過が発生することになる．

GC-110Nでは，動脈側回路の洗浄・充填は血液ポンプの逆回転を用いるが，TR-3300Mでは血液ポンプケーシングの自動スライド機能を用いて血液ポンプセグメント部の閉塞・開放を自動で制御する（図1）．

本法は採液ポートや採液ラインが不要でシンプルな構造であり，ダイアライザやヘモダイアフィルタを最終フィルタと位置づけることができるので透析液の汚染という点において安心感の高い方法である．ただし，表に示すとおり，UFRの低いダイアライザや積層型では本法を用いることができないので注意が必要である．

2）オンライン透析液を用いる方法

図2にプライミング時の基本的なフローを示す．無菌化された透析液をそのまま血液回路内に注入するため，ダイアライザのUFR，積層型など性能や形状の影響を受けずに使用が可能である．また，上記により逆濾過透析液を用いる方法よりも高流量でのプライミングが可能となる．

❷ 各社最新機種の自動プライミングに関する特徴

特徴は装置ごとに大きく異なるので，装置各々の記載とする．

1）GC-110N

● 血液回路をセッティングし，カプラを接続後に準備スイッチ2回，プライミングスイッチ

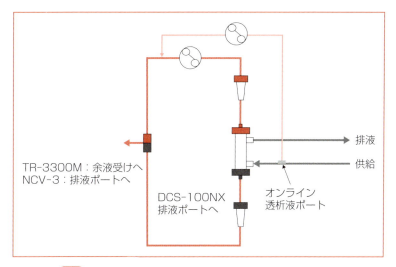

図2 オンライン透析液を用いる方式の基本的なフロー

1回の操作で自動的にプライミングが開始できる.
- 透析準備完了後,除水ポンプを高速逆回転させ逆濾過した透析液を,400 mL/min の高流速で4L以上のプライミングを行うことが可能である.
- 内蔵補液ポンプと除水ポンプを同じ流量で動作させることにより,オンライン透析液によるプライミングが選択可能である.
- 血液回路内の圧力を設定値まで上昇させたときの変化や保持状態時の降下判定を行い,血液回路が正しくセットされているか,またオンライン補充液ポート使用時には補液回路のプライミングと接続状態を同時にチェックできる.

2) NCV-3
- 万一,透析液の汚染が発覚した場合は,補液ラインの点滴筒部の脱着で,接続先を変更するだけで,簡便に透析液と生食の使い分けが可能である.
- 排液ポートを装置に内蔵(国内初)しており,余液受けが必要ない.
- 付属の液面調整用ポンプにて血液回路内を設定値まで昇圧し,昇圧チェックと圧漏れチェックを行い,血液回路が正しくセット・接続されているか判別できる.
- 採液ポートと排液ポートの接続状態をチェックできる.
- 血液回路内を循環させながら,生食ラインから透析液を補液することにより,ダイアライザから補液した分を除水し,ダイアライザ(膜)のポアも洗浄することが可能である.

3) DCS-100NX
- プライミングから脱血,返血,緊急補液をサポートする「HYBRID D-FAS」は,透析液または生食の使い分けが可能である.
- ダイアライザの種類(中空糸/積層型)に応じたプライミングが可能である.
- D-FASプライミングでは,プライミング開始前に血液ポンプや各クランプなどの自己診断を行い,かつ,各圧力などの変化や保持状態の確認を行い,血液回路が正しくセットされているか,また透析ポートや排液ポートとの接続状態を確認している.
- 装置動作による膜のポア洗浄も設定可能である.
- 液面調整ポンプ(LAP)を用いた各チャンバ液面の自動調整が可能である.
- 排液ポートを装置に内蔵しており,余液受けが必要ない.

4) TR-3300M
- メイン画面左下の「ガイダンス画面」には各工程において必要なスイッチ類を表示しており,簡便にプライミングを開始できる.

- 逆濾過透析液およびオンライン透析液の両方式に対応しており，通常は血液回路がシンプルな前者，低UFRまたは積層型ダイアライザを使用する場合は後者など，使用するダイアライザに応じて使い分けることが可能である．
- いずれの方式においても，プライミング開始時に3段階に分けて血液回路接続確認を行い，血液回路の接続状況を確認する．
- 逆濾過透析液を用いた方式では，動/静脈側血液回路を各々シングルパスでプライミングし，終了前に血液回路内を循環させて残留気泡を積極的に除去する付加工程を設けた独自の「シングルパスプラス方式」により，高いプライミング効率が期待できる．
- 「シングルパスプラス方式」では，血液ポンプ自動スライド機構により血液ポンプしごき部を開放した状態で動脈側血液回路をプライミングし，その後，自動閉塞，血液ポンプを運転してプライミング液を循環させる．
- オンラインHDF（血液透析濾過）モードの場合でも，HD（血液透析）モードの場合と同様の操作で補液回路と血液回路を連続してプライミングすることができる．
- 自動プライミング終了時および自動脱血開始時に動/静脈気泡検知器を機能させ，プライミングの実施忘れを低減できる．

現状の問題点

　山下らは各社の透析装置の自動プライミング機能についてグリセリン濃度を用いて評価したところ，デフォルトの設定では十分な洗浄が行われていない装置があることを指摘している[3]．原因は，洗浄液（生食もしくは透析液）の流入ポイントと流出ポイント（排液）の位置関係により静脈チャンバ内での洗浄液の滞留が起こるためとしており，自動プライミング機能を過信せず，自施設で検証を行うことの必要性を示唆している[3]．

脱血機能（治療開始時の動作）

　治療開始時には，血液回路やダイアライザなどに充填されている生食や透析液を脱血しながら患者体内に注入する方法と，透析装置の除水

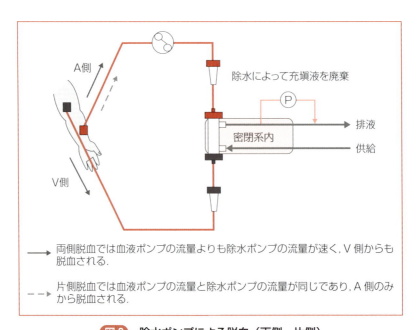

図3　除水ポンプによる脱血（両側，片側）

機能などを用いて充填液を廃棄しながら脱血する二つの方法が行われている．

プライミング終了後のダイアライザでは時間経過とともに溶出物が増加することが報告されており[4]，充填液を廃棄する方法では充填液中の残留物，溶出物などを患者体内に注入するリスクをできるだけ回避するという利点がある．しかし，プライミング終了後即座に使用する場合は，このような操作をとくに必要としないという考えもあり，どちらの方法を選択するかは透析施設の裁量に委ねられている．

図3に充填液を廃棄しながら脱血する基本的な方法を示す．A側・V側2本とも穿刺した状態で血液回路内，透析液回路内は密閉回路となっているので，除水ポンプで密閉系外に排出された分は患者血液で置換されることになる．このとき両側脱血では，除水ポンプが血液ポンプの流量を上回る速度となり，原理的には上回った分の速度でV側から脱血されることになる．V側の血管がシャント血の流れていない細い表在静脈であったり，シャント血が流れていても血流が十分でなかったりする場合，V側からの脱血が十分見込めないときは，片側（A側）脱血が選択される．片側脱血では当然，除水ポンプと血液ポンプは同流量となる．

設定した流量で脱血できない場合やその他の脱血中のエラーに対する監視項目，条件は装置によりさまざまであるが，ここでの詳細な解説は紙面の都合上難しいため，使用中の装置のマニュアルなどを参照いただきたい．

文献

1) 峰島三千男，川西秀樹，阿瀬智暢，他：2016年版透析液水質基準．透析会誌　2016；49：697-725
2) 日本臨床工学技士会透析液等安全委員会：2016年版 透析液水質基準達成のための手順書Ver1.00．2017
3) 山下文子，塚本　功，土屋陽平，他：血液透析濾過器および自動プライミング機能のグリセリン濃度を用いた洗浄効果に関する検討．腎と透析　2015；79（別冊 ハイパフォーマンスメンブレン '15）：30-34
4) 村上　淳，金子岩和，木全直樹，他：各種ダイアライザにおける充填液，洗浄液中の溶出物の基礎的検討．腎と透析　2012；73（別冊 ハイパフォーマンスメンブレン '12）：153-156

（村上　淳）

Ⅳ コンソール

5 各種自動化装置
(2) 返血，補液

コンソール（透析装置）は，安全性向上を目的に操作ミスの低減を意図とした自動化機能を有するようになった．自動化透析装置は，業務効率化や経済性などの有効な側面もあり普及が進んでいる．従来は，手技のばらつきや煩雑さによる操作ミスが懸念された生理食塩液を用いたプライミング，脱血，返血および補液などの操作は，清浄化透析液（逆濾過透析液・オンライン補充液）を用いる自動化機能となった．

逆濾過透析液方式は，透析膜が透析液注入部および最終フィルタを兼ねるシンプルかつ安全性の高い合理的なシステムであるが，原理により積層型のダイアライザは使用不可であり，また低UFR（限外濾過率）のダイアライザは不向きである[1]．よって，これらのダイアライザを使用する場合は，オンライン補充液方式を選択することになる．以下，各社の逆濾過透析液およびオンライン補充液を用いた返血と補液の原理と特徴，さらに注意点について述べる．

自動返血機能

原理・特徴

❶ 東レ・メディカル

自動返血機能は，逆濾過透析液またはオンライン補充液方式から選択できる．逆濾過透析液の原理を図1に示す．逆濾過は除水ポンプの逆回転で発生する透析液の陽圧を利用し，清浄化透析液をダイアライザの透析膜を介して血液側に移動させることで行われる．

逆濾過透析液の自動返血は，血液ポンプのケーシング部を自動スライドさせることでポンプセグメントを開放し，逆濾過圧で行われる．この動作により返血中の動・静脈圧（A圧・V圧）連続監視が可能となり，患者個々に適した圧力監視が実現されている[2]．また，異常時には返血速度を自動制御する付加機能も備え，より安全な返血が可能である．自動返血時は，静脈側から動脈側の順番で返血が行われ，設定によりそれぞれの返血量を2分割（静脈→動脈→静脈→動脈）または3分割して交互に返血することができる．また返血中は，血液回路内圧，透析液圧などを監視し返血速度を自動制御するため，返血時間はダイアライザの種類，シャント圧などにより異なることがある．

返血圧の連続モニタリングは，静脈側の返血開始とともに患者のV圧の初期値を基準に制御・警報値が自動設定される．また，動脈側返血に切り替わった際は，A圧の初期値を基準に制御・警報値が自動設定され，シャントトラブルなどによる圧力上昇の際は，返血速度を自動で低下させ自動返血を安全に継続させる機能がある．

オンライン補充液の自動返血は，補液ポートから抽出したオンライン補充液によって行われ，静脈側の返血は血液ポンプ，動脈側の返血は逆濾過の原理が応用されている．また返血時のA圧は透析液圧によって連続監視されてい

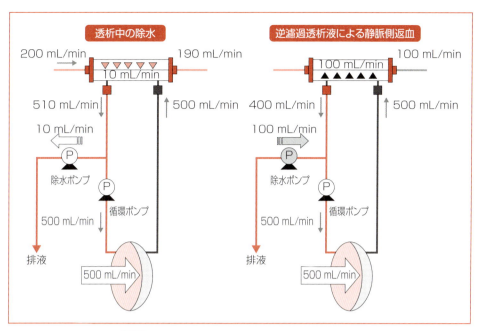

図1 逆濾過透析液の原理（東レ・メディカル）

る[3]．

❷ ジェイ・エム・エス

自動返血機能は，逆濾過透析液またはオンライン補充液方式から選択できる．逆濾過透析液による自動返血を**図2**に示す．返血に使用する透析液は，除水ポンプの逆回転によりダイアライザの透析膜を介し血液回路に流入させる．流入させた透析液は，逆回転する血液ポンプで動脈側を返血し余剰流入した透析液で静脈側を返血する，動脈閉塞検出機能を有した動・静脈同時返血である．透析液は常時患者方向に流れ，返血速度は途中で変更することができるため，急変時も迅速に返血速度を上げることで安全な返血が可能である．自動返血機能は，停止スイッチを押し返血モードに移行させる方法と，除水および透析完了を達成することで実行される自動移行の方法がある．

停電などの緊急時も，停電時緊急返血機能による自動返血が可能である[4]．

❸ ニ プ ロ

オンライン自動返血機能（**図3**）は，動・静脈側返血量を自動返血画面で任意に変更することが可能である．また，3パターンの返血量設定を登録することで，手入力によるヒューマンエラーの防止に繋がる．

自動返血機能は，静脈側→動脈側→静脈側の順番で返血を行い，最初の静脈側返血で生理食塩水クランプを開閉動作させ回路内の凝血塊除去を行う．動脈側返血は血液ポンプの正回転でオンライン液を引き込んだ後，血液ポンプを逆回転（間欠少量回転制御）させ動脈側への圧力低減と凝血塊の逆流防止をはかっている．動脈側返血が終了した後に血液ポンプを正回転させ，残りの静脈側返血を行い終了となる．返血終了後も，動・静脈側返血量を変更することで追加の返血が可能である．

停電などの緊急時も，返血バックアップ機能により，装置内部ビスカスチャンバ内の新鮮透析液を使用した自動返血が可能である[5]．

❹ 日 機 装

hybrid D-FAS（自動化ユニット）を内蔵す

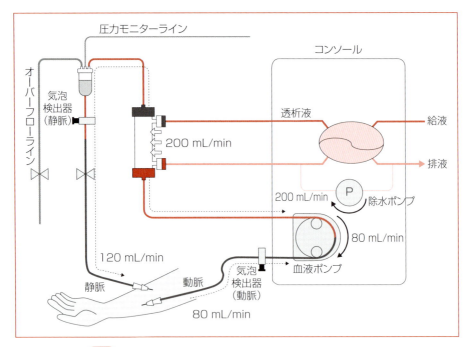

図2 逆濾過透析液による自動返血（ジェイ・エム・エス）

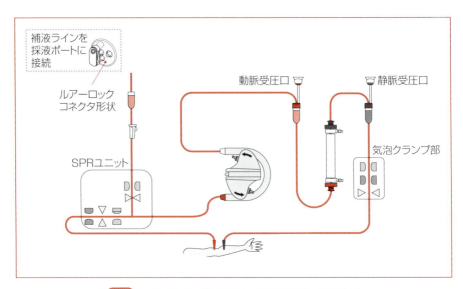

図3 オンライン補充液による自動返血（ニプロ）

る仕様で透析液ポートを搭載している装置は，オンライン補液を使用した自動返血（図4）が可能である．

返血動作は，動脈側・静脈側を交互に返血し，それぞれ設定により透析液の使用量（静脈側設定範囲50～500 mL，動脈側設定範囲10～100 mL）を変更することが可能である．オンライン自動返血の透析液は，血液ポンプにより透析液ポートから補充され，返血中は，針先の閉塞による圧力上昇監視および気泡検出器による気泡監視も同時に行っているため，安全な返血が可能である．

自動返血機能は，停止スイッチを押し返血モードに移行させる方法と，除水および透析完

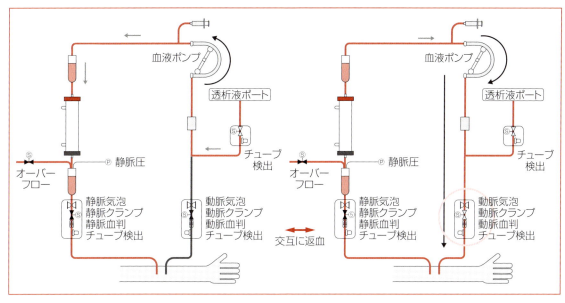

図4 オンライン補充液による自動返血（日機装）

了を達成することで実行される自動移行の方法がある[6]．

注意点

- 逆濾過透析液およびオンライン補充液を使用する場合は，透析液水質基準（日本透析医学会水質管理基準）[7]および各メーカの取扱説明書[3]〜[6]を厳守すること．
- 動脈側返血時Aチャンバなどに凝血塊がある場合，動脈圧の監視がないと患者側へ流出する危険性があるため注意すること．
- 逆濾過透析液およびオンライン補充液を使用した自動返血は，それぞれに適した返血量で行うこと．
- 積層型および低UFRのダイアライザの使用においては，オンライン補充液の自動化機能を選択すること．

急速補液機能

原理・特徴

❶ 東レ・メディカル

逆濾過透析液による急速補液では，血液回路内圧，透析液圧などを監視し，その圧力値により補液速度を自動制御するため，補液時間はダイアライザの種類，シャント圧などにより異なることがある．

オンライン補充液による急速補液では，血液ポンプ速度があらかじめ設定した補液速度となる．また，補液速度と補液量は任意に変更可能である．

急速補液終了後，血液流量は補液を行う前の値に戻り，設定された時間が経過した後に治療工程へ自動復帰する．

❷ ジェイ・エム・エス

急速補液機能では，逆濾過透析液またはオンライン補充液を使用できる．透析中に急速補液スイッチを押すことでモードを移行させ，その

後実施スイッチを長押しすることで静脈側より補液を行う．血液回路の複雑な操作もなく2タッチで迅速・安全に実行できる．

スタート前に補液量を3段階から選択でき，補液実行中には血液・補液速度を任意に変更することが可能である．

❸ ニプロ

逆濾過透析液による急速補液では，高速，中速，低速と選択でき，それぞれの速度は設定により変更可能である．補液開始後，透析液を流しながらビスカスポンプを逆回転させ，密閉側チャンバへビスカスオイルを注入する．これにより密閉回路内の圧力が上昇し，新鮮透析液側から透析液が逆濾過されるため，ダイアライザを通過した透析液が逆流することはない．

オンライン補充液による急速補液では，任意の補液量を設定したスイッチを押すことで補液を開始する．補液速度は血液ポンプで制御され，自動復帰は300秒まで設定変更が可能である．

❹ 日機装

オンライン補充液による急速補液では，運転画面に緊急補液ボタンを表示しておくことにより，1ボタンで設定量の補液を行うことが可能である．急速補液時の動脈側血液は気泡検出器でクランプし，透析液ポートから血液ポンプで設定量の補液を行う．

急速補液完了後は，設定された時間が経過した後に治療工程へ自動復帰する．

文　献

1) 川西秀樹，峰島三千男，友　雅司，他：血液浄化器（中空糸型）の機能分類2013．透析会誌　2013；46：501-506
2) 大谷浩一，米山　貢，今井正己，他：血液回路内圧モニタを活用した逆ろ過自動返血システムの考案．医工学治療　2010；71：122
3) 東レ・メディカル株式会社：透析用監視装置 TR-3300M（多用途透析装置）取扱説明書，保守点検テキスト
4) 株式会社ジェイ・エム・エス：透析用コンソール GC-110N，GC-X01（多用途透析装置）取扱説明書
5) ニプロ株式会社：透析用監視装置 NCV-3（多用途透析装置）操作・保守マニュアル
6) 日機装株式会社：多用途透析用監視装置 DCS-100NX 取扱説明書，テクニカルマニュアル
7) 峰島三千男，川西秀樹，阿瀬智暢，他：2016年版透析液水質基準．透析会誌　2016；49：697-725

〈黒田　洋〉

IV コンソール

6 各種モニタリング
(1) 血液量モニタ

　血液量モニタ（blood volume monitor；BVM）とは，対外循環療法施行時に循環血液量変化率（ΔBV）を算出し，非観血的・連続的にモニタする装置である．

　1990年代中頃より臨床応用に至ったクリットラインモニタ（CRIT-LINE III TQA，ジェイ・エム・エス）によって，透析施行中の限外濾過がもたらす循環血液量変化を連続的に観察することが可能となり，さまざまな知見がもたらされた．なかでも，「各症例において循環血液量減少に伴う低血圧症は，血液濃縮により同一のヘマトクリット値に達したときにその発症を見る」とした報告がなされ，"crash-crit concept" は，臨床的に注目された．したがって，透析中の循環血液量の変化を知ることは，透析中の血圧低下を予測し，適切な処置を行うのに有用である．BVMによる新しいドライウエイト（DW）設定法が報告されている[1),2)]．

特徴・規格

　現在，2製品が販売されており（**図1**），原理・測定方式・必要物品などに相違がある．各社の特徴・規格を**表1**に示す．

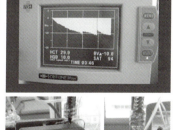
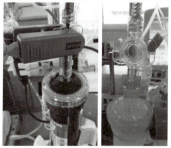

CRIT-LINE III TQA
（ジェイ・エム・エス）

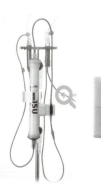

血液モニタ（BLM）
（東レ・メディカル）

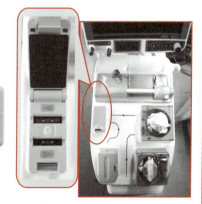

ブラッドボリューム計（BVM）
（日機装）

図1 各種血液量モニタ

表1　各種循環血液量モニタの特徴・規格

メーカー	日機装	東レ・メディカル	ジェイ・エム・エス
名　称	ブラッドボリューム計（BVM）	血液モニタ（BLM）	CRIT-LINE Ⅲ TQA
型	透析用患者監視装置内蔵型	透析用患者監視装置内蔵型	単体型/透析用患者監視装置内蔵型
測定方法	近赤外線（805〜810 nm）	近赤外線（805 nm）	近赤外線（660 m, 830 nm, 1,300 nm）
適用範囲	ヘマトクリット値 15〜50%	ヘマトクリット値 20〜50%	ヘマトクリット値 10〜60%
必要物品	血液回路（推奨品）	受光チャンバ付き専用回路	専用の受光チャンバ
表示パラメータ	循環血液量変化率	ヘマトクリット値	ヘマトクリット値
	循環血液量変化率/min	循環血液量変化率	循環血液量変化率
	リファレンスライン	ヘモグロビン	ヘモグロビン
		血液温度	血中酸素飽和度
バスキュラーアクセス再循環測定	○	×	○
データダウンロード	○	○	○

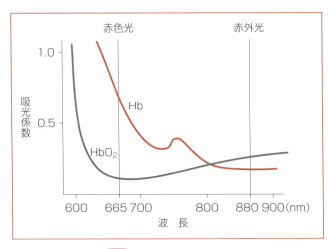

図2　吸光度曲線と波長

原　理

血液中のヘモグロビンの酸素飽和度を酸化ヘモグロビン（HbO_2）と，還元ヘモグロビン（Hb）の吸光度の違いを利用して測定を行っている．

HbO_2とHbの吸光度曲線を示す（図2）．縦軸は光の吸光係数，横軸は波長を表している．線が下にいくほど，その波長を吸収しない（よく通す）ことを表している．

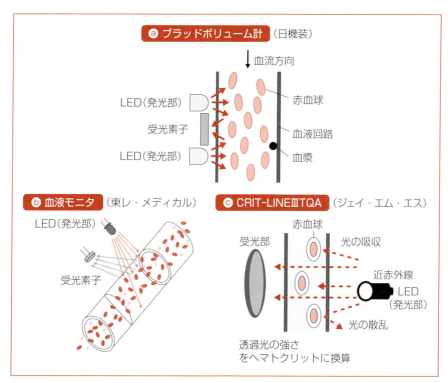

図3 測定原理

❶ ブラッドボリューム計（日機装）

測定モジュール内の発光部から血液の流れる血液回路に近赤外光を照射し，血液の濃縮・希釈に応じて受光部で受ける反射光強度の変化から循環血液量変化率を算出しモニタする[3]．ヘマトクリット値の適用範囲は15〜50%である．

赤血球中のHbの酸素飽和度により吸光特性がほとんど影響を受けない波長（805〜810 nm）を使用することにより，測定に対する酸素飽和度の影響を排除している（図2，**3a**）．除水を行ったときに，循環血液量の変化が，DWが適正な患者から求めた適正範囲内にあるか否かを知ることができる「リファレンスエリア」の表示が可能である[1]（**図4**）．

調整器を用いてキャリブレーションを行う．

❷ 血液モニタ "BLM" (Blood Monitor)（東レ・メディカル）

体外循環中のヘマトクリット，Hb，血液温度，循環血液量変化率を測定する装置である[4]．キュベットを組み込んだ血液モニタ用回路を使用し，キュベットに近赤外線光を照射し血球成分の反射強度によりヘマトクリット値を測定する（**図3b**）．酸素化Hbと脱酸素化Hbの等吸光度波長（805 nm）と水の吸光度ピーク領域（1,450 nm）の2波長を使用している（図2）．

❸ CRIT-LINE ⅢTQA（ジェイ・エム・エス，日本国内での販売中止）

ダイアライザ動脈側手前に取り付けられた専用血液チャンバ内を通過する患者血液に，センサ部から波長の異なる近赤外線を発光する[5]．この近赤外線は血液中の赤血球により吸収・散乱されるので，センサ受光部へ到達する近赤外線量はその発光部より発光された量よりも減少する（図2，**図3c**）．発光部と受光部の近赤外線量の差から血液中のヘマトクリット値，酸素飽和度を測定する．さらに，これらの値から循環血液量の相対的な増減を算出し，測定値および換算値をリアルタイムにグラフ表示する．

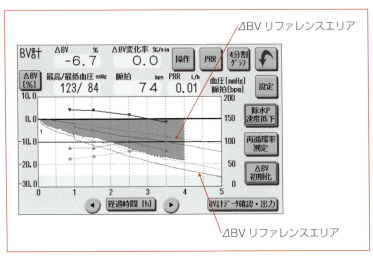

図4 リファレンスエリア

660 nm，830 nm，1,300 nm の3波長を使用している．

ヘマトクリット値の適用範囲は10～60％である．専用のチャンバが必要になる．毎回，電源を入れるたびにキャリブレーションを行う．

従来は，専用の装置として広く用いられていたが，米国製造メーカとの契約が切れたことにより日本国内での販売が中止となった．

用途・使用方法

クリットラインモニタを用いた検討では，①心胸比が50％以下，②透析中に血圧低下が著明でない，③浮腫がない，という3点をすべて満たした症例をDWが適正であると定義し，DW設定が適正と判断された症例では，均等除水によりΔBVは直線的に低下し，透析前体重1％の除水により循環血液量は3.3％減少することを明らかにした．その後，ブラッドボリューム計を用いた他施設共同研究においても，各施設でDWが適正と判断された症例では，ΔBVは直線的に低下し，透析前体重1％の除水により循環血液量は3.3％減少することが明らかとなった．適正範囲は透析前体重1％の除水により，循環血液量が2～4％減少する範囲をリファランスエリアとした[1]．

均等除水では循環血液量は直線的に減少するが，一部の症例では異なったパターンを呈することがある．血清ナトリウム濃度135 mEq/L以下の低ナトリウム血症症例では，透析開始30分間のΔBVは，DW適正症例の2倍以上の急激な減少が確認され，その後緩やかな直線となった．しかし，低ナトリウム血症が改善されるとΔBVは，二相性を示さず直線的に減少した（図2）．今までに低ナトリウム血症，低蛋白血症，造影剤使用症例，ダイアライザ不適合症例，体位変換などに特異的なパターンを呈することが判明している．

注意点

測定中の注意点として，変化率とは，開始時の状態により変動幅が異なることがあるため，正確な初期値の取り込みが重要となる．通常，対外循環開始後，数分間の定常待ちをし，安定したところで測定を開始する．しかし，われわれの検討では，立位から臥位になった場合，循環血液量が継時的に増加するが，その程度は個人により大きく異なり，臥位になってから30分まで増加し続ける例もあった[6]．その程度は，体重増加量や浮腫の状態により左右される．

また，脱血不良などセンサ部を往復するよう

な血流が起こった場合は参考値となる．さらに，測定開始時の赤血球数が血液透析中に変化しないことが条件のため，測定中の輸血や回路内凝固が起きた場合は，測定値の影響を受け，正確な値を得ることができなくなる．

また，バスキュラアクセス再循環（vascular access recirculation rate；VARR）が起こると，局所で血液が濃縮するため，crash-crit に近づいたと判断し早めに除水を停止したり，ΔBV のグラフが良好な状態と判断していても，実は DW が甘かったりということが起こる．また，血液量モニタを透析用患者監視装置に内蔵し，ΔBV を指標とした除水制御を行う装置も VARR があると大きな影響を及ぼすこととなるため注意が必要である．

文 献

1) 吉田　泉，安藤勝信，田部井薫，他：透析中の循環血液量モニタリングによる新しいドライウェイト設定法の評価．透析会誌　2010；43：909-917
2) Yoshida, I., Ando, K., Tabei, K., et al.：A new device to monitor blood volume in hemodialysis patients therapeutic apheresis and Dialysis 2010；14：560-565
3) 日機装：DCS-100NX 操作マニュアル
4) 東レ・メディカル：血液粘度変化率測定機能取扱説明書
5) ジェイ・エム・エス：CRIT-LINE TQA 取扱説明書
6) Ookawara, S., Suzuki, M., Yahagi, T., et al.：Effect of postural change on blood volume in long-term hemodialysis patients. Nephron　2001；87：27-34

（安藤勝信）

Ⅳ コンソール

❻ 各種モニタリング
(2) 透析量モニタ

慢性維持透析患者において透析効率（Kt/V）は生命予後に関わる因子の一つであると報告されている[1]．このKt/Vを求めるためには透析前後の採血を行うことが必要なため，透析中のKt/Vの変化や毎透析終了時のKt/Vを求めることは非常に困難である．

現在，透析量モニタが開発され[2,3]，透析装置内部に設置することが可能である．透析量モニタは紫外光を用いて透析排液の組成変化を測定することが可能で，毎透析時のKt/Vや尿素除去率（URR）を採血なく連続的にモニタリングできる機能である．この透析量モニタを用いることで，これまで困難であった透析中のKt/V変化や毎透析終了時のKt/Vを求めることができる．

測定原理

透析量は血液中の尿素の変化に基づき評価するが，透析排液から血中の尿素濃度を推定することによりKt/Vを求める．尿素の定量法として尿素の活性を示すウレアーゼを用いた酵素法や酸化剤を用いて発光させる方法などがあるが，時間的・経済的な問題から現実的ではない．そこで今回，紫外波長を利用した光学的に検知する方法について解説する．

透析量モニタのユニットは発光素子であるUV-LED（紫外線発光ダイオード）と受光素子で構成されており，発光素子と受光素子間に透析排液が流入するよう設置される（図1）．透析量モニタはUV-LEDを用いて280 nm程度の紫

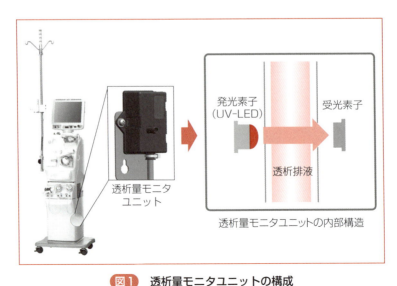

図1　透析量モニタユニットの構成

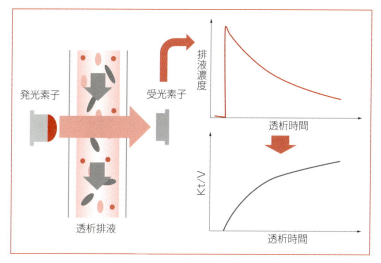

図2 透析量モニタの測定原理

外光を照射し，透析排液の組成変化をモニタリングする装置である．

紫外線は波長が400〜10 nmの電磁波である．UV-LEDは250〜400 nmの波長をもつLEDである．また，UV-LEDは，400〜350 nmの波長範囲をUVA-LED，350〜280 nmの波長範囲をUVB-LED，280〜250 nmの波長範囲をUVC-LEDと，波長範囲によって3区分される．透析量モニタではUVC-LEDが用いられている．

透析中に透析排液の組成変化を測定するため，まず発光素子より紫外光を照射し，透析排液通過後に受光素子へ到達した際の吸光度を測定する．紫外光280 nm照射時に測定される透析排液の吸光度は血液入口側における尿素窒素（UN）の濃度変化と相関性があることが報告されており，この関係を用いてKt/VやURRを算出する（図2）．実際の透析中では透析が開始されて約200秒後に初期吸光度が測定され，初期吸光度測定後よりKt/VやURRを連続的にモニタリングすることが可能となる[4]．

測定方法

❶ 測定データ

透析量モニタが設置された透析装置は洗浄工程終了後に自動で発光素子，受光素子の校正が行われている．透析量モニタを用いて透析中のKt/VやURRの連続的モニタリングを行うためには，透析前に事前設定としてダイアライザの情報と透析前体重の入力が必要である．その後の設定や操作は必要なく自動でKt/VやURRを連続的にモニタリングすることが可能となる．実際に透析中に測定された排液吸光度やKt/VやURRは図3のようにモニタに表示される．

また，測定された排液吸光度やKt/VやURRは透析終了後にUSBメモリやCFカードを用いてCSVファイルとして取り出すことが可能であるため，パソコンを用いたデータの蓄積や解析を行うことが可能である（図4）．

このように，透析量モニタは消耗品不要で透析排液からKt/VやURRをリアルタイムに測定することが可能であるため，透析量モニタを用いることでダイアライザや血流量，透析時間を変更した際のKt/Vをリアルタイムで評価できる．

❷ 測定精度

透析量モニタ機能の精度を検討するため，採血データから得られたKt/VおよびURRと比較すると高い相関を示した[5]．採血データとの高い相関が得られたことから，血液中に含まれる溶質濃度の代わりに，ダイアライザにて拡散・濾過された透析排液に紫外光を照射し，透

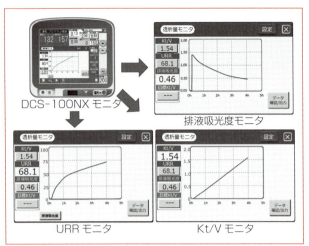

図3 透析中に測定された排液吸光度・Kt/V・URRモニタ

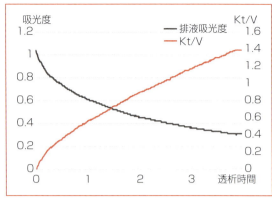

図4 CSVファイルより作成した排液吸光度とKt/V

析排液中の溶質濃度を測定することで，リアルタイムに透析効率（Kt/V）の解析が可能と考えられた．従来では，透析効率を評価するために採血検査を行ってきたが，採血検査は患者への負担や治療コストも増大させるため，頻回に行うことは不可能であった．そこで透析量モニタによる透析効率の連続モニタリングは，透析治療における患者動態をリアルタイムに把握でき，患者や施設への負担も軽減でき，透析治療を施行する一つのツールになるのではないかと考えられた．そして，透析中の透析効率を，簡便に評価しうるため，長時間透析や在宅透析へも応用可能であると考える．

透析量モニタと採血データには，乖離している結果も数例あり，バスキュラーアクセスの再循環による採血データ値の過大評価，脱血不良・血流量低下にて排液中のUNの低下から，透析量モニタのKt/Vが変動したと考えられるため，測定精度への影響として，バスキュラーアクセスの状態も要因として考えられた．

透析量モニタの排液吸光度は，脱血不良や血液ポンプ速度の血流量低下に伴い下降を示し，同様の変化を示すことが確認されたため，排液吸光度は，回路内を実際に流れる実血流量に依存して変化していることが考えられた．このため，排液吸光度から算出されるKt/Vの経時変化グラフのモニタリングを行うことで，透析時に発生するトラブルを発見できると考えられる．また，透析量モニタは簡便にでき，特別な操作・手技・備品を必要とせず，日々の透析時にモニタリングすることは，透析効率だけでなく，安全の確保に貢献できると考えられた．

文 献

1) 日本透析医学会：維持血液透析ガイドライン：血液透析処方．透析会誌 2013；46：587-632
2) 竹内道広，中村良一，長谷弘記，他：尿素センサによる排液中溶質成分連続計測システムの開発．医療機器学 2009；79：365-372
3) 山口陽士，工藤隆男：カラーセンサーを用いた人工透析廃液中の尿素含有量比較器の試作．計測自動制御学会東北支部第258回研究集会抄録(2010. 6. 24)．1-5
4) 平川晋也，他：紫外光を用いた透析液排液モニタ．Clinical Engineering 2016；27：927-933
5) 森實篤司：透析量（透析排液中溶質濃度）モニタの活用．臨牀透析 2017；33：1213-1221

（森實篤司）

IV コンソール

6 各種モニタリング
（3）測定血液流量・脱血圧連続監視モニタ

　血液浄化療法を施行する際の血液流量は，浄化効率を左右する重要な因子である．透析用監視装置など血液浄化機器に表示されている血液流量は，血液ポンプの回転数を流量に換算したもので，実際の血液流量と異なることが多く，その要因として脱血状態の影響が考えられる．血液浄化療法における体外循環回路への脱血は血液ポンプ（ローラポンプ）を用いた方式であり，血液ポンプ入口側の脱血圧は陰圧になることが多い．

　本邦における脱血状態の確認方法は，おもに血液回路に設けたピローの膨らみ状態を目視にて行っているが，正確な脱血圧を判断することは困難である．国際基準では動脈圧（本邦での脱血圧）のモニタリングの必要性が示されており，本邦においても数値化した実血液流量・脱血圧のモニタリングは必要である．

血液ポンプの特性を利用したモニタリング

　血液ポンプは2ローラのローラポンプが用いられている．血液ポンプが回転するとローラの影響により脈動流が発生し，血液回路内圧も脈動により変化する．また，血液回路のほとんどの部分は径方向に変化するが，ピローや血液ポンプセグメント部などの柔軟性のある部分は顕著に変化する．これらの変化をモニタリングして血液流量や脱血圧を推定するシステムが考案され実用化している．血液回路内圧の変化をモニタリングして推定するシステムが東レ・メディカル方式，血液ポンプセグメント部の形状変化をモニタリングして推定するのが日機装方式である．

測定血液流量・脱血圧連続監視システム

　東レ・メディカル社製透析用監視装置TR-3000MA以降の装置には，実血液流量の測定機能が標準搭載されている．この機能の原理は，ダイアライザ入口圧とその振幅は実血液流量に大きな影響を及ぼす脱血圧と相関することに着目したものであり，実血液流量は脱血圧とその減少比率（流量比）の相関関係より算出している．

　特別な装置を用いずに，簡便に脱血圧と実血液流量の連続測定・監視ができる．脱血圧の連続監視は，過度の陰圧状態での透析を防止し，より安全な透析治療に寄与する．また，実血液流量の連続監視は，より正確な体外循環血液流量が把握できるので，適正血液流量による透析治療が可能となる．また，ダイアライザ入口圧のモニタリングのみで測定できるため，一般的な血液回路での使用が可能である．

測定原理

　血液ポンプに用いられるローラポンプは，動作時に脈動が発生し，ダイアライザ入口圧には

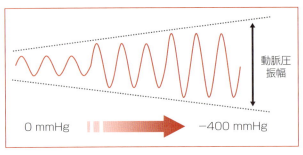

図1 脱血圧と振幅の関係

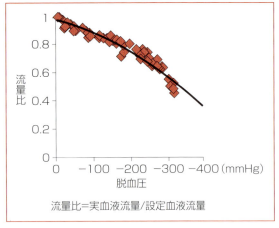

流量比=実血液流量/設定血液流量

図2 脱血圧と流量比の関係

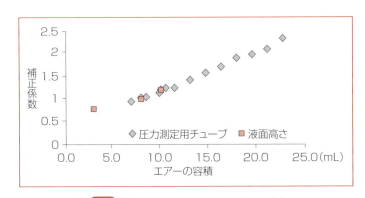

図3 エアーの容積と補正係数の関係

エアー存在部分の容積で動脈/ダイアライザ入口圧の振幅を補正する.

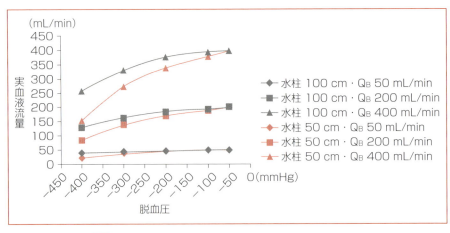

図4 血液ポンプローラの隙間の違いによる実血液流量

オクリュージョン調整で水柱 50 cm と 100 cm に調整したときの各設定血液流量（Q_B）における脱血圧と実血液流量の関係.

〔図1〜4 資料提供：東レ・メディカル社〕

振幅が生じる．この振幅の大きさは，脱血圧およびダイアライザ入口圧によって変化する（図1）．本機能は，この振幅の変化に着目したもので，ダイアライザ入口圧の最高圧力と最低圧力の差（振幅）を連続的に監視し，ダイアライザ入口圧と振幅の相関関係より脱血圧を算出している．また，実血液流量は脱血圧が陰圧になると減少する点に着目し，脱血圧と流量比の相関関係（図2）より実血液流量を算出している．

血液回路の影響

測定血液流量・脱血圧連続監視システムでは血液回路，とくに血液ポンプセグメント部の弾性とサイズ誤差が影響する．さらに動脈側チャンバーの液面高さ，動脈圧ラインの容積の違いも影響を与える（図3）．チャンバの液面高さと圧ラインの容積はエアーの容積であり，このエアーは振幅を緩衝する．同じ脱血圧でもエアーの容積が多いと振幅は小さくなる．

また，血液ポンプのローラの隙間も実血液流量に影響を与える（図4）．隙間が広くなると，脱血圧が低下するほど実血液流量が減少する．チャンバの液面高さ，圧ラインの容積と血液ポンプのローラの隙間は，透析用監視装置で設定し補正できる．

推定血液流量モニタ

日機装社製透析用監視装置100NXシリーズは自動プライミング，自動返血を行うために専用の血液回路を用いる．専用血液回路にはピローが設定されていないため脱血状態の確認は困難である．

血液ポンプセグメント部は，ピローと同様に血液ポンプのローラの動きに合わせて形状が変化する．この変化に着目して実血液流量を推定するシステムが推定血液流量モニタである．この方式も透析施行中の連続モニタリングが可能であり，適正血液流量による透析治療に寄与できる．専用血液回路であるが，汎用性は比較的高い血液回路である．

測定原理

推定血液流量モニタでは，血液ポンプのクランプが血液ポンプセグメント部の径方向の変位を捉え（図5），センサの電位変化を介して脱血状態を把握する．

血液ポンプセグメント部は軽微な変位であり，この方式は繊細なモニタリングである．センサの電位変化は通常40〜50 mV程度であるが，脱血圧の陰圧が強くなると血液ポンプセグメント部の径方向の変位が大きくなり，電圧変化も増加する．血液ポンプセグメント部の変位は軽微であるため自動プライミング（D-FASプライミング）で校正され，血液回路設定間違いなども検知する．

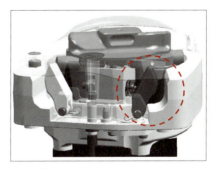

図5　血液ポンプのクランプ

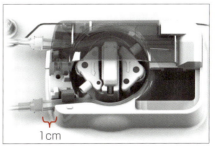

図6　血液ポンプセグメント部のセッティング状況

〔図5，6 提供：日機装社〕

血液回路の影響

血液回路は専用回路を用いるが，装置へのセットは通常の血液回路と変わらない設計になっている．しかし，血液ポンプセグメント部のジョイントから1cm程度のところが血液ポンプのクランプに収まるように注意する必要がある（図6）．また，血液ポンプのクランプの奥までしっかり入れ，捻じれたり緩んだりしないように注意する．血液ポンプセグメントの径は外形12.2 mm，内径8.0 mmと外形9.7 mm，内径6.6 mmがあり任意に選択できる．校正は自動的に治療ごとに実施し，自動プライミングのときに行われる．そのため自動プライミングは適正に終了する必要がある．血液ポンプセグメント部の径方向の変位は，脱血圧が－500 mmHg程度であっても10%以下の変位であるため，血液回路のセッティングは重要である．

推定血液流量モニタの機能

- 血液透析用留置針の針先が血管壁に付くことなどによる脱血不良および血液回路の折れ曲がりによる閉塞の監視．
- 返血中の血液ポンプ逆回転時における血液回路内に発生した血栓のつまりによる動脈用留置針の閉塞の監視．
- 血液回路に設置された血液回路のサイズ（太径，細径）の検出．
- ローラの隙間調整ミスによる血液ポンプセグメント部の締切り不良の検出．
- プログラム補液注入動作時の血液回路の折れ曲がりによる閉塞の監視

などをモニタリングできる．

実血液流量はバスキュラーアクセスの状態によって変化するが，使用する血液回路，穿刺針の内径や長さでも変化する[1]．また，除水により血液が濃縮すると粘稠度が増加し脱血圧は低下する．実血液流量は脱血圧と相関するので，脱血圧の低下により実血液流量は減少することになる[2]．透析施行中の実血液流量は一定ではなく，さまざまな要因により常に変化している[3]．設定血液流量と実血液流量が乖離する以上，設定血液流量で透析条件を考えるのではなく，実血液流量で考えるべきである．そのためには，透析用監視装置に組み込まれた，汎用が高く連続してモニタリングできるデバイスの普及が望まれる．

文献

1) 大澤貞利，山本英博，斉藤辰巳，他：血液回路内径および穿刺針内径の違いが血液流動状態に与える影響について．腎と透析 2001；51（別冊 ハイパフォーマンスメンブレン '01）：205-209
2) 大澤貞利，山本英博，斉藤辰巳，他：血液回路内圧力変化を用いての実血液流量測定法．腎と透析 2004；57（別冊 ハイパフォーマンスメンブレン '04）：165-168
3) 大澤貞利，久島貞一：ダイアライザを流れる流量の問題．腎と透析 2011；71（別冊 ハイパフォーマンスメンブレン '11）：6-8

（大澤貞利）

Ⅳ コンソール

❻各種モニタリング
(4) 血液モニタ (Ht, Hb, 血液温度, ΔBV)

血液モニタ (blood monitor；BLM) は，光学的な手段を用いて非侵襲的に血液回路内のヘマトクリット (Ht)，ヘモグロビン (Hb)，循環血液量変化率 (ΔBV%)，血液温度を連続的にモニタリングする装置であり，2017年から透析用監視装置 TR-3300M (以下，透析装置) にオプション搭載されている．除水による循環血液量の変化の測定を行い，それらを血圧低下の予測や適正なドライウエイト (DW) 管理の一つの指標として用いることを目的としている．

センサ本体 (図1：装置外寸；高さ44×幅72×奥行30 mm) はダイアライザホルダを取り付けるサイドポールに設置し，キュベットを組み込んだ血液モニタ用回路を動脈 (A) 側血液回路のダイアライザロックコネクタにつなぎ合わせ，キュベットをセンサ部分に取り付けて測定を行う．キュベットには血液を流す方向を示す矢印が刻印されているため，その矢印が上向きになるように取り付ける．血液透析 (HD) およ
び血液透析濾過 (HDF) の後希釈 (Post-HDF)，間欠補充型 HDF (I-HDF)，限外濾過 (ECUM) において各項目の測定が可能である．しかし，HDF の前希釈 (Pre-HDF) は補充液で希釈された血液を測定するため，測定を行えない項目がある．

機　　能

❶ グラフ表示機能 (図2)

ΔBV%，Hb，Ht，温度を個別にグラフ表示できる．ΔBV%のグラフには血圧の測定結果も表示される．縦軸は任意の値に変更できるようになっており，横軸 (測定経過時間) は時間経過に合わせて自動的に延長され，最大で7時間までの表示が可能である．

液晶画面に表示されるグラフには，イベントマーク表示機能として除水速度変更，急速補液/I-HDF補液を行った場合に自動でマークが

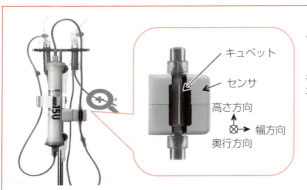
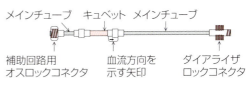

販売名：血液モニタ用回路
承認番号：22800BZX00213000

図1　血液モニタ

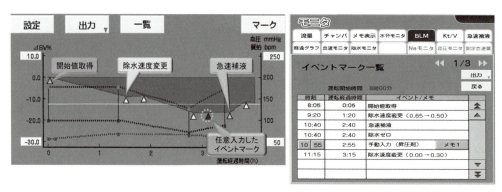

図2 BLMグラフ（イベントマーク表示機能）

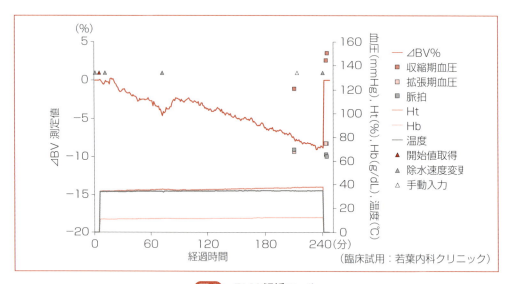

図3 BLM解析ツール

入る．また，自動のマークとは別にイベントの任意入力も行え，測定（治療）中に行われた行為（処置）に対するメモ機能を残すことができる．

❷ データ保存機能

透析装置の本体には，治療3回分の測定データが保存される．BLMデータを抜き取る外部出力機能が別オプションとなっているため，この機能を搭載していない場合はデータの抜き取りを行うことができない（人工透析管理システムにはデータが残る）．また，透析装置の画面右側面のUSBポートからBLMデータをUSBメモリ（型式はメーカに確認）に保存することができる．指定外のUSBメモリでは，正常にデータを抜き取れない場合がある．

❸ データ解析ツール（図3）

購入時に配布される「Excel」（マイクロソフト社）をベースとした「BLM解析ツール」に，データを取り込むと自動でグラフ表示に変換でき，患者ごとの管理に活用できる．対応するOS，Officeのバージョンはメーカに確認すること．

測定原理（算出），測定精度

1）Ht（%）

酸素化Hb，脱酸素化Hbに吸光される805 nmと水分に吸光される1,450 nmの2波長の近

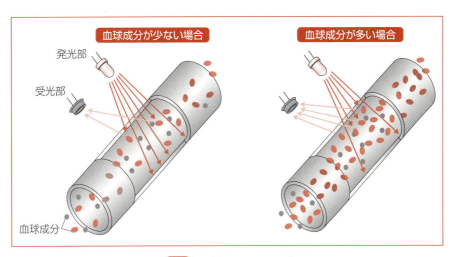

図4 測定原理イメージ

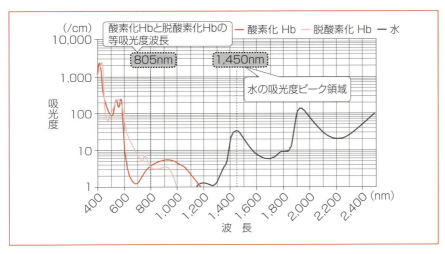

図5 測定原理と構成（測定周波数）

赤外線をキュベット内の血液に照射し，その反射強度によりHtを測定する（**図4, 5**）．
- 測定範囲：20〜50％
- 測定精度：±2ポイント

2) Hb（g/dL）

Ht（％）をもとに式①で算出する．
- 式①：Hb = Ht/f （f = 2.80〜3.15）
- 測定範囲：5〜15 g/dL
- 測定精度：±1 g/dL

3) ΔBV（％）

Ht（％）をもとに式②で算出する．
- 式②：ΔBV =（Ht開始値/Ht現在値 − 1）× 100

4) 温度（℃）

赤外線（IR InfraRed）による温度測定にて行う．
- 測定範囲：30〜42℃
- 測定精度 ±0.5℃

牛血を用いたBLMとHt毛細管遠心分離法のHtの比較，およびBLMと血液ガス分析装置のHbの比較を示す（**図6**）．Ht測定値とBLM表示値との比較では$R^2 = 0.98650$，Hb測定値とBLM表示値との比較では，$R^2 = 0.9850$と高い相関関係を示した．

なお，BLMと他の測定機器の測定値に差がある場合，動脈側（A側）血液回路より採血し

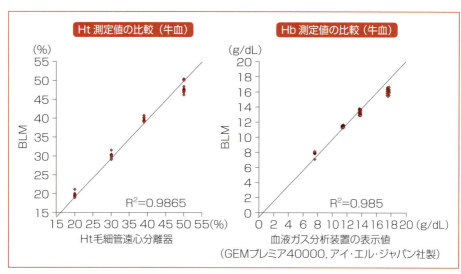

図6 測定値比較結果
(n=9)

測定機器で測定した値に基づいて，採血を行った時点でのBLM測定値を使用しHt, Hb, 血液温度の差分値を入力し補正することが可能である．補正はHt 32%付近（目安として30〜35%）での実施がメーカ推奨されており，35%以上の高濃度領域で調整を行うと，測定機器によっては仕様に示した測定精度から外れる可能性がある．なお，前採血はプライミング液の影響を受けるため，後採血の値で補正することが望ましい．

使用中の注意点

・ΔBV 開始値不良

ΔBV（%）は運転開始時のHtを基準としたHtの変化率を算出しているため，運転開始時の開始値取得時間設定が短すぎると，先述のとおりプライミング液などの影響で開始値が低値になり，ΔBV（%）に誤差が生じる場合があるため，開始値取得時間の設定には注意する（初期値5分）．このような場合には，開始値取得スイッチを押下し開始値を取得し直すことが可能である．

❶ BLMの自動測定がされない事例

BLMの23項目の設定を利用することで，「運転」工程に移行してから自動的に測定が開始されるなどの機能を備えている．しかし，BLMにキュベットが装着されていない場合や血液ポンプの運転スイッチが「切」となっている場合には，自動的に測定が開始されないことがある．キュベットを装着したり，血液ポンプの運転スイッチを「入」にし，開始値取得時間が経過したりすると，測定は開始される．

❷ 突然，BLM測定値が異常値を示す事例

治療中，問題なく推移していたところに，なんらかの拍子でキュベット以外の血液回路がセンサ本体の受光部に触れると，「キュベット外れ」や「血液検出不良」などの異常が発生することがあるので注意が必要である．

日常管理

センサ本体外装の清掃は，透析装置と同様に1,000 ppm程度の次亜塩素酸ナトリウム溶液に浸したガーゼなどで清拭し，その後，透析用水で水拭きをする．

（山下文子）

IV コンソール

7 オンラインHDF装置

　現在，オンラインHDF（血液透析濾過）を行う患者は7万人に至り，透析患者全体の20%を超えていると予測している．これにより企業間の装置開発が高まってきている．わが国で販売されている4社の最新装置として，日機装社DCS-100NX，ニプロ社NCV-3，東レ・メディカル社TR-3000M，ジェイ・エム・エス社GC-X01について，その機能，特徴を紹介する．

装置概要

❶ 基本仕様（表1）

　透析室のベッド間隔は限られており，装置の幅や奥行きはベッド間の作業スペースに影響する．また，穿刺時の装置移動は，手指の清潔を保つために身体や足で行うことがあるため，軽量でキャスターが大きな装置が優位である（図1）．

1）ディスプレイ，操作パネル

　ディスプレイの視認性において，治療中の情報は多岐にわたり膨大である．各社装置ともに，施設に合わせ画面構成をカスタマイズ可能である．昨今，治療中の血圧経過を求める声がありトレンドグラフや帳票式にて表示ができる．好みや，慣れの問題があり画面構成の視認性の優劣はつけ難いが，文字を大きくすることで視認性が高まり，それを収める15インチディスプレイの採用が進んでいる（図2）．

　操作パネルについては，始業準備時の血液回路の取り付けやすさや，その作業時間などが評価の対象となる．腰を屈めなくても操作ができるように，操作パネルが斜めにデザインされた装置が多い（図3）．とくに透析液補充液ポート口は，液だれトラブルを考慮し電装部が少ない装置下部に取り付けられるのが一般的であるが，利便性を優先しあえて操作パネルに配備した装置がある（図4）．

2）血液回路

　血液回路において，部品配置のデザインやプライミング容量が大切となる．相対的に部品点数が少なければ取り付けが容易になり作業効率が上昇する．血液回路内の容積低減化は大面積の血液浄化器を使いやすくし，透析終了時の返血回収量も減らすことが可能になる．また，プライミング容量が少ない分，些細であるがゴミの量を減らすことが可能である．

3）透析液流速

　透析液流速において，オンラインHDFの補充液は透析液を分配して用いるので，補充液流速が増せば透析液流速は相対的に減少するため小分子の透析効率を低下させないように高流速の透析液供給の機能が備えられている．

　小分子の透析効率は治療時間とともに漸減する．とくに透析開始時は，尿素が及ぼす浸透圧と透析液の浸透圧勾配のために血管内と間質との間で水分の移動が起こる．これにより血管内脱水が起こり血圧低下をきたしやすいので，治療初期には透析液流速を下げるなど，時間ごとに透析液流量を制御し血圧安定を試みる装置がある．また，通常透析における低血液流速の患者に対し500 mL/minの透析液流速は十分すぎるという考えがあり，血液流速に見合う透析液

表1 基本仕様

機種名	DCS-100NX (日機装)	NCV-3 (ニプロ)	TR-3300M (東レ・メディカル)	GC-X01 (ジェイ・エム・エス)
大きさ (幅×高さ×奥行)	300×1,345×445 mm	250×1,448×470 mm	320×1,415×570 mm	300×1,370×500 mm
装置重量	約65 kg	約75 kg	約67 kg	約70 kg
ディスプレイの大きさ	15インチ	15インチ	12.1インチ	15インチ
血液ポンプの流速範囲	40～600 mL/min	10～500 mL/min	20～400 mL/min	30～500 mL/min
除水密閉回路方式	複式ポンプ方式	ビスカスチャンバー方式	ダブルチャンバー方式	ダブルチャンバー方式
除水ポンプの流速範囲	0.01～4.00 L/hr	0.10～3.00 L/hr	0.01～5.00 L/hr	0.01～5.99 L/hr
除水の時間除水プログラム機能	あり	あり	あり	あり
標準血液回路のプライミング容量	110 mL	136 mL	100 mL	85 mL
標準オンラインHDF回路のプライミング容量	130 mL	166 mL	100 mL	86 mL
透析液流速の範囲	300～700 mL/min	300～800 mL/min	300～700 mL/min	300～700 mL/min
透析液流速の時間制御機能	なし	あり	なし	なし
血液ポンプ流速に見合う透析液流速の制御機能	あり	なし	なし	なし
透析液プライミング・返血方法 1) 2) 3)	オンライン透析液 — 生理食塩液	オンライン透析液 — 生理食塩液	オンライン透析液 逆濾過透析液 生理食塩液	オンライン透析液 逆濾過透析液 生理食塩液
透析液を用いた標準プライミング量	2,000 mL	3,100 mL	2,000 mL	4,000 mL
プライミング量の最大	7,000 mL	9,990 mL	10,000 mL	20,000 mL
標準量でのプライミング時間	約12 min	約12 min	約10 min	約10 min
プライミング流速の最大値	300 mL/min	500 mL/min	400 mL/min	400 mL/min
動静脈圧, 透析液圧モニタ標準測定点	2点	2点	3点	2点
圧モニタの最大測定点 (オプション)	4点	3点	3点	4点
TMPゼロ点補正機能	あり (TMP自動追従監視)	あり	あり	あり

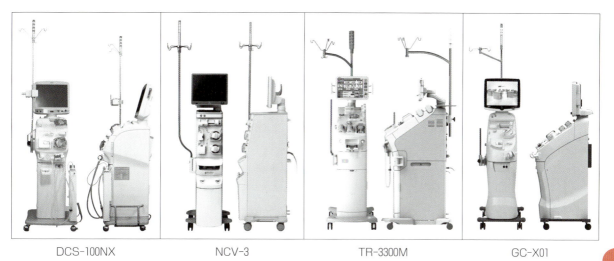

図1 装置正面・右側面

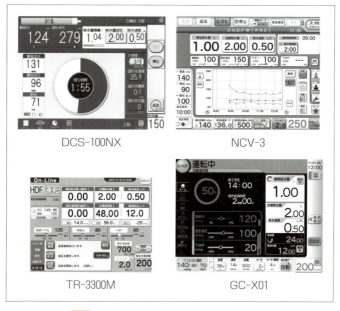

図2 治療中のディスプレイの標準表示

流速の設定ができる装置がある．最適な透析効率を維持しながら透析液使用量を節減できる機能である．

4) プライミング

プライミングはオンラインHDF装置であるので，透析液補充液をそのまま流用できる．また，ヘモダイアフィルタの膜の外側から内側へ逆濾過透析液を流し込み洗浄効果を高めた装置がある．プライミング量は各社ともヘモダイアフィルタの添付文書に記載されている2,000 mLを超えた設定になっている．また，プライミングは自動化され，その工程時間は各社10分程度に収まっている．プライミング量のみならず，プライミング流速の最大値は，ヘモダイアフィルタ内の溶質物や細かな空気の除去能に関わる．

5) 監視技術

昨今のオンラインHDFの監視技術において

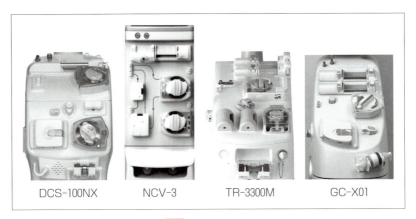

図3 操作パネル

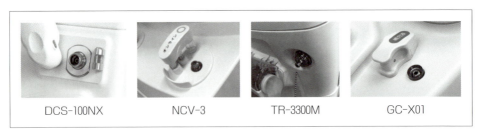

図4 透析液補充液ポート口

表2 清浄化方法の分類

機種名	DCS-100NX (日機装)	NCV-3 (ニプロ)	TR-3300M (東レ・メディカル)	GC-X01 (ジェイ・エム・エス)
承認されたETRFの名称	EF-02	CF-609N	TE-12R	JP-80
ETRFの材質	PEPA	PES	PS	PES
ETRFの膜面積	$1.0\,m^2$	$0.6\,m^2$	$1.2\,m^2$	$0.8\,m^2$
メーカが保証する ETRFの使用期限 　1) 　　　　　　　　　2)	6カ月 1,500時間	6カ月 —	6カ月 洗浄回数155回	6カ月 —
ETRFのリークチェック のタイミング　　　1) 　　　　　　　　　2) 　　　　　　　　　3)	透析液準備工程中	朝の洗浄行程中 透析液準備開始工程中 透析液準備完了時	透析液準備工程中	朝の洗浄行程中 タイマ設定
ダイアライザカプラの 汚染防止対策	ジョイント棒レス	カプラ加熱	カプラ内流体の 無停滞構造	ジョイント棒レス
熱水消毒の可否	可	可	否	否

は膜間圧力差（TMP）が重要視されている．一般的に，静脈圧とヘモダイアフィルタ後の透析液圧の2点法とする場合が多い．2点法においても，より正確なTMPを表示するために治療開始直後にTMPゼロ補正を行っている．しかしながら，TMPの正確な情報は3点法以上であり，オプションで動脈圧，ヘモダイアフィルタ前の透析液圧を加えた4点法が可能な装置も

ある．

❷ 清浄化方法の分類（表2）

エンドトキシン捕捉フィルタ（ETRF）は各社承認されたもので，保証された使用期限を守らなければならない．別メーカ使用の選択肢はない．ETRFリークチェックのタイミングは，透析液準備中に行われるのが基本であるが，万が一のリーク時の対応を円滑にするために透析液供給装置が洗浄中に行う操作や治療直前の安全保証がほしい施設要求など，リークチェックのタイミングを複数備えている装置がある．ETRF装着位置は各社とも作業しやすいように装置前面下部にある（図5）．

ETRFにより清浄化された透析液も，ダイアライザカプラの汚染で台無しになることがある．ダイアライザカプラの構造を簡素化し，淀みが起こらない工夫や汚染しやすいジョイント棒の排除，装置のカプラ保持部を加熱させ除菌する装置などがある（図6）．

加熱除菌は，材料への熱伝導により消毒液が触れない部分の除菌が期待できるため，熱水消毒可能な装置がある．

❸ オンラインHDFおよびI-HDFの仕様（表3）

オンラインHDFで補充液ポンプは必須であるが，プライミング準備作業を軽減するために内蔵補充液ポンプを備えた装置がある．除水ポンプを流用しており，一般的なチューブポンプに比べ流量精度が高く補充液量の誤差が少ない．

補充液方法では定速方式が一般的である．しかしながら，治療経過とともに膜の目詰まりが進行しTMP上昇による警報発生のたびに補充液流速を漸減する処置を強いられることがある．一方，定圧方式であればTMP上昇による警報は原理的に発生しなくなる．また，過度なTMP上昇は想定外のアルブミン漏出となることがあるので，定圧方式を採用した装置であれ

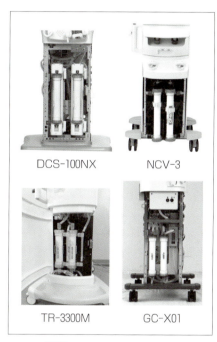

図5 ETRF取り付け位置

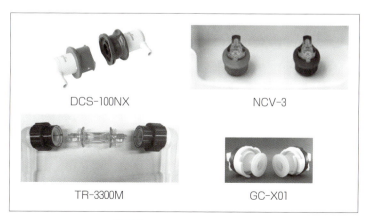

図6 ダイアライザカプラ

ば防止できる．

I-HDF（間欠補充型 HDF）は，補液と除水を繰り返すことで末梢循環を高め，血管内リフィリングを維持させ，血圧低下，下肢牽引痛の防止や，透析困難症などに用いられる．1回補液量とその間隔において，新しく効果的な治療法の設定は未知である．使用側の工夫を組み入れやすいように，1回補液量，その補液速度，補液間隔，また，補液した除水の選択肢においても自由に設定可能な装置がある．設定範囲が広い装置は，患者個々の適応の模索がしやすい．

ハイブリッド I-HDF は通常，オンライン HDF をしながら I-HDF を行う機能である．逆濾過透析液を用いた装置では，ヘモダイアフィルタの透析液側から血液側へのフラッシング効果により膜の目詰まりなどで低下した溶質除去能の一時的な改善が期待できる．

❹ 緊急対応・安全機能（表4）

透析液供給装置のトラブルで透析液供給が途絶えれば，透析装置のアラームが一斉に作動し透析室はパニックになることがある．そこで，透析はできなくとも透析装置が自動的に ECUM（限外濾過）に移行すれば除水継続可能なので，スタッフは落ち着いて業務継続ができる．

また，落雷などによる停電では血液ポンプを循環継続し停電復帰を待つことになるが，もし長時間の停電であると判断されれば返血回収が求められる．各装置には別電源バッテリーが搭載されており，30分間の運転を保証している．しかしながら，自動化装置でありながら緊急時に生理食塩液を用いて手動による返血回収を行うと空気混入事故の要因となり注意が必要である．そこで，装置内に残された透析液を用いて自動返血が可能な装置がある．

治療中の血圧低下を循環血液量（blood volume；BV）モニタで監視ができる装置がある．血液漏出事故は死亡に繋がるため，防止策のために各社オプションにて失血センサ取り付けの用意があり，失血を感知すれば血液ポンプが停止する連動機能が備わっている．

❺ 各装置の独自の特徴
1）日機装社 DCS-100NX
- 人感知センサにより操作の有無や装置前の人影を察知し，ディスプレイの照度を暗明させ，その変化でディスプレイに視点が向くように工夫がされている．
- 非接触 IC カードリーダによる操作者認証機能は，ディスプレイから治療情報を入力する際，人識別の誤入力を避ける．
- 熱交換器を採用し排液の熱を給液に伝えることで，省電力化を可能にしている．
- 操作パネルのすべてのクランプと血液・補液ポンプ動作のチェックを行う血液系自己診断機能がある．
- ギアレスモータの血液・補液ポンプを採用しているので静音性が高く，操作スイッチ off での回転抵抗が低いため，血液回路着脱の操作性が高い．
- レバー操作で着脱が可能な ETRF カートリッジを採用し，交換作業時の生菌混入を避けることができる．
- 高血圧患者の血圧測定は加圧による締めすぎで圧迫痛が起こることから，昇圧式血圧計を採用し，拡張期血圧から測定することで圧迫感を低減化している．
- 透析量モニタ（dialysis dose monitor；DDM）を用いて透析排液から Kt/V を計測でき，このモニタを応用して脱血不良の感知が可能である．
- 独自の BV モニタによりリフィリングを監視し，除水計画を支援するとともに，応用技術でシャント管理の参考となる VA 再循環率を測定する機能がある．
- 血漿濾過率（filtration fraction；FF）の測定は，後希釈オンライン HDF での濾過による血液濃縮がモニタできるので，血液濃縮に伴うアルブミン漏出量を監視できる．

2）ニプロ社 NCV-3
- ViVit パネル®は，視覚を刺激する工夫がされており，情報認知を高めるためにバイブレーション機能を採用し，触覚にも訴える機能がある．

表3 オンラインHDFおよびI-HDFの仕様

機種名	DCS-100NX (日機装)	NCV-3 (ニプロ)	TR-3300M (東レ・メディカル)	GC-X01 (ジェイ・エム・エス)
補充液ポンプの種類	チューブポンプ	チューブポンプ	チューブポンプ	チューブレス内蔵ポンプ
補充液流速の範囲	10〜400 mL/min (0.1〜24.0 L/hr)	10〜500 mL/min (0.1〜30.0 L/hr)	10〜400 mL/min (0.1〜24.0 L/hr)	30〜500 mL/min (0.2〜24.0 L/hr)
補充液流量の上限	240.00 L	199.99 L	99.99 L	999.99 L
補液方法	定速式補液・定圧式補液	定速式補液	定速式補液	定速式補液・定圧式補液
I-HDF機能	あり	あり	あり	あり
1回補液量の範囲	10〜500 mL	10〜400 mL	10〜300 mL	50〜400 mL
1回補液流速の範囲	40〜300 mL/min	30〜200 mL/min	50〜270 mL/min	50〜200 mL/min
補液間隔の時間の範囲	10〜60 min	15〜599 min	2〜240 min	5〜120 min
補液量の除水方法 1) 2)	均等除水 なし	均等除水 プログラム除水	均等除水 なし	均等除水 後半緩徐除水
ハイブリッドI-HDF	なし	あり	なし	あり

表4 緊急対応・安全機能

機種名	DCS-100NX (日機装)	NCV-3 (ニプロ)	TR-3300M (東レ・メディカル)	GC-X01 (ジェイ・エム・エス)
透析液供給装置の故障時の自動ECUM機能	あり	あり	なし	あり
停電対応のバッテリ容量 (Wh)	50 Wh	96 Wh	50 Wh	172 Wh (劣化防止より100 Wh使用制限)
内蔵バッテリでの血液ポンプ起動時間 (分)	30 min	30 min	30 min	30 min (自動返血回収含む)
緊急返血時の生理食塩液の必要性	要	不要 (装置内透析液)	要	不要 (装置内透析液)
BVモニタ内蔵	あり	なし	あり	なし
失血モニタ	外付け	外付け	外付け	外付け

- ビスカスコントロールシステムは，透析回路の密閉系を保つ機能に除水ポンプ機能も含まれた高精度の除水システムであり，装置保証は7年と，長期間保守が不要である．
- 内蔵排液ポートを装置本体に取り付け，煩わしいプライミング受けを排除でき，プライミング中の液漏れ防止となる．
- ETRFの交換サポート機能によりETRF交換時の水抜き，エア抜きを自動的に行うので，清潔を維持しながら交換が可能である．
- ヒートピュア機能により，汚染しやすいダイアライザカプラやオンライン補充液ポートを加熱して熱消毒を行う．
- オンライン補充液ポートの液だれ防止機構により，血液回路接続時の汚染防止に役立っている．
- 間欠補液プログラムにより，I-HDFとオンラインHDF治療を併用できるハイブリットI-HDFと呼ばれる機能が使用可能である．

3）東レ・メディカル社 TR-3300M

- ダブルチャンバ方式を世界で初めて実用化させ，その透析液密閉回路はオンラインHDFにおいても補液と濾液のバランスを制御し，補液量の影響を受けない正確な体液管理が実現できる．
- ユーザーフレンドリーデザインと称する考え方により，デバイスの最適配置，操作部の広範囲可動などのように高い操作性，作業性が実現できる．
- ディスプレイには抗菌液晶保護フィルムが貼付してあり，衛生管理を考慮している．
- 振動検知システムは，震災時の地震の揺れで血液ポンプを自動的に停止させ抜針事故を防止するものである．
- シングルパスプラスは独自のプライミング方式であり，血液回路内のプライミング液を再循環させない方法により高いプライミング効果を発揮する．
- A/V自動圧力監視は，動脈圧と静脈圧の絶対圧，相対圧を連続モニタし，その変化から実血流量や脱血不良，返血回収時の閉塞を感知する安全監視機能である．
- 血液モニタ（blood monitor；BLM）はヘマトクリット（Ht），血液温度からヘモグロビン，循環血液量変化率を算出する機能であり，連続測定，監視ができる．また，I-HDFの補液前後での自動血圧測定を加え患者動態の把握ができる．

4）ジェイ・エム・エス社 GC-X01

- ディスプレイは直感的な操作が行えるインターフェースを採用し，視認性向上のためにユニバーサルフォントの採用や色彩デザインを考慮し，画面構成をカスタマイズすることができる．
- 非接触ICカードリーダを採用して操作者の自動認証機能を搭載している．
- 閉塞検知センサを血液回路クランプユニット内に搭載し，脱血開始から返血回収まで連続監視が可能である．
- 172Whの大容量バッテリは装置内の透析液を用いた緊急返血の運転電源のみならず，使用制限100Whにしてバッテリ寿命の延長を可能にしている．
- オンラインHDFの濾過方法においてTMP制御を行う定圧濾過法を採用している．アルブミン漏出量の精度向上やファウリングによる過剰なTMP上昇による治療中断を避けることができる．
- 補液量（Qs）コントロールはオンラインHDFの定速濾過法，定圧濾過法[1]を交えて補液量をプログラムで制御可能であり，安定した溶質除去が可能である．
- ハイブリッドHDFはオンラインHDFにI-HDFを組み合わせ，高い溶質除去能と透析困難症の改善を期待した機能である．

文　献

1) 田岡正宏：本邦のオンラインHDFの実際―安全で効果的な施行技術．臨牀透析　2017；33：543-552

〔田岡正宏〕

IV コンソール

8 個人用透析装置

昨今の血液浄化治療では従来の血液透析法（HD）や血液透析濾過法（HDF）に加えて，透析液を置換液とするオンライン HDF や間欠補充型血液透析濾過（I-HDF）が普及し治療方法が多様化している．各装置メーカはさまざまな治療方法に対応する装置を製造し，これらを一般名称として個人用多用途透析装置と呼称するようになった．

わが国における透析装置の設置台数は，日本透析医学会[1]の統計調査によると調査が始まった 1966 年の 48 台から 50 年を経て 2016 年末には 135,211 台へと増加している．また調査当初の透析装置はすべて個人用透析装置であったが，現在ではその大部分を透析用監視装置が占めるに至った．これは維持透析を受ける患者数の増加に伴い一度に多くの患者が治療を受けるわが国の透析事情において，中央の透析液希釈供給装置を使用し，一括した透析液の供給を受ける透析用監視装置を用いた多人数用透析システムがコストや運用面で，有利なことが挙げられる．

一方で個人用透析装置の特徴は透析液希釈・供給部と患者監視部を併せ持ち，透析用水の供給で単独運転が可能となる．これにより患者病態に合せた処方透析の実施や病室，ICU などへ出張透析治療が行える．また，多人数用透析システムのように透析液希釈供給装置の故障や不具合がシステム全体に波及することはない．

基本構成[2]

個人用透析装置は透析液希釈装置を内蔵するため，透析用監視装置より内部構造が複雑である．透析液の希釈方式や除水制御方式は装置製造メーカごとに異なるが，その基本的な構成は図1に示すとおりである．透析液の希釈には原水を活性炭や軟水装置と逆浸透膜で構成される透析用水作製装置を用いて処理した透析用水を使用する．透析用水の供給は水処理システムから送液される透析用水配管を用いるが，病室や ICU のベッドサイドで行う治療に対しては原水（おもに水道）に個人用の透析用水作製装置〔個人用逆浸透（RO）装置〕を接続して使用するため，個人用 RO 装置と個人用透析装置は一対で運用する（病棟・ICU へ透析用水を配管する施設もある）．

供給された透析用水は，装置入口の減圧弁で供給圧力を一定に制御する．これは，供給水圧の変動により透析液濃度や装置動作に与える影響を防止するためである．

また供給された透析用水は，熱交換器を通り排液する使用済み透析液から熱を回収してヒータの負担を減らす．熱交換器を通過後に透析用水はヒータで加温される．加温された透析用水からは溶存している気体成分が気泡として顕在化する．透析液へ気泡が混入すると濃度電極での透析液濃度測定値（電気伝導率：電導度）に影響し，透析効率の低下や除水制御不良の体重誤差の要因になる．そこで，ポンプ脱気方式を

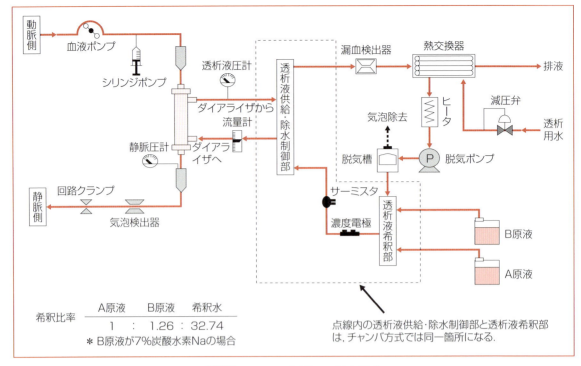

図1 個人用透析装置の基本構成

用いて気泡の除去を行う．この方法では脱気ポンプ入口に絞りを設けて流れてくる希釈水に−67〜−80 kPa程度の陰圧をかける．すると脱気槽で透析用水から気泡を分離・排出することができる．脱気した透析用水は透析液原液と混合する．一般に重曹透析を行う際の透析液原液は高濃度電解質溶液（A原液）と炭酸水素ナトリウム溶液（B原液）を用い，これに透析用水が混和され3液混合となる．一般的に濃度制御が容易なことから，はじめに希釈水とB原液を混合し，その混合液とA原液を希釈する方式をとる．

また，最近ではほとんど使用されなくなった酢酸透析液とHDFの変法であるacetate-free biofiltration（AFBF）ではB原液を必要とせずA原液と透析用水の2液混合となる．透析液の濃度は電極で測定した電気伝導率で管理される．電気伝導率は電気抵抗の逆数（1/Ω）として電流の流れやすさを表し，単位にはジーメンス（Siemens，記号S）を用いる．希釈した透析液の電気伝導率は液種の違いで若干異なり，透析液中の電解質濃度とほぼ正比例する．適正な濃度に希釈された透析液はサーミスタという温度変化とともに電気抵抗が変化する素子を用いて温度を測定する．その測定値をヒータユニットにフィードバックし，その値からヒータを制御して透析液を設定温度へとコントロールする．このとき，設定した透析液温度に対する実測温度の誤差は±0.8度以内と規定されている[3]．

透析液希釈調整方法[3),4)]

透析液の希釈方法は，機械的に制御を行う容量制御方式と電気的制御のフィードバック方式に大別される．さらに，容量制御の方法には定容量ポンプ方式と定容量混合方式がある．

❶ 容量制御方式
1）定容量ポンプ方式（図2）

一定圧力で供給された透析用水とモータにより駆動するピストンを用いた定容量ポンプで規定量のB原液がミキシングチャンバで混合され

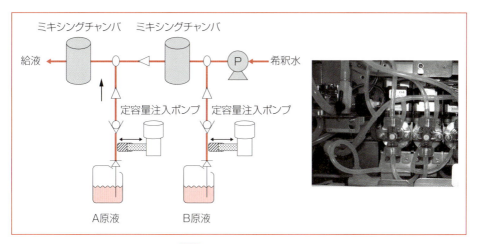

図2 定容量ポンプ方式

　一定量の希釈水に定容量の注入ポンプのストロークでB原液が注入され，ミキシングチャンバで混合される．その後，A原液を定容量ポンプで注入し透析液を供給する．

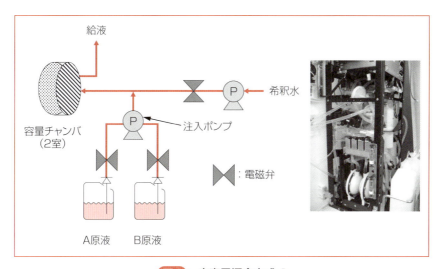

図3 定容量混合方式-1

　定容量チャンバ内に注入ポンプでB原液が注入され，続いてA原液を注入する．注入量は原液ラインに設置された電磁弁の開閉時間で調整する．原液注入後に規定量の希釈水をチャンバ内に充填し透析液を供給する．

る．この混合液とA原液注入ポンプにより，規定量のA原液が注入・混合され透析液を作製する．透析液濃度は原液注入ポンプのストローク数により調整する．最近では後述のフィードバック制御が併用されている．

2) 定容量混合方式

　定容量混合方式はおもにチャンバ内で透析液の希釈・混合が行われる．図3に示す定容量混合方式-1ではA・B原液注入ラインのそれぞれに電磁弁を設置する．一定速度で作動する原液注入ポンプに対し電磁弁の開閉タイミングを調整し，規定量のAおよびB原液を送水ポンプで供給される希釈水へ注入することで透析液を作製する．透析液濃度の変更は電磁弁の開閉時間で透析液原液の注入量を増減し調節される．また図4に示す定容量混合方式-2（ビスカスチャ

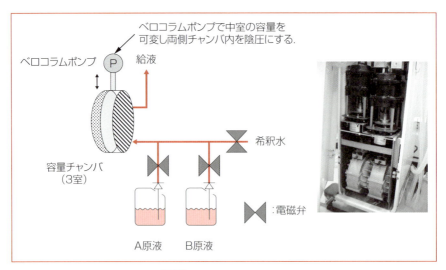

図4 定容量混合方式-2

　定容量チャンバの隔室に設置したベロコラムポンプでチャンバ内を陰圧にし，B原液とA原液を注入する．注入量は原液ラインに設置された電磁弁の開閉時間で調整する．原液注入後に規定量の希釈水をチャンバ内に充填し透析液を供給する（ビスカスチャンバ方式）．

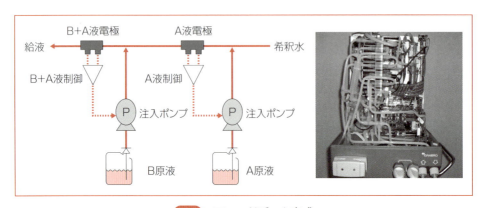

図5 フィードバック方式

　一定量の希釈水に注入ポンプでA，B原液を注入し，電導度を測定する．フィードバックにより注入ポンプのストロークを調整する．

ンバ方式）ではチャンバに付属したベロコラムポンプの動作と連動する電磁弁の開閉で規定量のA・B原液をチャンバ内に吸引し，一定流量で供給される透析用水と混合することで透析液を作製する．ビスカスポンプ方式では希釈水や原液を注入するポンプが不要である．

❷ フィードバック方式

　送水ポンプで供給される一定量の希釈水に原液注入ポンプを用いてA・B原液を注入し，混合された透析液の電気伝導度を連続的に測定する．その測定値からA・B原液注入ポンプの回転数（注入量）を帰還制御する方式である（**図5**）．この方式では透析液濃度の変更が速やかに行える．

透析液供給方式

　透析液供給方式には，シングルパス方式と再循環方式がある．シングルパス方式では希釈調

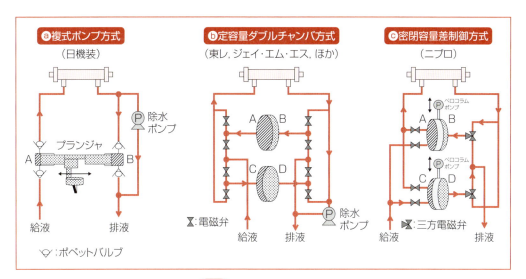

図6 閉鎖式容量制御法

整した透析液をダイアライザへ供給しダイアライザ通過後の透析液はただちに排液される．透析液の流れが一方通行であることからこの名称で呼ばれる．現状で市販される透析装置は，この方式を採用する．一方，再循環方式はあらかじめ作製した透析液を循環タンク内に貯留し，供給した透析液はダイアライザを通過後に再び循環タンクへ戻る方式である．現在では再循環方式を用いる装置は販売されていない．

除水制御機構

セルロース膜の低透水性ダイアライザを用いていたころの透析治療では，静脈圧や透析液圧を手動で調整し除水制御が可能であった．しかし，現在の高透水性ダイアライザの使用には，密閉回路を用いた機械的な除水制御が必須となる．

❶ 閉鎖式容量制御方式

透析液流路を閉鎖回路としダイアライザに供給する透析液量と排出される透析液量が等量となるように制御する．わが国の透析装置にはおもにこの方式が用いられる．

1）複式ポンプ方式

複式ポンプ方式の除水制御を**図6a**に示す．給液側（図中A側）のシリンダに充填された透析液はプランジャの動作により押し出されダイアライザに供給される．これと同時に排液側（図中B側）のシリンダ内には透析液が吸引される．二つのシリンダは同容量でありダイアライザへ流入出する透析液量を等量に制御できる．必要とする除水は除水ポンプにより密閉回路外へ排出される．また，この方式ではプランジャの動作により透析液供給が間欠流（脈流）となる．

2）定容量ダブルチャンバ方式

ダブルチャンバ方式は，チャンバ内をシリコンラバーの隔膜により2室に分けた一対の透析液閉鎖回路で構成される（**図6b**）．チャンバA内の透析液はダイアライザへ供給され，チャンバBにはダイアライザ通過後の透析液排液が流入し透析液の供給と排液を等量に制御する．この間，チャンバCには新鮮な透析液が充填されチャンバD内の使用済み透析液は閉鎖回路外へ排出される．二つのチャンバは交互に上記の動作を繰り返し，工程の切り替え時には透析液流量が一時的に減少または停止する．必要とする除水は密閉回路外に設置した除水ポンプにより行う．

3）密閉容量差制御方式

密閉容量差制御方式（ビスカスコントロール

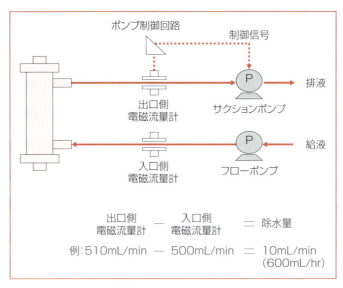

図7 開放式容量制御法

方式）ではチャンバ内を2枚のシリコンラバーを用いて3室に仕切り，中央の隔室にはシリコンオイル（このオイルをビスカスと呼ぶ）を充填している（**図6c**）．透析液閉鎖回路の動作は基本的にダブルチャンバ方式と同様である．除水は中央隔室内のシリコンオイルの量を制御し，透析液排液量を増加させる（給液量<排液量）．この供給量と排液量の差が除水量となるため，この方式では透析液閉鎖回路外への除水ポンプの設置が不要である．

❷ 開放式容量制御

開放式容量制御では二つの計測チャンバ（電磁流量計）で透析液の給排液量を計測しポンプを制御する（**図7**）．フローポンプによりダイアライザへ供給される透析液量を入口側電磁流量計で測定し，設定された除水量に見合う流量を透析液戻り側の電磁流量計で計測しながらサクションポンプの回転速度を制御する．この方式では透析液回路を密閉に保つ必要はない．しかし，透析液戻り側の電磁流量計は治療中に配管内の蛋白付着などで流量測定値に誤差を生じるため，一定時間ごとの校正が必要となる．

現在市販される個人用透析装置（表1，2）

❶ DBB-100NX（日機装）

DBB-100NXは，複式ポンプ方式を採用した多用途透析装置である．プライミングや返血などの透析操作をサポートするD-FAS機能を搭載し，これらの操作を自動で行うことができる．モニタリングとして，透析排液の紫外線吸光度から尿素除去率を算出する透析量モニタ（DDM）や血液量モニタ（ブラッドボリューム；BV計）による循環血液量変化率とプラズマリフィリングレート（PRR）およびバスキュラアクセス再循環率の測定が可能である．オンラインHDFには対応するが，複式ポンプの機能ではI-HDFなど逆濾過ができないため，間欠補液プログラムが用いられる．

❷ TR-3300S（東レ・メディカル）

TR-3300Sはダブルチャンバ方式を採用し，透析液の逆濾過によるプライミングから返血までの治療操作を自動で行うことが可能でオンラインHDFやI-HDFに対応する．また，脱血圧の連続監視を行い，圧力波形の振幅から実血流を算出することで設定血流量との誤差を監視す

表1 個人用透析装置

機種名	DBB-100NX	TR-3300S	NCV-10
メーカ	日機装	東レ・メディカル	ニプロ
寸法（本体）W×D×H(mm)	300 mm（W），470 mm（D），1,330 mm（H：モニタ画面12.1インチ）1,345 mm（H：モニタ画面15.0インチ）任意付属品装着時 440 mm（W），470 mm（D），1,750 mm（H）	280×570×1,415	280×535×1,410
重量（kg）	55 kg（オプション装着時95 kg）	70 kg/77 kg（オプション込）	90 kg
治療方法	HD/ECUM/AFBF/OHDF/OHF	HD/ECUM/OHDF/IHDF/AFBF	HD/ECUM/(OHDF/IHDF)
透析液希釈方式	フィードバック方式	定容量混合方式	定容量混合方式
透析液流量調整範囲（mL/min）	300～700	300～700	200～600（定時 500）300～800（高流量仕様）
除水制御方式	複式ポンプ方式	ダブルチャンバ方式	密閉容量差制御方式（*VCS）
消毒方法	薬液/熱水（クエン酸）	薬液/熱水	薬液/熱水（クエン酸）

*VCS：Viscous Control System

る．循環血液量のモニタリングには動静脈圧較差による血液粘度変化率測定がオプションで搭載できる．現在，同社の透析用患者監視装置（TR-3300M）にはキュベットを用いる循環血液量モニタが搭載されており，個人用透析装置への搭載が待たれる．

表2 オフラインHDF装置

機種名	TR-7700S
メーカ	東レ・メディカル
寸法（本体）W×D×H（mm）	270×492×1,300
重量（kg）	90 kg
治療方法	HD/ECUM/HF/HDF[注1]/AFBF
透析液希釈方式	定容量混合方式
透析液流量調整範囲（mL/min）	400〜600
除水制御方式	ダブルチャンバ方式
消毒方法	薬液

[注1]：HDFはオフライン

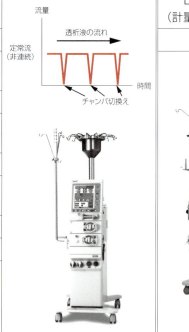

DBB-100NX（計量ハンガー仕様）
日機装

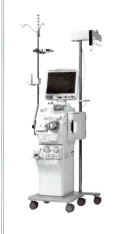

❸ NCV-10（ニプロ）

NCV-10は独自のビスカスコントロールシステム（VCS）によるチャンバ方式を用いており，除水ポンプ部のメインテナンスフリーを装置使用期間内として7年間の保証をしている．装置の仕様によりノーマル仕様，自動プライミング/返血機能付，オンラインHDF対応に分かれる．清浄化対策として装置本体のカプラプラグを加熱させることでカプラ内部を熱消毒する機能（ヒートピュアカプラ）が標準で装備されている．

❹ オフラインHDF装置

オンライン治療の普及により，補充液を使用するオフライン治療は減っている．

現在，オフラインHDFが可能な装置はDBG-03（日機装），NDF-21（ニプロ），TR-7700S（東レ）の3機種があり，DBG-03とNDF-21については装置製造基準の理由から2017年に製造が終了となっており，後継機の開発は予定されていない．

東レは今後もTR-7700S（表2）の販売と後継機の開発を継続する予定であり，日機装はDBB-100NXに計量ハンガーユニット（表2）をオプションとして用意し，オフラインの治療に対応可能とした．

操作と管理

❶ 治療の準備

透析装置を使用するには，透析液の適正な濃度調整が必要である．供給される透析用水は給液接手の入口で70〜300 kPa（0.7〜30 bar）の給液圧と10〜30℃程度に加温された透析用水を用いる．濃度が異なる透析液を併用する施設では透析装置にあらかじめ調整を行い登録した液種を選択するシステムが内蔵されている．濃度が安定したら透析液の電気伝導率と併せて浸透圧や電解質を測定し安全を担保する．

❷ 生物学的汚染の対策

日本透析医学会の2016年版透析液水質基準[5]では透析用水の生菌数100 CFU/mL未満とエンドトキシン（ET）0.050 EU/mL未満が定め

表3　各機種の点検と保守

DBB-100NX		
日常点検	（使用前）	・電源プラグの接続確認 ・接地の確認 ・電源コード，ケーブル，コネクタなどの損傷確認 ・ホースの接続，折れ曲がり，損傷の確認 ・液漏れの確認 ・疎水性エアフィルタが濡れていないことを確認 ・異常音，異常発熱，異臭の確認 ・警報，報知が発生していないことを確認 ・透析液（濃度，組成）の確認 ・指示値（圧力，濃度，温度など）の確認 ・消毒実施の確認
	（使用中）	・指示値（透析液圧，TMP，濃度）の確認 ・液漏れの確認 ・異常音，異臭などの確認
	（使用後）	・液漏れの確認 ・異漏音，異臭などの確認 ・ダイアライザカップリングの接続確認
定期点検	（250時間ごと）	・装置背面ファン用フィルタの清掃
	（1,500時間ごと）	・外観等の点検 ・給液系，希釈系，透析液供給系，除水制御系，循環消毒，薬液注入系の点検 ・原液ノズル洗浄の点検 ・血液ポンプ，補液ポンプ，注入ポンプ点検 ・血圧計（内蔵）の点検 ・PCB（primted circuit board）の点検 ・表示，表示灯の点検 ・指示値の確認 ・警報，報知の動作確認 ・液漏れ，異常音，異臭などの確認 ・端子台の増し締め ・洗浄，消毒動作の確認 ・最終テストの実施
	（3,000時間ごと）	・除水制御系（背圧弁，リリーフ弁）の点検 ・漏血検出器の点検 ・ブラッドボリューム計の点検 ・電気的安全性試験 ・ひび割れ，変色の確認 ・接手部などの増し締め
	（6,000時間ごと）	・希釈系（濃度セル）の点検

TR-3300S	
日常点検	・電源コードおよびコネクタ部の確認 ・接地回路の確認 ・排液状態の確認 ・流量計の汚れ，異物などによるフロートの作動の確認 ・電気部分の固定の確認 ・コネクタなどの抜けの確認 ・装置内部の配管部品，ナットのゆるみ確認

表3 つづき

	（運転中）	・安全装置の警報動作の確認 ・表示灯の確認 ・装置内の汚れの確認 ・漏電ブレーカの作動の確認 ・装置内部の水漏れの確認 ・自動血圧計のチューブやカフの確認
		・装置から液漏れの確認 ・運転中ポンプの異常音の確認 ・透析温度設定スイッチで温度調節の確認 ・供給水の供給の確認 ・透析液濃度の確認 ・静脈圧の確認 ・動脈/PD（ダイアライザ入口）圧の確認 ・透析液圧の確認 ・エアトラップチャンバ（たとえばドリップチャンバ）レベルの確認
定期点検		・冷却ファンのフィルタの清掃 ・その他,「取扱説明書」,「保守点検テキスト」に従った期間で定期点検を実施.
交換頻度と 交換部品		積算運転時間と定期交換部品 ・12,000 時間：3 年：二方電磁弁ダイアフラム ・12,000 時間：3 年：二方電磁弁ダイアフラム（チャンバ切替弁） ・12,000 時間：3 年：チャンバ膜 ・8,000 時間：2 年：クリーンカプラ本体 ・8,500 時間：1 年：冷却ファンフィルタ ・6,000 時間：4 年：ETRF 継手 ・8,000 時間：2 年：ETRF エアフィルタ ・8,000 時間：2 年：ETRF 逆止弁 ・25,500 時間：3 年：自動 UPS（無停電電源装置）用バッテリ ・4,000 時間：1 年：Na 注入フィルタ ・4,000 時間：1 年：原液吸入ポート O リング ・4,000 時間：1 年：原液フィルタ（A・B 原液/次亜塩素酸 Na/酢酸） ・採液ごと：サンプリングポートキャップ（ディスポーザブル）
NCV-10		
日常点検	（使用ごと）	・装置内部からの液漏れ ・装置本体の汚れ, 損傷 ・スタートアップテスト ・シリンジ注入量
定期点検	（1 カ月に 1 回） （5,000 時間または 6 カ月に 1 回）	・冷却ファンのフィルタの清掃 ・外観, チューブ等の点検 ・給液部または透析液受け入れ部の点検 ・密閉回路の点検 ・血液ポンプ部の点検 ・シリンジポンプ部の点検 ・監視/指示警報の作動確認 ・電気的安全性の確認
定期点検 （概要）	（業者による 5,000 時間または 6 カ 月に 1 回）	・外観液回路部の確認 ・電気基盤部の保守 ・ビスカスポンプはメンテナンスフリー

各装置の点検詳細内容は, 保守マニュアルの「日常点検」「保守点検要領」を参照.

られている．またオンラインHDFを行うには，透析液由来オンライン調整透析液（オンライン補充液）として無菌かつ無発熱物質が求められ，さらにオンライン補充液の作製には超純粋透析液の基準である生菌数 0.1 CFU/mL 未満，ET 0.001 EU/mL 未満を満たさなければならない．個人用透析装置においてはエンドトキシン捕捉フィルタ（endotoxin retentive filter；ETRF）の通過前に基準値を担保していることを確認する必要がある．ETRF の交換は各社 6 カ月ごととしているが EF-02（日機装）はクエン酸による薬液熱水消毒を実施する場合に運転時間 750 時間，熱負荷時間 150 時間または取付け期間 6 カ月のいずれかに達したときに交換としている．

❸ 点検と保守

透析装置は日常点検と定期点検が必要であり，各社装置の添付文書による点検項目を**表 3**に示す．

引用文献

1) 日本透析医学会統計調査委員会：図説 わが国の慢性透析療法の現況（2016 年 12 月 31 日現在）．人工腎臓台数の推移
2) 川崎忠行：第 6 章—2 個人用透析装置．臨床工学技士講習会テキスト．2000；180-197
3) 厚生省薬務局：透析型人工腎臓装置承認基準．薬発 494 号，1983
4) 佐野直人，芝本　隆：個人用供給装置．臨牀透析　2000；16：1209-1221
5) 峰島三千男，川西秀樹，阿瀬智暢，他：2016 年版透析液水質基準．透析会誌　2016；49：697-725

参考文献

1) 菅野有造：第 4 章—2 個人用透析装置．Clinical Engineering　2006；別冊：血液浄化装置メインテナンスガイドブック．73-77
2) 日機装（株）：個人用透析装置 DBB-100NX 保守点検マニュアル
3) ニプロ（株）：個人用透析装置 NCV-10 研修資料
4) 東レ（株）：個人用透析装置 TR-3300S 保守点検テキスト

（菅野有造）

V 関連機器

1 浸透圧計

浸透圧とは

浸透圧（osmotic pressure）とは，半透膜を挟んで濃度の異なった2種類の液体を隣り合わせに置くと，互いに同じ濃度になろうとするが溶媒中の溶質は半透膜を通過できずに跳ね返される．結果，溶媒が移動するが，このとき濃度の高い側に圧力を加えると溶液の浸透が抑えられる．この圧力を浸透圧という（**図1**）．浸透圧は溶液中に存在する粒子の数（非電解質の場合はモル数そのもの，電解質では電離したイオンも考慮したモル数）と絶対温度に比例する（van't Hoffの法則）．

$$\Pi（パイ）= CRT$$

　Π：溶液の浸透圧 [Pa]
　C：溶質のモル濃度 [mol/L]
　R：気体定数 [8.31×10^3 Pa・L/K・mol]
　T：絶対温度 [K]

ただし，この式は希薄溶液を仮定としたものであり，濃厚溶液の浸透圧の算出に本式を用いると測定値に影響を及ぼすため注意が必要である（van't Hoffの式は0.2 mol/L以下の希薄な溶液にしか適用できない）．通常，浸透圧はこのように測定されるので，単位も溶質分子またはイオンの濃度が1 mol/Lの溶液により生ずる浸透圧を1 osmol（オスモル）と定めている．

測定原理

浸透圧の測定原理には，直接測定する方法（静圧法，動圧法および溶液に圧力をかけて浸透圧と釣り合う圧力を測る補償法）や蒸気圧法，氷点降下法などがある[1]．医学の分野では超過冷却方式による氷点降下法が多く用いられている．溶液の氷点を測定する氷点降下法は，温度変化による溶質の変化によって影響を受ける．また，溶質の濃度，性質，氷点が異なる生体液では，氷点降下定数が各々異なるので，一定の

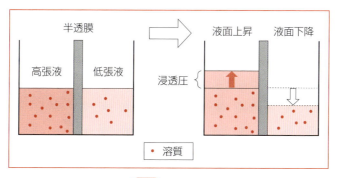

図1 浸透圧

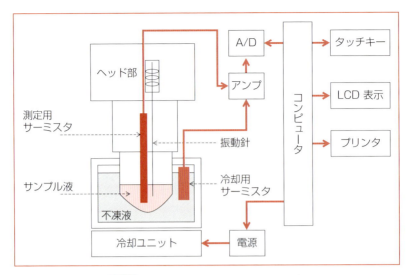

図2 浸透圧計(氷点降下法)の構成
〔OSA-22(日機装社製)の取扱説明書より許可を得て著者作成〕

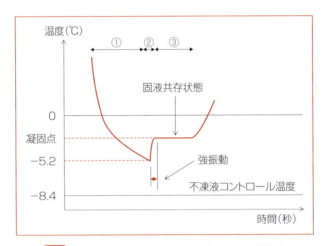

図3 氷点降下法におけるサンプル液の温度変化
〔OSA-22(日機装社製)の取扱説明書より許可を得て著者作成〕

定数を用いた場合には測定値に誤差を生じるため注意を要する.

図2に氷点降下法の浸透圧計の構成例を示す.

以下に,浸透圧計OSA-22(日機装社製)を使用した浸透圧の測定手順を述べる(**図3**).

- 測定試料をサンプル管に所定の量(OSA-22は1.5 mL)を入れる.
- 氷点降下法ではサンプル管内に入れた試料を-8.4 ℃にコントロールされた不凍液内に挿入し冷却する.
- 冷却中サンプル管内では振動針が弱振動し,試料液を撹拌することで試料液の温度分布を少なくする(図3①).
- 試料液がある一定の冷却温度に(約-5.2 ℃)に達すると,振動針が強振して試料液を氷結させる(図3②).この氷結時に凝固潜熱が放出され温度は氷点でしばらく一定となる.この固液共存状態になった試料液の温度,すなわち凝固点を測定し,それをマイクロコンピュータにより浸透圧値に換算する(図3③).測定に要する時間は約90秒で,変動係

数は 0.8％以下（200〜300 mOsm/L）となっている．なお，不凍液を冷却するため，電源を ON にしてから約 20 分（周囲温度 25 ℃のとき）の準備時間が必要である．

メインテナンス

❶ 校　正
校正に使用する標準液は，OSA-22 は 6 点（0, 100, 400, 1,000, 1,400, 2,000 mOsm）で，OSA-33 の場合は 0, 400, 1,000, 2,000 mOsm の 4 点法および 0, 100, 400, 1,000, 2,000 mOsm の 5 点法があり，各標準液の氷点降下温度から検量線を作成する．

❷ 不凍液の交換
不凍液は連続的に使用すると薄まり，部分的に凍るなど測定に支障をきたすため，3 カ月に 1 回交換する．

❸ ファンフィルタの清掃
冷却ファンフィルタがほこりなどにより目詰まりすると，冷却効果が低下し冷却槽故障の原因となるため，少なくとも 1 カ月に 1 回は行うか，状況に応じて適宜行う．

使用上の注意点

サンプル管は OSA-22 専用で，適量の 1.5 mL を注入する．当然のことながら，多すぎたり少なすぎたりすると測定誤差を大きくする原因となるので注意する．

文　献
1) 鍋谷浩志：浸透圧．日本膜学会 編：人工膜．1993, 225-232, 共立出版，東京

（芝田正道）

V 関連機器

2 電解質（Na, K）測定装置

　透析患者は病態として電解質異常を呈し，とくにカリウム（K）はもっとも注意を払わなければならない電解質で，ほとんどの施設では電解質〔ナトリウム（Na），K〕測定装置が設置されている．

　また，透析液の濃度調整の際にも重要な指標となることより，調製済み透析液の Na, K 濃度も測定される．しかし，この電解質測定装置は臨床検査装置であり，通常は血清や全血などの生体試料を測定するためのものであることから，透析液を測定試料として用いた場合，装置の仕様や測定条件などから適正に測定されないことがあるので注意が必要である[1)～3)]．透析液測定に際しての注意点については後述する．

構造・機能

　Na, K 測定の基準法は炎光光度法である．燃焼させることでイオン型，結合型を問わず全量の測定ができるが，測定装置の取り扱いや保守が困難であり，現在，医療施設ではほとんど使用されておらず，イオン選択電極（ion selective electrode；ISE）法を測定原理とする方法により測定されている[4)]．

　ISE を搭載した測定装置には，大型の生化学自動分析装置や，POCT（point of care testing）と呼ばれる被験者の傍らで迅速かつ適切に検査ができる小型で簡便な装置がある．

　多くの透析施設では，POCT である卓上型の電解質分析装置，血液ガス分析装置，多項目測定可能なハンディタイプの装置などが導入されている．

1 間接 ISE 法，直接 ISE 法

　ISE は目的とするイオンに対して特異的に感応する電極であり，試料を緩衝液で希釈して測定する希釈電位差測定法（間接 ISE 法）と，試料を希釈せず直接測定する非希釈電位差測定法（直接 ISE 法）がある．間接 ISE 法は，イオン強度の高い緩衝液で希釈することでさまざまな測定試料に対応できるよう工夫されている．一方，直接 ISE 法は，試料が直接電極に接するため試料組成の影響を受けやすく，測定試料の種類，とくに透析液には注意が必要である[5),6)]．通常，大型の生化学自動分析装置は間接 ISE 法，小型で簡便な測定装置は直接 ISE 法を用いていることが多い．血液ガス分析装置にも Na, K の ISE が付属されている装置もあり，これらはすべて直接 ISE 法である．

　全血，血清，血漿など生体試料を測定する場合は，いずれの方法においても正確な値が得られるが，透析液においては生体試料とは大きく組成が異なるため，生体試料と透析液は測定モードを分ける必要がある．

2 JCCRM300 の設定

　そのため透析液の電解質が ISE 法で正確に測定できるように透析液測定用常用参照標準物質（JCCRM300）が設定され[7)～9)]，これを標準（基準）として各電解質測定装置において調整済み透析液濃度測定のための標準化が行われた．

　標準化に対応した測定装置（**表**）の透析液測

表 電解質（Na，K，Cl）専用測定装置
（調製済み透析液の電解質測定における標準化対応機種：2017年7月現在）

メーカ名	装置名	測定原理	透析液試料			生体試料		幅×奥行き×高さ (cm)	重量 (kg)
			A+B	A	B	全血	血清・血漿		
エイアンドティー	EA07	間接ISE法	●	○	○		●	28×58×55	25
	EA09	間接ISE法	●				●	21×42×41	18
常光	EX-G	直接ISE法	●	○	○		●	29×42×37	12
テクノメディカ	STAX-3	直接ISE法	●		○	●		26×40×38	17
	STAX-6	直接ISE法	●		○	●	●	26×40×37	17

間接ISE法：希釈電位差測定法，直接ISE法：非希釈電位差測定法
A+B：調製済み透析液，A：希釈A液，B：希釈B液
● 測定値が標準化されている試料，○ 測定可能な試料（各メーカによる）

〔参考URL1）より改変・引用〕

定モードを用いることで，透析液中の電解質濃度を正確に知ることができるため，今後は標準化対応装置にて濃度調整を実施することが望まれる．

操作法

❶ 準　備

- ISE法は，電位差を観察しているため電極内の電位が安定していることが重要であり，装置および電極内の流体系が自動的に作動するように設定されている．そのため，常に電源を入れた状態にしておく必要がある．電源投入直後や電極交換時は不安定であり，すぐには安定しないので注意が必要である．
- 次に，安定した状態で，測定前に校正用標準液で校正（キャリブレーション）と呼ばれる検量線作製を実施する．この校正は，装置内部に校正用標準液がセッティングされている場合，自動的に一定時間ごとに実施する設定や，任意で測定前に実施することもできる．一方，外部校正用標準液を用いる場合は，必要に応じて校正を実施する必要がある．
- 検量線を作製する作業はたいへん重要なことで，電解質測定においては2種類の既知濃度の標準液（たとえばNa 130と160 mmol/L，K 3.5と6.0 mmol/L）を測定し，それぞれの起電力を得ることで検量線を作製する．この検量線をもとに未知濃度の試料を測定して得られた起電力から濃度を求めることとなる．
- 起電力は電極や装置の不具合，校正用標準液の劣化などで正しく出力されない場合がある．作製された検量線が正しいか否かは，値の定められたコントロール試料を測定することで判断され，その値を観察することで装置全体の精度管理を行う．精度管理は，分析装置を取り扱ううえで装置が正確に稼働していることの保証（担保）となる重要な作業である．これを怠ると分析装置の異変，測定値の異常に気づかずに誤った結果を招くことになる．
- 血液ガス分析装置は通常，電源を切ることはなく定期的に自動校正が実施され，いつでも測定できる状態にある．
- 校正頻度やコントロールの測定については，装置メーカの推奨があるので取扱説明書を参考にして施設の使用状況に応じた運用を行うとよい．

❷ 測　定

- 精度管理作業が完了すれば試料測定となる．
- Na，K（クロール；Cl）専用の測定装置において測定可能な試料は装置により異なるが，全血，血清，血漿，尿，透析液などが測定対

象となる．採取容器より直接試料を吸引させるタイプとサンプルカップなどに移し替えて測定するタイプがある．
- 血液ガス分析装置は，血液ガス専用シリンジ（ISE 測定用抗凝固剤入り）の全血試料や透析液が測定対象となる．いずれもシリンジより直接試料を吸引測定する．
- 透析液の測定に際しては，両装置とも専用の測定モードを用いる．

メインテナンス

測定装置の精度を保つには，取扱説明書を参考に Na，K，Cl，リファレンスの各電極，校正用標準液や洗浄液の定期交換，サンプルノズル，流路系の洗浄を実施する必要がある．なかにはメインテナンスフリーといわれる電極，試薬，洗浄液，廃液ボトルなど，すべてが一体化したカートリッジ式の製品もあるが，装置にセット後の測定回数や使用期限を管理しておく．

電極，カートリッジの取り扱いは，メーカにより冷蔵保存，室温保存などがあり，とくに冷蔵保存のカートリッジは使用前に室温に戻しておくなどの注意が必要である．いずれも交換後はすぐに測定可能状態とはならないので，時間の余裕をもって，測定しないタイミングに交換しておくとよい．

各電極，試薬などの消耗品は，不測の事態に対応できるように在庫管理をする．

トラブルシューティング

精度管理上，系統誤差が疑われる場合は再校正の実施や校正液の交換が有効である．偶発誤差（ばらつき）の場合は電極の取り付け直し，電極内部の電解液交換や電極交換，流路系の洗浄などを実施する．また，検査者の静電気なども電位差に影響し，ばらつきの原因となるので注意する．カートリッジ式装置の不具合時は，カートリッジの交換となる．

参考 URL（2018 年 4 月現在）
1) 日本血液浄化技術学会：透析液成分濃度測定装置の認証について「第 1 報」（2017 年 7 月 2 日付）
http://www.jyouka.com/authentication.php#20170702

引用文献
1) 清水　康，田中和弘，申　曽洙，他：血液ガス測定装置の Na 測定に影響をおよぼす透析液成分の検討．日血浄化技会誌　2009；1：21-23
2) 榊　徹，矢部邦章，櫻井義久：イオン電極の原理と透析液測定．日血浄化技会誌　2010；2：43-45
3) 関口光夫，高橋勝幸：イオン選択電極法入門読本．ISE 法による測定値の特徴．1991，44-47，エイアンドティー，東京
4) 日本臨床衛生検査技師会：平成 27 年度日臨技臨床検査精度管理　調査報告書　臨床化学 Na・K・Cl．2016，26-31，日本臨床衛生検査技師会，東京
5) 自動分析異常の解析技術マニュアル及び自動分析運用指針作成委員会：自動分析異常の解析技術マニュアル及び自動分析運用指針．日臨検自動化会誌 2010；35（Suppl. 1）：64-80
6) Levy, G. B.：Determination of sodium with ion-selective electrodes. Clin. Chem. 1981；27：1435-1438
7) 日本臨床化学会 POCT 専門委員会：透析液の成分濃度測定の標準化—透析液用常用参照標準物質の認証値の決定方法．臨床化学　2016；45：140-155
8) 日本臨床化学会 POCT 専門委員会：透析液の成分濃度測定の標準化：追補—透析液用常用参照標準物質の Cl イオン濃度の認証値の決定方法．臨床化学 2017；46：60-63
9) 検査医学標準物質機構：透析液測定用常用参照標準物質 JCCRM 300 認証書

〈清水　康〉

Ⅴ 関連機器

❸ 血液ガス分析装置

血液透析で使用する透析液は，各医療機関でA剤・B剤として供給されたものを，透析用水を用いて35倍に希釈調整し，使用しているのが現状である．各医療機関で調整した透析液を安全に使用するためには，調整後の成分濃度（ナトリウムイオン；Na^+，カリウムイオン；K^+などの電解質）の確認が重要となる．

現在，成分濃度管理には，浸透圧計や電解質測定装置，血液ガス分析装置などを用いて確認しているのが実際である．しかし，こうした測定装置は全血や血漿・尿などの体液成分を測定するための装置であり，さらに透析液を測定する場合の測定方法の取り決めもないため，各メーカ・機種ごとに測定値に差が生じている．そこで本稿では，血液ガス分析装置（血ガス計）の基本的な測定原理から，誤差の原因について解説し，さらにメインテナンス法についても解説する．

電解質測定法

❶ 炎光光度法

Na^+測定の場合，Na^+を含む試料溶液を噴霧器にかけて霧化し，炎の中に試料溶液と標準溶液を噴霧して炎色反応を起こさせる．Na^+の塩は熱エネルギーを受けると発光現象（エネルギーを光として放射する）が起き，589 nmの波長の光を放射する．分光装置により特定の波長範囲の光を取り出し，取り出された光の強度を電気的に測定する．一般的に濃度と発光強度には比例相関が成り立ち，Na^+濃度を求めることが可能となる[1]．そのため，検体の組成に関係なく精度の高いデータを出せるため，透析液の測定にも多く用いられていた．

しかし，炎光光度計は立ち上げに時間を要することや，炎を扱う危険性があるため，ほぼ次項の電極法に移行されているのが現状である（K^+測定においても，基本的な原理は上述のNa測定と同様であるが，発光現象で生じる光の波長が異なる）．

❷ イオン電極法（ion selective electrode；ISE）

特定のイオンに選択的に適応する電極のことをISEという．ISEと比較電極（reference electrode）とを試料に浸すと，両電極にイオン活量に応じた起電力を生じる．

シーメンス社の比較電極は，塩化銀（AgCl）で被覆された銀線と飽和塩化カリウム（KCl）溶液で囲まれたイオン透過性ポリマーを含む[2]．また，ラジオメータ社の比較電極は，銀でコーティングした銀ロッドでできており，電解液に塩酸でpH 5.5に調整した4Mギ酸ナトリウム（HCOONa）を使用している[3]．そのためサンプルの組成によって変化せず，一定の電位を維持することが可能となる．一方，ISEは，特定のイオンにだけ強く反応する膜が付けられている．比較電極とISEの電位差から濃度を算出する方法を電極法といい，この電位差を拡散電位（diffusion potential）と呼び，両液間の濃度差が大きい場合はその値は大きくなる．

1）電解質の測定

基本的にNa^+，K^+，クロールイオン（Cl^-），

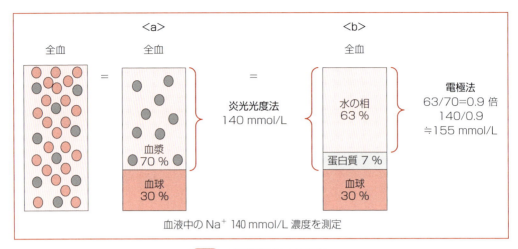

図1 炎光光度法と電極法
電極法と炎光光度法では，測定している溶媒が違う．

カルシウムイオン（Ca^{2+}）のキャリブレーションは，2種類の校正用バッファー（液体試薬）を使用する．Na^+測定の場合，X軸にNa濃度，Y軸に電極出力としたグラフに，二つの測定結果をもとに2点を結ぶ直線を引く（キャリブレーションライン）．測定電力とキャリブレーションラインより濃度を算出する．

2）重炭酸イオンの測定

重炭酸イオン（HCO_3^-）はpHと二酸化炭素分圧（pCO_2）を用いた演算項目である．HCO_3^-を正しく得るためには，pH電極とpCO_2電極の両方の精度が重要になってくる．HCO_3^-は，下記に示すヘンダーソン・ハッセルバルヒ式により，炭酸の解離定数pK 6.1を用いて導かれた値である．

$$HCO_3^- act = 0.0307 \times pCO_2 \times 10^{[pH(37℃)-6.105]}$$

透析液測定における注意点

Na^+やK^+は血漿水分中に存在する[1]．血液内にあるNa^+濃度（140 mmol/L）を測定する場合，たとえば透析患者の血球を30％程度とすると，70％の血漿部分にNa^+濃度は存在することになる（**図1a**）．しかし，血漿部分には固形成分（蛋白質など）7％が存在するため，厳密にはNa^+は63％の水の相に存在している（**図1b**）．

基本的に炎光光度法とISEとでは，測定する溶媒が異なる．炎光光度法では，図1aや図1bで示す血漿部分を測定するため，Na^+濃度は140 mmol/Lとなる．一方，ISEでは，図1bで示す水の相を測定するため，溶媒が血漿の70％から水の相の63％へ変わるので，分母が0.9倍（63÷70＝0.9）となる．ゆえにNa^+濃度は155 mmol/L（140÷0.9≒155）と高値になる．ISEは炎光光度に比べ高値に表示されるため，炎光光度の測定値に近似するように補正（低値に表示）される仕組みになっている（**図2**）．

しかし，ISEで透析液を測定する場合，透析液には固形成分がないためすべてが水分となる．そのため，本来は正しく測定された値に補正がかけられることになり低値に算出されるので，注意が必要である．さらに，その補正は機種ごとに異なり，おのおの違った値が表示されるのが現状である（K^+でも同様の事象は生じるが，血中濃度が低いため大きな差異は見受けられない）．各装置の誤差に関しては，メーカに確認してから使用することが望ましい．

透析モードによる測定

各メーカから，全血を測定するために調整されている装置で透析液の測定値が正しく得られるように，基準法である炎光光度計との補正係

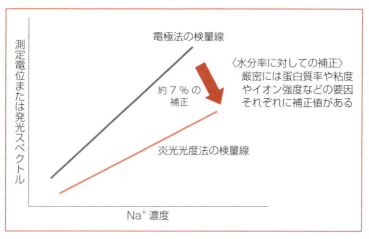

図2 ナトリウムイオン 測定誤差の要因

数をあらかじめ設定した専用のモード（透析モード）を搭載している装置も発売されている．杉崎らは，透析モードによる透析液のナトリウム，カリウム値が炎光法のデータとよく一致することを報告している[4]．

透析液成分濃度測定装置の認証指針

現在は，透析液測定用常用参照標準物質（JCCRM 300-11）を校正基準として校正した，透析液成分濃度測定用装置にメーカが対応する方向に向かっている．これらの装置を用いて測定することにより，どの装置で測定しても同様の結果が表示されるようになっている．また，JCCRM 300-11 は，酢酸系とクエン酸系に分かれているが[5]，どちらの校正液を測定しても基準値範囲内になるように努められている．

メインテナンス

装置はおもに，電極タイプとカートリッジタイプに分かれている．メインテナンスは，検査機器のため，メーカ推奨の定期点検を施行することが重要となる．また，日常業務では，電極タイプは電極の交換や薬液補充，除蛋白/コンディショニングなどメインテナンスに時間を要するが，カートリッジタイプはカートリッジを交換するのみで簡易的である．しかし測定検体数によってはランニングコストが高くなるため，メインテナンスとランニングコストを考慮して，機器を購入することが望ましいといえる．

各医療機関で調整した透析液を安全に使用するためには，毎日，調整後の成分濃度（Na^+，K^+ などの電解質）の確認が重要となる．透析モードが搭載されている装置の使用が簡便であるが，機器の更新ができない場合などには，普段使用している測定装置の特徴をメーカに確認して理解し，適切な濃度調整を行う必要がある．また，さらなる安全性を担保するためには，可能なかぎり二つの測定装置（血ガス計・浸透圧計など）を用いて，毎朝確認することをお勧めしたい．

文献

1) 竹浦久司：ナトリウム（Na）の値が分析方法によって違うことの問題点．静脈経腸栄養　2009；24（3）：55-58
2) RAPIDLab 1200 システム 取扱説明書：シーメンスヘルスケア・ダイアグノスティクス株式会社
3) ABL800 FLEX システム リファレンスマニュアル：ラジオメーター株式会社
4) 杉崎　登，新井正行，杉山　誠：血液ガス・電解質・ヘマトクリット測定装置カイロン348の検討．臨床検査機器・試薬　1998；21（2）：174-180
5) 透析用測定用常用参照物質 JCCRM 300-11 認証書：一般社団法人検査医学標準物質機構

（大久保淳）

Ⅴ 関連機器

4 ACT 測定装置

血液透析の体外循環をスムーズに行うためには抗凝固薬（ヘパリン，低分子ヘパリン，ナファモスタットメシル酸塩，アルガトロバンなど）の投与が必須となる．そして，抗凝固薬の種類や投与量，投与方法を患者ごとに適正に調整して行うことがとても重要であり，そのために必要不可欠な検査が活性化全血凝固時間（ACT）で，これを測定する装置がACT測定装置である．実際の治療中にベッドサイドで全血を用いて迅速・簡単に測定することができる．本稿ではおもなACT測定装置について，その特徴などを簡潔に述べる（表）．

ヘモクロンレスポンス
（平和物産）

概　要

血液凝固計ヘモクロンレスポンスは，患者がどこにいても全血で凝固測定が行えるように設計されたバッテリ駆動のポータブルタイプの測定器であり，2検体の測定が行えるツーウェル（双穴）方式である．

ヘパリンなどの抗凝固療法を必要とする心臓手術，心臓カテーテル術や，透析療法をはじめとする血液浄化療法および，術後のICU，病棟などでの凝固・線溶系のモニタリングとしても使用されるACT測定装置である．

- 測定項目：ACT
- 検体量　：2 mL
- 測定範囲：0～1,500秒

測定原理

ヘモクロンの血液凝固の検出機構は米国で特許登録されており，その構成はテストチューブ内のマグネットとテストウェル内にある磁気ディテクタとから成っている．テストチューブがテストウェル内に挿入されるとテストチューブがゆっくり回転している間，磁気ディテクタがテストチューブ内のマグネットを検知する．凝固が始まるとテストチューブ内のマグネットが血餅とともに持ち上げられる．マグネットがテストチューブの底部から離れると磁気ディテクタには検知されなくなる．この時点で凝固が完了したものと判断され，アラーム音が鳴り，凝固時間がディスプレイに表示される．

測定方法

① startキーを押して装置を起動する．全血検体2 mLをテストチューブに入れたら，もう一度startキーを押してタイマを作動させる．同時にテストウェルのヒータも作動する．
② テストチューブを大きく上下に10回ほど振って活性化剤と攪拌を行い，テストウェルに挿入する．
③ テストチューブが挿入されると，テストチューブ内のマグネットはテストウェルの磁気ディテクタの真上に位置することにな

表 ACT 測定装置の比較

	ヘモクロン レスポンス（平和物産）	ヘモクロン シグニチャーエリート（平和物産）	アクタライク MINI Ⅱ（ジェイ・エム・エス）
測定項目	ACT	ACT, PT-INR	ACT
測定血液量（mL）	2	0.05	2
攪拌方式	手動攪拌	自動吸引	手動攪拌
凝固測定メカニズム	回転式	流動式	回転式
凝固検知方式	電磁式	光センサ検知式	電磁式
測定場所	ベッドサイド可	ベッドサイド可	ベッドサイド可
寸法（cm）	27×19×22	19×9.4×5	15.3×12.0×15.9
重量（kg）	3.3	0.5	2.38
電力（V）	AC100 50/60 Hz	AC100 50/60 Hz	AC85〜285 50/60 Hz
消費電力（W）	6	—	<110

る．マグネットがこの位置にあることを認識させるために，ディテクタランプが点灯している状態で，テストチューブを時計方向に手動で1回転させてもディテクタランプが消えないことを確認する．血液凝固が検知されるとアラーム音が鳴り，凝固時間がディスプレイに表示される．

④ この測定値は，テストチューブを引き抜くまで，あるいは cancel キーおよび start キーを押すまで常時ディスプレイに表示され続ける．何も操作をしないと，AC 電源に接続して使用している場合は 120 分（初期設定，変更可能），バッテリで使用時は 15 分で自動電源 off となる．

特　　徴

- ベッドサイドで血液凝固測定が行える．
- 新鮮な全血で測定できる．
- 数分内で測定結果が得られる．
- 完全なポータブル方式である．
- ニッケル-カドミウムバッテリの内蔵である．
- 電池の消耗を防ぐ自動停止機構が付いている．
- 電池の電圧低下をディスプレイに表示する．
- 内部回路を自動的にモニタし，トラブルがあればディスプレイに表示する．
- 600 件までの患者データを保存できる．

ヘモクロン シグニチャーエリート
（平和物産）

概　　要

血液凝固計ヘモクロン シグニチャーエリートは，患者がどこにいても全血で凝固測定が行えるように設計されたポータブルタイプの測定器である．

また，ヘパリンなどの抗凝固療法を必要とする心臓手術，心臓カテーテル術や透析療法をはじめとする血液浄化療法および術後の ICU，病棟などでの凝固・線溶系のモニタリングとして使用される凝固時間（ACT, PT-INR）測定装置である．

- 測定項目：ACT, PT-INR
- 検体量　：0.05 mL

- 測定範囲：JACT＋　0～1,005秒，JACT-LR 0～400秒，J201 0.8～10 PT-INR

測定原理

　全血検体をカートリッジに入れると，自動的に0.015 mLの血液を正確に計量して検査用チャネル内に取り込む．検査に不要の残りの血液は廃棄用チャネルに移動する．検体と活性化剤との混合および検査の開始は自動的に行われ，測定者が操作する必要はない．活性化剤と混合した後，検体は検査用チャネル内を前後に動き，クロット（凝血）の形成がモニタされる．クロットの検知には，カートリッジの検査用チャネルに平行して設置された1対のLED光センサが作動し，2センサ間を動く血液検体の速度が測定される．クロットが形成され始めると血液の流れが妨げられ，その動きが遅くなる．本品は，その動きがあらかじめ定められた速度以下になったとき，クロットのエンドポイントに達したと検知する．

測定方法

① 装置の起動として，startキーを長押しする．またはカートリッジを挿入して起動する．
② カートリッジを挿入すると測定準備が始まる．
③ 準備が完了すると，ビープ音が1回鳴る．この時点で検体を添加できる．
④ 検体を添加後，startキーを押して検査を開始する．
⑤ 凝固が検出されると，ビープ音が1回鳴り，検査の最終結果が表示される．

特徴

- ベッドサイドで血液凝固測定が行える．
- 検体量は，1滴（0.05 mL）と微量である．
- カートリッジの選択で正確なACT値，またはPT-INR値が迅速に得られる．
- 基本操作が簡単で，自動的に測定できるため，人為的誤差を防げる．
- テンキーとアクションキーによる各種の測定メニューが設定できる．
- 600件までの患者データを保存できる．
- 装置の自己点検がQCボタンを押すだけで自動的に実施される．
- 内蔵バッテリにより，2時間使用可能である．
- バーコードスキャナによるデータ管理ができる．

アクタライクMINI II
（ジェイ・エム・エス）

概　　要

　アクタライクMINI IIは，さまざまな医療現場でのヘパリン抗凝固療法を患者側でモニタするためにデザインされた，ACT測定器である．
- 測定項目：ACT
- 検体量　：2 mL（C-ACTの場合，G-ACTは0.4 mL，MAX-ACTは0.5 mL）
- 測定範囲：0～1,500秒

測定原理

　テストチューブ内の磁石をアクタライクミニIIのウェル内の磁力センサで感知するシステムであり，磁力センサは0°，46°，90°の場所に取り付けてある．チューブがウェルに挿入されると0°の磁力センサがチューブ内の磁石を感知する．チューブ内で凝固が促進し磁石がウェルの回転で持ち上げられて，46°のセンサが磁石を感知した時点でエンドポイントが決定される．測定が終了した段階でビープ音が鳴り，測定時間がLEDに表示される．すべての動作はマイクロプロセッサでプログラム管理されている．テストウェルがテストチューブを把持し，スタートボタンが押されるとき，マイクロプロセッサはテストチューブを回転させるためにモータを作動する．ヒータは37±0.5℃で一定

に保たれ，測定の間モニタされる．電源スイッチを押した段階でマイクロプロセッサはセルフテストを開始する．もしエラーが感知されると3回ビープ音が鳴る．

測定方法

① 使用条件内の環境では，加温はすぐに起こるため，プレウォームは不要である．
② 凝固テストを行うために，アクタライクテストチューブを準備する．
③ 血液サンプルを採り，テストチューブの中にサンプル血を入れ，蓋をしてスタートボタンを押す．
④ 蓋をしたテストチューブを凝固促進するために十分攪拌する．
⑤ マグネットの引っ掛かりがないことを確認する（引っ掛かりがある場合は指ではじく）．
⑥ テストウェルの中にテストチューブを入れ，磁気感知インジケータが点灯することを確認する．
⑦ 測定終了後にビープ音が鳴り，LEDに結果が表示される．

特　徴

- アクタライクの性能を継承したデュアル・センサシステム
- 視認性をアップした大型プラズマディスプレイを採用．
- AC電源駆動
- プリンタ装備タイプも選択可能．
- 精度の高いACT測定専用器である．

おわりに

　血液透析療法の進歩により，ダイアライザ（透析膜）と血液回路における抗血栓性は大きく向上し，血液透析に使用する抗凝固薬の投与量は減少してきている．これに伴い，透析中のACT測定時間なども以前に比べて短縮してきており，微妙なコントロールを行ううえで，その値の重要性は高くなっていると思われる．ゆえに，より精度の高いACT測定装置が必要となる．

参考文献
1) 山下芳久，塚本　功：抗凝固モニタ．臨牀透析　2007；23：1125-1131
2) 山下芳久，塚本　功：抗凝固モニタ（ACT・APTT）等．臨牀透析　2013；29：1063-1068

〔山下芳久〕

5 エンドトキシン測定装置
（1）発色合成基質法

　現在の透析医療において透析液清浄化は必須であり，その評価方法としてエンドトキシン測定が用いられている．エンドトキシンは微量で多様な生物活性を示し，サイトカインなどを誘発することから微生物学的汚染物質の評価項目に指定されており，基準を満たすことで水質確保加算が請求できる．

　エンドトキシンを検出または定量する方法は，カブトガニの血球抽出成分（*Limulus* Amebocyte Lysate；通称 LAL）から調製されたLAL 試薬と反応させることでゲル化させるゲル化法と，光学的変化から定量する光学的定量法に大別され，光学的定量法にはゲル化過程における濁度変化を測定する比濁法と，合成基質を加水分解して発色させる比色法（発色合成基質法）がある．

　本稿では，発色合成基質法を用いたエンドトキシン測定法の概要と，その測定装置について概説する．

エンドトキシンとは

　グラム陰性菌の細胞壁構成成分の一部であるエンドトキシン発見の歴史は，1892 年に Pfeiffer がコレラの原因菌である *Vibrio cholerae* が熱によって失活しやすい外毒素だけではなく，熱に対して安定で細胞外に分泌されない毒素を発見した[1]ことに始まる．Pfeiffer はこの毒素が細菌の内部にあると考え，ギリシャ語の「内」を意味する endo を付け Endo-toxin と命名した．1933 年に Boivin らはトリクロロ酢酸を用いて抽出を試み，グラム陰性菌から得られた耐熱性の毒素が，多糖，脂質，蛋白質の複合体であることを発見した[2]．1964 年に Levin と Bang がカブトガニの血液にエンドトキシンを加えると凝固（ゲル化）することを発見し，凝固の有無をみることで検体中のエンドトキシンを検出する方法を創案し[3]，現在のエンドトキシン測定法の礎となっている．

測定原理

　エンドトキシンは，LAL 試薬と反応すると最終的にコアグローゲンをコアグリンに変換してゲル化する．発色合成基質法は，コアグローゲンの加水分解部位のアミノ酸配列と類似の配列をもつ合成ペプチドに発色合成基質の *para*-ニトロアニリンを結合させ，ゲル化に必要な凝固酵素のアミダーゼ活性によって遊離する *para*-ニトロアニリンの吸光度を計測する方法である．

測定装置

　本邦で用いられている発色合成基質法でエンドトキシンを測定する装置は，生化学工業社製の EG リーダー SV-12 とウェルリーダー Advance である．EG リーダー SV-12 はシングルバイアルで少数検体の測定に適しているのに対し，ウェルリーダー Advance は多検体の測定に適している．

　測定原理は，どちらの装置も黄色を呈する遊離した *para*-ニトロアニリン（405 nm）の吸光

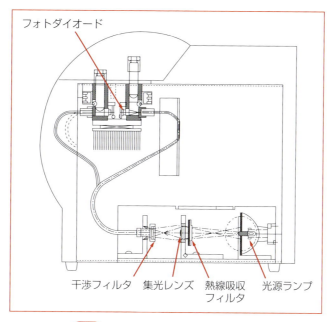

図1 EGリーダー SV-12 の概略図
試料と試薬の入った試験管内の吸光度変化測定に必要な光学的測定部品を装置の側面から見た図.

度変化を測定している.

LAL試薬と反応したエンドトキシンは，その濃度に比例して最終的に凝固酵素のアミダーゼ活性を上昇させ，黄色に発色させる．この発色速度を測定することから，この方法を反応速度法（kinetic rate assay）と呼ぶ．計測されたエンドトキシンは反応活性を測定していることから，エンドトキシン濃度ではなく，エンドトキシン活性と呼ばれており，単位は Endotoxin Unit；EU/mL となっている．

装置は光源のハロゲンランプからの光を熱線吸収フィルタと，集光レンズおよび 405 nm の干渉フィルタによって単色光に分光させ，透過した光の強度をフォトダイオードの検出器で検出し吸光度を算出する（図1，2）.

EGリーダー SV-12 およびウェルリーダー Advance では，対照波長（492 nm）での透過光強度および空気層のレファレンスも測定しており，それらを差し引いて吸光度を求めている．これによりプレートや試験管に対する光源の変動を補正することができ測定精度が高くなっている．

操作法

❶ EGリーダー SV-12（シングル試験管法）の測定操作

① リムルス試薬バイアルに緩衝液を各 200 μL 添加し，2秒間撹拌．
② 検体 200 μL 添加し，2秒間撹拌後，EGリーダー SV-12 にセット．
③ セットと同時に 37℃，30 分間の測定が自動スタート．
④ 測定終了後，解析ソフトによりあらかじめ登録してある保存検量線からエンドトキシン活性値が自動算出される．

❷ ウェルリーダー Advance（マイクロプレート法）の測定操作

① 検体をマイクロプレートの所定ウェルに分注．
② リムルス試薬を添付の緩衝液で溶解し，緩やかに混和．
③ 検体の入ったウェルに LAL 試薬を 50 μL ず

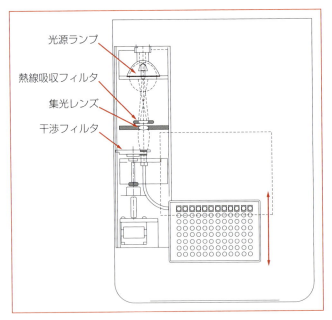

図2 ウェルリーダー Advance の概略図
試料と試薬の入ったマイクロプレート内の吸光度変化測定に必要な光学的測定部品を装置の上面から見た図．

つ分注．
④ ウェルリーダー Advance にセットし，37℃で30分間測定．
⑤ 測定終了後，解析ソフトによりあらかじめ登録してある保存検量線からエンドトキシン値が自動算出される．

❸ 検量線の作成

LAL 試薬のブランクと標準エンドトキシンの吸光度変化から検量線を作成する．EG リーダー SV-12 とウェルリーダー Advance では，LAL 試薬のロットごとに発行される試験成績書に記載されたブランクと 0.1 EU/mL の数値を専用ソフトに入力するだけで検量線が作成され，その試薬ロットが変わるまで再利用できる．

❹ 検出限界未満の表示方法

算出されたエンドトキシン活性値が 0.0010 EU/mL 未満の場合は，すべて「検出限界未満」と表示され，0.0010 EU/mL 以上の場合，表示桁数は小数点以下4桁に固定されている．現在の LAL 試薬の測定バリデーションでは 0.001 EU/mL が検出限界であり，日本透析医学会の 2016 年版透析液水質基準[4]においても，超純粋透析液のエンドトキシンの基準は 0.001 EU/mL 未満となっている．

<LAL 試薬の最近の動向>

LAL 試薬はカブトガニの血球抽出成分で，カブトガニから採血して得ている．カブトガニの保護と試薬の安定供給を目的に生化学工業社では，*Tachypleus tridentatus* の C 因子，B 因子，凝固酵素前駆体の三つの組換え蛋白質からなる世界初の発色合成基質法によるエンドトキシン測定試薬を開発した[5]．この試薬は「PyroSmart®」として発売されており，ウェルリーダー Advance で使用可能となっている．

トラブルシューティング・メインテナンス

EG リーダー SV-12 とウェルリーダー Advance ともにメインテナンスフリーとなっている．装置の電源を入れると同時に自己診断機能が働き，光量不足のエラーメッセージが表示された場合には，光源ランプまたはフィルタ

を交換することで回復する．これらの部品は各施設で容易に交換ができる．また，必要に応じて校正点検を製造メーカが行っている．

<測定時の注意>

発色合成基質法を用いたエンドトキシン測定法の概要と，測定装置の EG リーダー SV-12 とウェルリーダー Advance について解説したが，エンドトキシン測定装置にかぎらず，装置から得られた値には，真値からのずれが必ず生じる．試薬側の問題と装置側の問題，さらには操作による問題によって真値から乖離している可能性を念頭におく必要がある．とくにエンドトキシンは微生物由来の物質であることから，サンプリング時から測定終了まで無菌的な操作が必要となる．さらにはサンプリングポートを含めた管理も重要となる．装置の管理と，これらの管理のうえで正確なエンドトキシンの値が得られ，この結果を基に透析液の評価が可能となる．

文　献

1) Pfeiffer, R.: Untersuchungen über das Choleragift. Z. Hyg. Infektionskr. 1892；11：393-412
2) Boivin, A., Mesrobeanu, I. and Mesrobeanu, L.: Extraction d'un complexe toxique et antigenique a partir du bacille d'Aertrycke. Compt. Red Soc. Biol. 1933；114：307-310
3) Levin, J. and Bang, F. B.: The role of endotoxin in the extracellular coagulation of Limulus blood. Bull. Johns Hopkins Hosp. 1964；115：265-274
4) 峰島三千男，川西秀樹，阿瀬智暢，他：2016 年版透析液水質基準．透析会誌　2016；49：697-725
5) Mizumura, H., Ogura, N., Aketagawa, J., et al.: Genetic engineering approach to develop next-generation reagents for endotoxin quantification. Innate Immun. 2017；23：136-146

（山本英則，大海庸世）

V 関連機器

5 エンドトキシン測定装置
(2) 比濁時間分析法

透析液清浄化においてエンドトキシン（ET）の測定は，外因性発熱物質による炎症反応を未然に防ぎ，透析液の水質を担保するための重要な測定項目である．また，慢性維持透析の合併症を抑制する指標となるため，厳格な管理基準値の遵守が提唱されている．

エンドトキシン試験法は，カブトガニ（*Limulus polyphemus* または *Tachypleus tridentatus*）の血球抽出成分であるライセート試薬（LAL 試薬）を用いて凝固（ゲル化）の有無を見ることにより，グラム陰性菌由来の ET を検出または定量する方法である（図1）．現在，LAL 試薬の反応原理や特異性が解明されて，ET のほかに真菌の細胞壁構成成分の一つである（1→3）-β-D-グルカンとも反応することが明らかにされている[1]．本法には，ET の作用による LAL 試薬のゲル形成を指標とするゲル化法および，光学的変化を指標とする光学的定量法がある．また，光学的定量法には，合成基質の加水分解による発色を指標とする発色合成基質法（比色法）と，LAL 試薬のゲル化過程における濁度変化を指標とする比濁時間分析法（比濁法・ゲル化法）がある（図2）．

本稿では比濁法について解説する．

測定原理

比濁法は，試料と LAL 試薬の凝固活性反応によるゲル化に伴う濁度の変化を光学的に捉えることにより ET 濃度を測定する方法である．このゲル化を光学的に捉えると，初期の透過光量値 100％ に対して透過光量比は減少し，一定の閾値（光量比または時間）に達するまでの時間（ゲル化時間）を測定し，検量線にて ET 濃

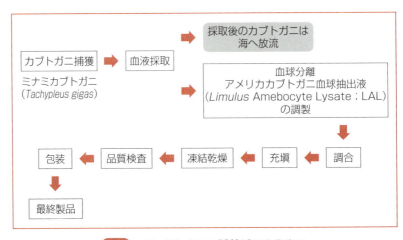

図1 エンドトキシン試薬ができるまで

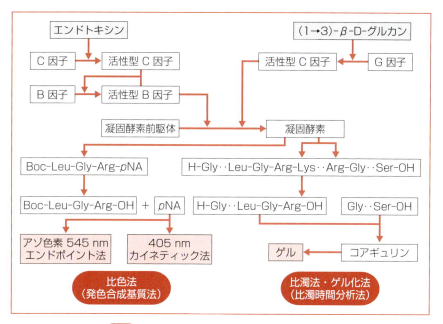

図2 エンドトキシン試薬の反応カスケード

度値に換算する.

比濁法の測定方法には,エンドポイント-比濁法とカイネティック-比濁法がある.エンドポイント-比濁法は,ET濃度と一定反応時間後における反応液の濁度との間の用量反応関係に基づく方法である.カイネティック-比濁法は,ET濃度と反応液があらかじめ設定された濁度に達するのに要した時間または濁度の経時変化率との間の用量反応関係に基づく方法である.試験は通常37±1℃で行い,濁度は吸光度または透過率で示される[URL1].

特　徴

比濁法を利用したET測定機器として一般的に使用されている機種には,和光純薬工業社製「トキシノメーター® ET-Mini」がある.専用試薬として「リムルスES-ⅡプラスCSシングルテストワコー」が用いられる[2].本装置の同時測定検体数は標準で4検体であるが,増設モジュールの使用により8検体まで拡張可能である.また,同様の測定機能を有した「トキシノメーター® ダイア」は,同時測定検体数が標準16検体で,増設モジュール4台接続により64

検体の同時測定が可能である.本装置の専用試薬は,事前調製が不要の1テスト1バイアルのシングルタイプとなっているため,測定手技が簡便で消耗器具の簡素化がはかられている.また,試薬キットに添付されている検量線データシートのQRコードを読み込むことで,標準液調製と検量線測定が不要になり,作業時間の短縮と,試薬や希釈用試験管などの消耗品が節約できる工夫がなされている.さらに,コントロールスタンダードエンドトキシン(CSE)である陽性コントロール(PC)と陽性製品コントロール(PPC)が付属されているため,人為差が少なく信頼性の高い定量結果が得られる.ただし,本測定システムは第十七改正日本薬局方のエンドトキシン試験法には準拠していないため,透析室水質管理の簡易専用試薬と考えるべきである.

透析液清浄化の工程管理においてET測定は必要不可欠であり,サンプルの採取や測定は正確で信頼性が高いことが求められる.とくに自施設でET測定機器を保有し測定する場合は,できるだけ簡便で高い精度管理がなされる機種が望まれる.また,その測定機器の標準的操作

手順の確立は，自施設の透析機器安全管理委員会に委ねられている．

文　献
1) Tanaka, S. and Iwanaga, S.：Limulus test for detecting bacterial endotoxins. Methods Enzymol. 1993；223：358-364
2) 生井梨愛，砂子澤裕，竹澤真吾，他：簡易装置を用いた透析液専用エンドトキシン分析試薬の分析精度．腎と透析　2003；55（別冊 HDF 療法 '03）；74-76

参考URL（2018年4月現在）
1) 第十七改正日本薬局方（電子版）：一般試験法
http://jpdb.nihs.go.jp/jp17/jp17-2.pdf

（小野信行）

V 関連機器

5 エンドトキシン測定装置
(3) 生物発光法

透析液清浄化に対する関心の高まりとともにエンドトキシン (ET) 活性値を低値に管理する施設が増加している[1]．しかし，現況のET測定では，比濁法の場合，0.001 EU/mLの測定に80分以上かかってしまう．そこで，より迅速で高感度にETを測定したいというニーズが起こり，それに応えるべく注目されたのが，生物発光法である．生物発光法は，比濁法，比色法の測定原理であるリムルス反応と生物発光反応[2]を組み合わせた新たなET測定法である．

本稿では，生物発光法を用いたET測定の原理および取り扱いについて述べる．

測定原理

図1に，生物発光法によるET測定原理を示す．測定原理はおもにリムルス反応と生物発光反応の2段階に分けられる．サンプル中に含まれるETとLimulus Amebocyte Lysate (LAL) 試薬が反応すると，factor C，factor B，凝固酵素の前駆体であるproclotting enzymeが順次活性化され，凝固酵素のclotting enzymeへ変換される（リムルス反応）．変換されたclotting enzymeはbioluminescence (BL) 試薬の反応によって試薬内の発光基質が切断され，遊離した微量のルシフェリンにATPおよび高発光ルシフェラーゼが結合し発光する（生物発光反応）．遊離したルシフェリンの量はET活性値に比例することから，発光量を測定することによりET活性値として得られる[3〜5]．

測定装置

生物発光法によるET測定は専用装置（ルミニッツ®-ET：東亜ディーケーケー）を使用する．装置本体は装置テーブル（チャンネル1〜8），テーブルカバー，表示付きスイッチで構成されており，本装置のアプリケーションソフトをインストールしたPCと装置をUSBケーブルで接続して使用する．

測定時，装置内ではリムルス反応が経過した後に上下機構部の動作によりプランジャが押し下げられ，BL試薬とサンプルの混合・撹拌が行われる．反応によって生じた発光は光電子増倍管（PMT）によって検出され，発光量からET濃度が算出される．

特徴

生物発光反応にはホタルルシフェラーゼの一部のアミノ酸を置換することで野生型ルシフェラーゼの10〜15倍以上の発光量を示す高発光ルシフェラーゼとなり，本法ではこの高発光ルシフェラーゼを用いてわずかな光学的変化を捕らえている[2〜4]．高発光ルシフェラーゼによる高輝度な発光現象を応用し，さらに発光量，試薬量，サンプル量を最適化することでETの高感度・迅速測定が可能となった[5]．

基礎研究における添加回収試験の報告によると[5]，標準ET溶液0.001 EU/mL濃度の測定で99.0％，標準ET溶液0.005 EU/mL濃度の測定

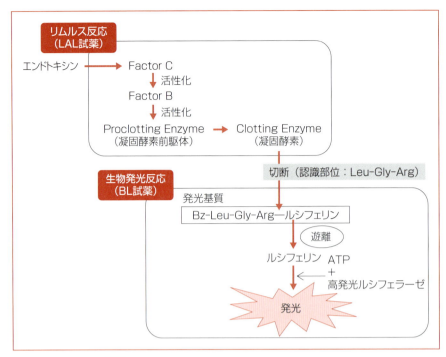

図1 生物発光法によるエンドトキシン測定原理

で98.7％の回収率が得られ，また，検出限界では透析用水0.00038 EU/mL，透析液0.0004 EU/mLと，日本HDF研究会作成のバリデーション指針（草案96B）[6]に示す0.001 EU/mL未満を担保している．

一方，測定時間を比濁法と比較すると[5]，ET濃度0.1〜0.001 EU/mLの測定に要する時間は，比濁法では16〜90分で低濃度のET測定ほど長い反応時間を要するのに対し，生物発光法はすべてのET濃度の測定を20分で終了した．これは，サンプルを37℃で19分間LAL試薬と反応させた後，BL試薬添加とともにただちに発光反応が始まり，30秒経過後，1秒間の発光量をET値として算出できる．したがって，ET濃度に影響を受けることなく20分で測定結果が得られ[5]，また，ET活性を検出するための高いS/N比が高感度で迅速な測定を可能としている．

測定法

❶ 検量線の作成

保存検量線を使用する．試薬に付属している検量線カードの検量線用QRコードをQRコードリーダーおよびPC内蔵のカメラなどでPCへ読み込むことで，検量線用係数が入力される．

❷ 測定手順

図2に測定手順を示す[5]．
① マイクロピペットを用いてLALチューブに測定サンプル（200 μL）を加える．
② LALチューブにBLチューブをセットする．
③ LALチューブ内のサンプルがBLチューブに付着しないように注意しながら，十分な撹拌を行う．
④ サンプル入りLALチューブを装置テーブルのチャンネル1にセットし，装置の「表示付きスイッチ」を押す．

複数のサンプルを測定する場合は，同じ手順で装置テーブルのチャンネル2〜8まで順番にセットする（最大8検体まで同時測定が可能）．

トラブルシューティング

装置の異常を検知した際は，表示付きスイッ

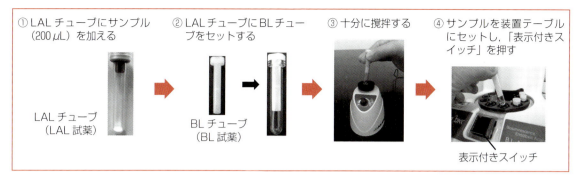

図2　測定手順

チに「異常」が表示される．おもな原因として，以下のことが考えられる．

- モータおよび原点センサの動作異常を検知した場合
- 電源投入後から15分以内に装置内温度が37℃に達しなかった場合，または37℃±1℃以上を20秒間継続した場合
- PMTの暗電流出力が異常に高い場合

これらの対処方法として，まず適正な使用環境（電源，温湿度，指定の試薬）で使用しているかを確認する．なお，PCと装置の電源が入った状態のままUSBケーブルを抜くと故障や誤作動の原因となるため注意を要する．また，トラブルが解決しない場合はメーカ対応となる．

メインテナンス

光源を使用していないため定期的な交換品はないが，年に一度の機構的，電気的な保守および測定値校正などを実施することがメーカより推奨される．

LAL反応とルシフェラーゼを用いた生物発光法ET測定は，高感度で迅速な測定を可能にし，今後の普及が予想されるオンライン治療などの安全性がさらに担保できると考える．

文　献

1) 日本透析医学会統計調査委員会：図説 わが国の慢性透析療法の現況（2015年12月31日現在）．2016，30-34
2) Fujii, H., Noda, K., Asami, Y., et al.：Increase in bioluminescence intensity of firefly luciferase using genetic modification. Analytical Biochemistry 2007；366：131-136
3) Noda, K., Matsuno, T., Fujii, H., et al.：Single bacterial cell detection using a mutant luciferase. Biotechnology Letters 2008；30：1051-1054
4) Noda, K., Goto, H., Murakami, Y., et al.：Endotoxin assay by bioluminescence using mutant firefly luciferase. Analytical Biochemistry 2010；397：152-155
5) 芝本　隆，星野武俊：Limulus Amebocyte Lysate（LAL）反応とLuciferaseによる生物発光法を用いたエンドトキシン（ET）測定の高感度・迅速測定に関する研究．日本臨床工学技士会会誌 2017；61：96-103
6) エンドトキシン測定の標準化検討部会：透析液エンドトキシン測定（阻害・促進試験，安定化剤，外注検査）に関するバリデーション指針（草案96B）．臨牀透析 1996；12（別冊HDF療法'96）：142-148

（近土真由美，芝本　隆）

V 関連機器

6 生菌検出法
(1) 培養法

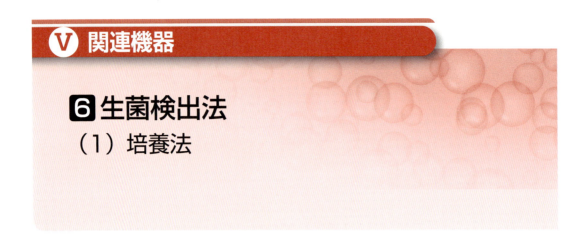

オンラインHDF（血液透析濾過）治療が普及するなか，日本透析医学会の「2016年版透析液水質基準」[1]が改訂され，日本臨床工学技士会「透析液清浄化ガイドライン Ver 2.01」[2]との整合性がとれ，わが国における透析液清浄化生物学的汚染基準が整備された．

本稿では，この基準に沿って透析用水および透析液中の生菌培養法の特徴およびその操作手順について解説する．

培地の成分

一般に，培地（culture medium）には炭素源（ブドウ糖など），窒素源（ペプトンや硫酸アンモニウムなど），無機塩類（リン酸塩など），栄養素（アミノ酸，ビタミン生育因子など）が成分として含まれる．最終的には，pHや浸透圧の調整薬が追加され至適濃度に調整される．

また，培地は目標とする菌種により異なり，一般に，細菌培養培地は肉浸出液，肉エキス，ペプトン，酵母エキス，添加物，寒天などの有機物から構成されている．

培地の種類と培養法

❶ 種　類

微生物培養に用いられる培地は以下のように液体培地と固形培地に大別される．さらに，培養微生物によっては二相（層）培地も使用される．

- 液体培地（liquid medium）：細菌の性状検査や増殖，代謝産物を得る場合に用いる．
- 固形培地（solid medium）：液体培地を寒天などで固め，培養目的に応じて平板培地，高層培地，斜面培地，半斜面培地に分類される．

❷ 培　養　法

- 液体培養法：微生物の増殖による濁りの有無で検出するため定量は不可能である．
- 平板塗沫法：寒天培地上に試料を均等に塗抹し，寒天上に形成した集落（コロニー）を計測する．
- 平板混釈法：試料を保温し融解した寒天培地（45℃以下）と混和させ，固化後の寒天中に形成したコロニーを計測する．
- 膜濾過法（MF法）：試料（10〜1,000 mL）を濾過したメンブラン（膜孔：0.22，0.45 μm）を寒天培地上に置いて培養し，形成したコロニーを計測する．

透析用水，透析液中の細菌培養と培地

❶ 培地分類と成分材料

各種公定法試験に用いられる培地分類とその組成を表に示す．上水（水道水）試験に用いられる代表的な培養培地には，SMA（Standard Methods Agar），R2A（Resoner's No2 Agar），PGY（Pepton Glucose Yeast）がある．

日本薬局方[3]で培養方法として認定される培養培地はSCD（Soybean Casein Digest），TSA（Trypticase Soy Agar），PGY，R2Aである．

一方，日本透析医学会（JSDT），日本臨床工学技士会から推奨される培養培地は，R2A，

表 各種培地成分と公定法試験

培地成分	標準寒天培地 (SMA)	SCD (TSA)	PGY	R2A	R2A 液体培地	TGEA	M-TGE ブロス
酵母エキス	2.5	—	1.0	0.5	0.5	—	—
牛エキス	—	—	—	—	—	3.0	6.0
ペプトン	5.0	15.0	2.0	0.5	0.5	5.0	—
トリプトン	—	—	—	—	—	—	10.0
塩化ナトリウム	—	5.0	—	—	—	—	—
カザミノ酸	—	—	—	0.5	0.5	—	—
ブドウ糖	1.0	2.5	0.5	0.5	0.5	1.0	2.0
溶解デンプン	—	—	—	0.5	0.5	—	—
リン酸-水素カリウム	—	2.5	—	0.3	0.3	—	—
硫酸マグネシウム	—	—	—	0.024	0.05	—	—
ピルビン酸ナトリウム	—	—	—	0.32	0.3	—	—
寒天	15.0	15.0	15.0	15.0	—	15.0	—
pH	7.0±0.1	7.3±0.2	7.0±0.1	7.2±0.1	7.2±0.1	7.0±0.2	7.0±0.2
公定法試験	上水道試験	日本薬局方試験	日本薬局方試験	上水道試験 日本薬局方試験 JSDT	JSDT	JSDT	JSDT

g/精製水 1,000 mL

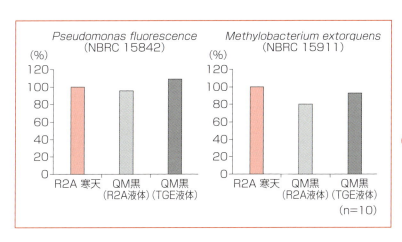

図1 R2A 液体培地と M-TGE ブロスの培養結果の同等性

平板塗抹法にて R2A 寒天培地上に形成したコロニー数を 100% としたときの回収率.

〔(株)日本ポール提供〕

TGEA(Tryptone Glucose Extract Agar)である.

❷ 培地の選択

透析用水や透析液など水中に生息する水棲細菌(従属栄養細菌)は低有機栄養環境下で生育する能力をもつため,標準寒天培地のような高栄養培地では増殖できず,コロニー形成ができない.したがって,低栄養培地である R2A や TGEA 培地が推奨される.他の培地を使用する場合,同等の感度を有すると証明された培地は

ⓐ 平板塗抹培養法の操作手順

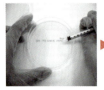 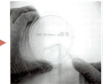 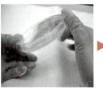

試料 0.1〜1 mL を培地表面に注入する　コンラージ棒で均一に塗布する または，シャーレを傾け試料を均一に広げる　試料が培地に吸収されたら上下反転し，培養する

ⓑ 標準的な膜濾過法（MF 法）の操作手順

濾過用フラスコ　No.8 ゴム栓　加圧/吸引ポンプ

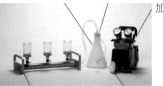 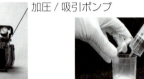 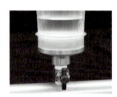 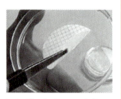

3 連マニホールド　バキュシールド

MF 法に使用される器具（濾過器，MF は滅菌が必要）　プレウエッティング ▶ 試料の濾過 ▶ 濾過洗浄 ▶ ホルダーから MF を取り出し培地に貼付

図2 各培養法の操作手順

用いる培養法にかかわらず使用可能である．第十六改正日本薬局方では，接種菌の出現集落数は標準化された菌種の 1/2〜2 倍（50〜200％）以内でなければならないとされる（図1）．

❸ 培養法

1）平板塗抹培養法

シャーレ培地では，開封直後には蓋側に水滴が付着しているため，冷蔵庫から取り出し室温で乾燥させてから使用する．落下菌によるコンタミネーション防止のため測定環境を可能なかぎり清潔に維持する．試料は 0.1〜1 mL でシャーレ内の培地上に静かに注入し，コンラージ棒で均一に塗布する．コンラージ棒がない場合は，シャーレを傾け回転させて試料を均一に広げる．培地に試料が吸収されたらシャーレを上下反転させて静止培養する（図2a）．

2）膜濾過法（メンブランフィルタ法；MF 法）

標準的な MF 法は図2b のように専用装置を用いて測定するため，測定環境や操作条件が制限されるなど作業が煩雑となる．専用装置を用いることで濾過量が自動設定でき，必要器具が一体化され，濾過後の MF を培地に移すピンセット操作が不要となる．したがって，手作業によるコンタミネーションを防止することができる．フィルタは目標細菌の大きさにより使い分けでき，孔径 0.2 μm と 0.45 μm が用意されている．

一方，簡便に MF 測定可能なカセット型 MF は専用装置を必要とせず，シリンジで採取した試料を孔径 0.45 μm フィルタで濾過した後，液体培地を注入濾過して培養する（図3a）．液体培地は R2A および M-TGE ブロスから選択する．検出感度は濾過量により変更でき，濾過量を増加することで高感度測定が可能となる．図3b に，われわれが行っている MF による採液方法を示す．濾液側に 50 mL シリンジを使用することで，コンタミネーションなく採液量を変更できる．

❹ 培養温度と培養日数

R2A と TGEA では培養条件として，17〜23℃，7 日間と明記されている．培養温度と培養期間は，菌種により至適条件が異なる場合が

ⓐ 37 mm クォリティモニター（日本ポール）の操作手順

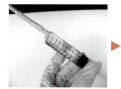
試料を採取

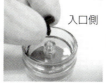
青キャップ（入口）を外す

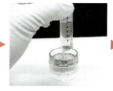
試料を入口から濾過

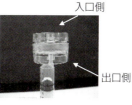
過剰な試料は出口から吸引

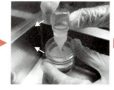
液体培地を入口から注入

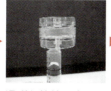
過剰な培地は出口から吸引

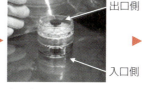
青・赤キャップをはめて培養

5〜7日培養後，メンブラン表面のコロニーをカウント

※コロニーが数えづらい場合は，コインなどでカートリッジを開ける．

ⓑ 自作した MF の採液方法

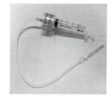
自作した MF デバイス

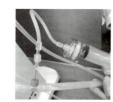
透析監視装置

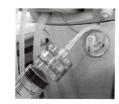
オンライン補充液

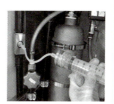
RO 装置

図3 専用装置を必要としない MF 法と採液方法の実際

あるので注意を要する．一般細菌や従属栄養細菌の一部は 30〜35℃でコロニーを形成し，従属栄養細菌の一部には 20〜25℃の条件下でコロニーを形成する細菌種も存在し，培養環境温度は検出率の高い温度を選択する．培養日数はいずれの温度においても 7〜8 日間で定常数に達するが，一部の細菌ではそれ以降の日数でも増加する傾向がある．そのため，培養条件は施設の水質に応じて検証を行うことを推奨する．

❺ 採液部位と手順

採液するためには専用のサンプリングポートを設置し，常時通水している箇所に設置することを勧める（採液はポートのアルコール消毒後）．ポートは針刺しによる劣化や汚れの付着によって汚染源となる可能性があり，交換可能な滅菌済ディスポーザブルタイプが望ましい．

引用文献
1) 峰島三千男，川西秀樹，阿瀬智暢，他：2016 年版透析液水質基準．透析会誌 2016；49：697-725
2) 日本臨床工学技士会透析液等安全委員会：透析液清浄化ガイドライン Ver 2.01．2014
http://www.ja-ces.or.jp/ce/wp-content/uploads/2013/03/72ca45279a884fa1f4faa647058754f5.pdf
3) 第十六改正日本薬局方：参考情報 G8．水関連．2011，2063-2067

参考文献
1) 野木雅仙，芝本　隆：細菌培養培地．臨牀透析 2013；29：231-235

（野木雅仙，芝本　隆）

Ⅴ 関連機器

6 生菌検出法
(2) 非培養法

非培養法

　培養原理に基づく細菌検出法は，細菌の増殖活性を指標として生菌を検出する方法である．すなわち，一つの細菌が目に見える大きさまで増殖したり，濁りを生じさせるまで増殖を繰り返すことを前提に，その数や存在を確かめる細菌検出法である．一方で，培地の成分や培養温度などの条件は無数に組み合わせが存在し，増殖を行う条件は細菌の種類やその状態によってもさまざまであり，われわれが培養検出している細菌のほうがむしろ自然界の例外中の例外であると考えられている．これらの細菌は「生きているが培養できない，もしくは培養困難である（viable but non-culturable；VBNC）」状態にあるとされ，培養原理に基づく細菌検出法では検出が困難である．そこで，培養を必要としない細菌検出法も考案され，現在使用されている．これらの方法は，培養できない細菌を含めて測定できることに加え，培養期間を必要としないため迅速に検査結果を得られる特徴を有しているが，専用の装置が必要である場合が多いため，比較的高コストである．

　本稿では，日本薬局方に掲載されている蛍光染色法（直接蛍光顕微鏡観察法），蛍光染色法を自動化した光洋産業社製バイオプローラ，水中に存在する細菌をリアルタイムに計数可能なリオン社製生物粒子計数器について解説する．

直接蛍光顕微鏡観察法（DEFT）[1]

原　理

　DEFT（direct epifluorescent filter technique）は，ポリカーボネート製メンブレンフィルタ（MF）上に捕集した細菌を蛍光染色試薬で染め，蛍光顕微鏡下で直接計数する方法である．染色試薬はさまざまなものが市販されており，すべての細菌を染める 4',6'-diamidino-2-phenylindole（DAPI）や acridine orange（AO），生理活性をもつ細菌を染める 6-carboxyfluorescein diacetate（6-CFDA）や 5-cyano-2,3-ditolyl tetrazolium chloride（CTC）などがよく用いられている．

操　作　法

- 試料を MF にて濾過し，試料中の細菌を MF 上に捕集する．
- CFDA バッファー〔100 mmol リン酸バッファー（pH 8.5），5% NaCl，0.5 mmol EDTA・2Na〕800 µL に，10 µg/mL DAPI 溶液 80 µL および 1% 6-CFDA 溶液 12 µL を混合した染色液を MF 上に添加し，細菌を 3 分間染色する．
- 染色後，染色液は吸引濾過で取り除き，滅菌水約 5 mL を添加・吸引濾過を行うことによ

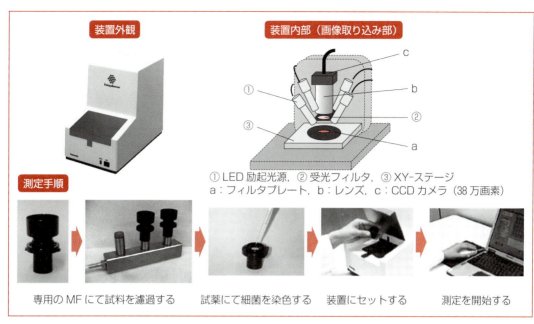

図1 バイオプローラの構造，測定手順（光洋産業社製）

蛍光染色法を自動化した装置であり，濾過から検出まで10分程度で結果を得ることが可能である．

り，MFを洗浄する．MFを無蛍光イマージョンオイルで封入し，蛍光顕微鏡で計測を行う．

- 蛍光顕微鏡は1,000倍の倍率で，まずB（青色）励起光によりエステラーゼ活性保有細菌を計数し，続いて同一視野の全菌数を紫外（UV）励起光により計数する．これは，UV励起光照射によりエステラーゼ由来の発光が褪色するからであり，青色励起光にて発光させた細菌から計数しなければならない．
- 一方，エステラーゼ活性はきわめて弱く，顕微鏡のピントを合わせるにはかなりの技量が必要となる．そこで，一瞬だけUV励起光を照射し，即座にピントを合わせてから青色励起光に変更することで比較的容易に細菌を計数することができる．
- 20視野を計数後，濾過量，濾過面積および視野面積から各試料中の細菌数を求める．なお，測定に当たり，1視野当りの細胞数の平均が2個未満（4.2×10^4 cells/100 mL 未満）の試料は検出限界以下（N.D.）とする．

特　徴

DEFTは蛍光顕微鏡があれば比較的安価かつ高真度に細菌を検出することが可能である．一方で，DEFTのN.D.は，顕微鏡の倍率と観察する視野数からMF面積の何％を計数したのかを算出し，それを全面積換算することによって求めるが，20視野の観察ではMF当り10^4個程度がN.D.となる．よって，全菌数・生菌数が10^4個に満たない試料においては，生菌が存在していてもN.D.以下となる．つまり，微生物数が少ない試料の場合DEFTは不向きである．また，蛍光顕微鏡にて細菌の微弱な蛍光を計数するにはかなりの技量が必要であり，操作に慣れるまで時間を要する．

微生物迅速検査装置バイオプローラ（Bp）による自動計数法[2]

原　理

光洋産業社製Bpは，目視計数の自動化によ

り細菌計数作業の省力化と定量性の向上，測定者間に生じる計数誤差の低減が可能であり，簡便に細菌数の迅速高精度な把握が可能である．

Bpの概要を図1に示す．測定手順は以下である．

- 専用のMF上にトラップした細菌を，まずDAPIを主成分とする総菌染色試薬αとPropidium Iodide（PI）を主成分とする死菌染色試薬βで二重染色する．
- Bp本体にMFをセットしパソコン操作を行うと，試薬に応じた励起光が照射され細菌が発光する．発光した細菌はBpに内蔵されたCCDカメラにて撮り込まれ，デジタル処理することで各発光点を1個の細菌として認識し自動計数する．
- 専用のMF部分は直径9 mmであり，このMF上の約50％の面積に当たる30ポイントを計数し，計数したMFの面積比からMF全体の細菌数を求める．
- 生菌数は試薬αで染色された総菌数から試薬βで染色された死菌数を差し引くことで算出され，濾過から検出まで10分程度である．

現在，UV励起光およびGreen励起光を搭載し，DAPI・PIにより生菌および死菌を検出できるタイプと，青色励起光のみを搭載し，6-CFDAにより生菌（エステラーゼ活性を有する細菌）を検出できるタイプが市販されている．

操 作 法

「原理」の項を参照．

特 徴

試薬αの主成分DAPIは疎水性分子であるため，生細胞の細胞膜も透過し，核酸のA-T領域にインターカレーション（分子または分子集団が，他の二つの分子または分子集団の間に入り込む可逆現象）することで生菌・死菌両者を染色できるため，総菌数を計数できる．一方，試薬βの主成分PIはイオン性分子であり，通常，細胞膜は透過できないが，細胞膜に損傷部位が存在するとそこから内部に入り込み，2本鎖核酸にインターカレーションすることで死菌を染色することができる．この際，細胞膜損傷を有している細菌は損傷菌として扱うこともあるが便宜上，死菌として定義している．よって，細菌の細胞膜の状態次第では生菌を死菌と判別してしまう可能性や，細胞膜損傷が激しい死菌は染色されないケースもある．総菌数としての真度は高いが，生菌・死菌のそれぞれの数の計数には上述したケースがあることを念頭においておく必要がある．

粉末透析液を使用している施設で，エンドトキシン捕捉フィルタ（ETRF）を通過していない透析液を直接MFで濾過すると，透析液中の不溶性粒子がUV励起光照射にて蛍光を発し，誤カウントの原因となりうる（偽蛍光の存在）．8 μmのプレフィルタを搭載した専用のMFを用いることで，偽蛍光の問題を避けることが可能となるが，プレフィルタに細菌がトラップされてしまう可能性は否定できない．

検出信頼限界はシングルセルレベルでの検出においては100個/filterであり，それ未満はN.D.とする．

生物粒子計数器による細菌自家蛍光検出法（リアルタイム細菌検出法）[3]

原 理

生物細胞は自家蛍光を発する性質をもつことが知られており，自家蛍光をもつ細胞は，それぞれに対応した波長で励起させると蛍光を放つ性質がある．生物細胞中で自家蛍光をもつものとして，トリプトファン，nicotinamide adenine dinucleotide（NADH），リボフラビンなどが知られている．

リオン社製生物粒子計数器はこの性質を利用し，レーザをフローセルの粒子検出部に照射して，中を流れる粒子から生じる散乱光および細菌（生物粒子）から生じる自家蛍光を計測し，

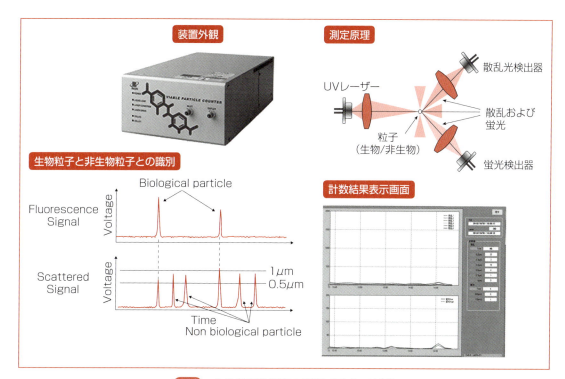

図2 生物粒子計数器の概要（リオン社製）

装置内フローセル検出部にUVレーザを連続照射し，細菌の自家蛍光のみをダイクロイックミラーを用いて蛍光検出器へ分光する．分光され検出した蛍光は，光電変換素子によって電気信号パルスに変換され，そのパルスを自動計数することでリアルタイムに細菌数を表示する．

生物粒子か非生物粒子かを識別して，それぞれの数をリアルタイムに計数・表示させる．微粒子にレーザを照射することによって得られる散乱光と細菌にレーザを照射することによって得られる自家蛍光をそれぞれダイクロイックミラーを用いて散乱光検出部と蛍光検出部へ分光することで，散乱光からは粒子の個数および大きさの情報を得ることができ，自家蛍光からは粒子の自家蛍光の有無，すなわち生物粒子か否かの情報を得ることができる（図2）．検出方法は，一般的な液中パーティクルカウンタと同じ，光散乱方式を用いている．

本装置は，測定対象ラインに接続するだけで，試料のサンプリングや前処理などを一切行うことなく，細菌および微粒子の両者をインラインにてモニタリングすることが可能である．

操作法

透析液製造工程の任意の場所に設置するのみで，自動的に細菌数が計数・表示されるため特別な操作は必要ない．

特徴

いずれの非培養法にも共通するが，偽蛍光物質（本装置の場合は細菌以外の自家蛍光を発する物質）を細菌と誤ってカウントしてしまう可能性は否定できない．一方で，本装置は，操作を一切必要としない，培養検査を行うための人員を確保する必要がない，消耗品がない，などイニシャルコスト以外のランニングコストはきわめて安価である．

また，本装置では試料のサンプリングを必要としないため，現在まで技術的に不可能であった時間軸での評価が可能となる．仮に，配管内にバイオフィルムが存在していた場合，細菌は一様な数量で流れているとはかぎらない．透析液の場合，120L以上もの透析液が絶え間なく流れ続けており，サンプリングによる抜き取り

表 おもな培養法および非培養法の比較

	検出原理	検出感度	検出時間	検出手技
平板塗抹法	コロニー形成	1 cfu〜[※1]	7日間程度[※8]	簡便
MF法	コロニー形成	濾過量により可変[※2]	7日間程度[※8]	煩雑
呈色反応法	増殖＋呈色反応（CO_2）	cfu定量は不可[※3]	検査器具により異なる[※9]	簡便
蛍光染色法	蛍光（活性）染色	cfu定量は不可[※4]	10分程度	煩雑
ATP法	ATP（相対発光量）	cfu定量は不可[※5]	検査器具により異なる[※9]	煩雑
インピーダンス/コンダクタンス法	電気的特性変化	cfu定量は不可[※6]	検査器具により異なる[※9]	煩雑
細菌自家蛍光検出法	自家蛍光	cfu定量は不可[※7]	リアルタイム	簡便
マイクロコロニー法	コロニー形成（＋蛍光染色）	1 cfu〜（濾過量により可変）[※1,2]	24〜48時間程度[※8]	煩雑

[※1] 信頼区間は30 cfu〜300 cfu/plate，[※2] 信頼区間は10 cfu〜100 cfu/plate，[※3] 細菌10^3個レベル程度，[※4] 蛍光顕微鏡による直接計数の場合は細菌10^4個レベル，装置利用の場合は細菌10^2個レベル程度（測定バックグラウンドにもよる），[※5] 細菌10^3個レベル程度（測定バックグラウンドにもよる），[※6] 細菌10^2個レベル程度（測定バックグラウンドにもよる），[※7] 細菌1〜10個レベル程度（測定バックグラウンドにもよる），[※8] 水環境中に生息する従属栄養細菌の場合，[※9] 測定自体は1分以内．培養を併用する場合はその時間だけ検出時間が延長される．

検査で検出した細菌数が，本当にその120L近い全試料を代表する値であるのかどうかは不明である．偶然，生菌数が少ない際にサンプリングを行い，汚染を過小評価してしまうことも考えられ，またその逆もありうる．

検出信頼限界は10個/2分間であり，それ未満はN.D.とする．

透析液製造工程における微生物迅速検査の考え方

自然環境中に存在する細菌のほとんどは未知もしくはあまりその生態が知られていない細菌であり，透析液製造工程での日常の微生物管理は，尿路感染症原因菌特定時などにおける臨床の場や食中毒時などに問題となる細菌の「種類」および「数」そのものに特段の意味は伴わない．当然，リスク低減のために「数」は少なければ少ないほどよいと思われるが，その管理には工程内における「数」の増減の観察が重要であると考えている．

非培養法を透析液製造工程管理に適用するには，測定試料に対するバリデーションが施されていることや，測定原理の理解・単位の解釈などが必須である（表）[4]．今後，多くの施設での使用実績が伴えば，非培養法への理解と普及が進むものと考えている．

文献

1) 楢村友隆：高精度簡易迅速検査法の事例—透析液製造過程における微生物迅速検査．五十君靜信，江崎孝行，高島浩介，他 監：微生物の簡易迅速検査法．2013，415-424，テクノシステム，東京
2) 楢村友隆，山本英則，井出孝夫：培養操作に依存しない細菌の迅速高精度検出技術．Clinical Engineering 2010；21：843-849
3) Naramura, T., Ide, T., Sekimoto, K., et al.：Novel Method for real time bacterial detection in aquatic environment. Biocontrol. Sci. 2013；18：75-82
4) 楢村友隆，井出孝夫：Ⅲ-5．細菌測定関連機器．峰島三千男 編：透析液清浄化に向けて—改訂版．2015，184-196，医薬ジャーナル社，東京

（楢村友隆）

和文索引

あ
アクタライク MINI Ⅱ　190
アラートレベル　27
旭化成メディカル　63

い
イオン交換樹脂　17
イオン選択電極法　182, 185
イオン透過性隔膜式　47
インバータ制御ポンプ　30
一定圧連続運転　43
一般医療機器　13
医薬品,医療機器等の品質,有効性及び安全性の確保等に関する法律　13
医薬品医療機器法　13
医療機器
　——開発に必要な安全性　14
　——の定義　13
　高度管理——　13
　高リスク——　13
　低リスク——　13
医療機器安全管理責任者　14
医療法　14

う
ウィークリータイマ　90

え
エアー逆洗　31
エアースクラビング　31
エアーフィルタ　42
エステラーゼ活性　207
エンドトキシン捕捉フィルタ（ETRF）　58, 64, 163, 174
　——管理基準　58
　——交換時間　133
　——診断　117
　逆濾過（RO）装置用——　60
　原水用——　58
　多人数用透析液供給装置用——　60
エンドトキシン
　——活性　193
　——測定装置　192, 196, 199
液体培地　202

液体培養法　202
炎光光度法　182, 185

お
オンライン HDF　58, 126, 159, 174
オンライン調整透析液　174
オンライン透析液　133
オンライン補充液
　——供給　123
　——方式　138

か
カリウム値測定　182
回収率　44
　透過水の——　55
外部循環システム　28
開放式容量制御　172
化学洗浄　38
拡散電位　185
攪拌棒　105
片側脱血　137
活性化全血凝固時間（ACT）　188
活性炭　20
　——フィルタ　41
活性炭濾過器（装置）　20, 41
間欠少量回転制御　139
間欠補充型 HDF　164
間接 ISE 法　182
管理医療機器　13

き
キャラクター S　63
キャラクター U-C　60
キャリブレーション　183
偽蛍光物質　209
希釈混合方式　82
逆流検知機能　70
逆濾過/逆浸透（RO）
　——水　33, 51
　——水・——排液バルブによる操作方法　25
　——水ダブル逆浸透機能　44
　——前処理膜分離装置　31
　——装置　23, 28, 33, 38, 43, 47, 51, 55

　——装置用 ETRF　60
　——透析液（方式）　133, 138
　——ポンプインバータによる操作方法　24
　——膜　28
　——膜 RO 水高流量多段階再循環洗浄機能　45
　——膜連続再循環方式　33
　自動——機能　128
　電解——水　55
　排水回収——ユニット　34
給水流量不足　102
急速補液機能　117, 141
緊急時返血機能　131

く
クラレアクア　60, 63
クランク　105
クリーンポート　74
グリセリン　136

け
ゲル化法　192, 196
系統誤差　184
計量ハンガーユニット　174
血液温度　155
血液ガス分析装置　185
血液凝固計　188
血液系監視機構　111
血液透析用留置針　154
血液粘度変化率測定　173
血液ポンプ　151
　——逆回転　134
　——セグメント部　153
血液モニタ　155
血液流量モニタ　143
　——推定　113, 153
原液希釈比率設定記憶機能　69
限外濾過膜ユニット　34
限外濾過率（UFR）
　低——　135
検出限界以下　207
原水用 ETRF　58
検量線　194, 200

こ
光学的定量法　192

抗凝固薬　188
校正　183
高度管理医療機器　13
高発光ルシフェラーゼ　199
高リスク医療機器　13
極低濃度薬液洗浄システム　30
固形培地　202
個人用多用途透析装置　167
個人用透析用水作製装置　51
個体高分子膜式　48
小松電子　54

さ

サブタンクユニット　100
細菌培養培地　202
最終フィルタ　134
再循環機能　45
再生　18
残留塩素　20
残留物　137

し

シーケンサ電池　42
ジェイ・エム・エス　43, 67, 81, 100, 126
シングル試験管法　193
シングルパス方式　170
紫外線殺菌灯　91
自己診断　117
　——機能　111
　——テスト　129
実血液流量　151
　——モニタ　131
自動運転　102
自動逆濾過機能　128
自動計数法　207
自動スライド機能　134
自動プライミング　116, 133, 154
自動返血機能　138
重炭酸イオン　186
受水槽の異常　108
循環血液量変化率（ΔBV）　143, 155
　——モニタ　113
消毒
　熱水——　35, 40, 49, 53, 79
　熱湯クエン酸——　113
　薬液/薬剤——　35, 40
常用対数低減値（LRV）　61, 65
人工透析用粉末剤溶解装置　94
浸水式 UV 殺菌灯　42

浸透圧　179
　——計　179
　——の測定手順　180
振幅　153

す

スクリュ式フィーダ　96, 105
ステラポアー　63
スマートバックアップ機構　78
推定血液流量モニタ　113, 153

せ

センサの電位変化　153
生菌検出法　202, 206
清浄化方法　162
生物学的汚染　64
生物発光法　199
精密濾過膜ユニット　34
積層型ダイアライザ　134
設置管理医療機器　14
洗浄
　——液の滞留　136
　——薬剤　118
　化学——　38
　極低濃度薬液——システム　30
　ポア——　135
　薬液——　49

そ

送液濃度異常　83
装置間連携　70

た

ダイアライザ
　——カプラ　163
　——ロックコネクタ　155
　積層型——　134
ダイセン・メンブレン・システムズ　23, 53, 58, 60, 63
ダブルチャンバ方式　126
　定容量——　116
大量置換 HDF　128
脱血
　——機能　117, 136
　——状態　151
　——不良　154
　片側——　137
　両側——　137
脱血圧連続監視システム　151
多人数用透析液供給装置　69, 73, 78, 81
　——用 ETRF　60
単層型溶解装置　94

ち

チェックフィルタ　41
置換液量（Qs）コントロール機能　126
超純粋透析液　174
直接 ISE 法　182
直接蛍光顕微鏡観察法　206
直列 2 段膜濾過方式　38

て

低血圧症　143
低限外濾過率　135
停電発生　102
定容量混合方式　94, 98, 169
定容量ダブルチャンバ方式　116, 171
定容量ポンプ方式　168
低リスク医療機器　13
定量希釈方式　81
定量ポンプ　81
電解 RO 水　56
電解質（Na, K）測定装置　182
電気伝導率
　——制御方式　105
　——フィードバック方式　98
電気分解　47
電磁弁動作不良　83

と

トータルクリーン化システム　28
ドライウエイト　143, 155
トリムメディカルインスティテュート　47, 53
東亜ディーケーケー　105
透過水の回収率　56
透析液
　——供給システム　73
　——系監視機構　111
　——水質基準　58
　——調整精度　82
　——補充液ポート口　162
　超純粋——　174
透析液測定用常用参照標準物質　182, 187
透析機器安全管理委員会　64, 198
透析原液の供給不足　108

透析効率　148
透析装置に関する法規制　15
透析用水　51, 167
透析量モニタ　113, 148
動脈閉塞検出機能　139
東レ・メディカル　28, 53, 59, 67, 94, 73, 116
特定保守管理医療機器　13

な
ナトリウムイオン測定誤差　187
ナトリウム値測定　182
内蔵補液ポンプ　135
軟水化装置　17

に
ニプロ　53, 60, 63, 66, 78, 96, 121
日機装　67, 69, 87, 111, 180
日本ウォーターシステム　33, 53, 59, 60
尿素除去率　148

ね
熱水消毒　35, 40, 49, 53, 79
熱湯クエン酸消毒　113

の
濃度上限値・濃度下限値異常　102
濃度調整機能　70
濃度低報知ブザー　90
濃度フィードバック機能　74

は
バイオバーデン　21
バイオプローラ　206
ハイブリッド I-HDF　164
バスキュラアクセス再循環　146
バックアップ運転　71
バックアップ機能　45
バッチ方式　94
背圧弁　113
排液吸光度　149
排水回収 RO ユニット　34
排水熱回収ユニット　34
培地　202
発色合成基質法　192, 196
反応速度法　193

ひ
ビスカスコントロールシステム　121
ビスカスチャンバ　122
ピュアフロー　43
微 ET　63
比較電極　185
比色法　192, 196
微生物学的清浄度　39
微生物迅速検査装置　207
比濁法　192, 196
非培養法　206
標準寒天培地　203
氷点降下法　180
微粒子濾過フィルタ　89

ふ
ファウリング　28
ファンフィルタ　181
フィードバック方式　168, 170
フラッシング　35
フレゼニウス メディカルケア ジャパン　53
プレフィルタ　41
複式ポンプ　111
　——方式　171
不凍液　181
粉末型人工腎臓透析用剤溶解装置　87, 94, 96, 100, 105
粉末型溶解用剤　94
粉末溶解装置　100

へ
ヘマトクリット　155
ヘモグロビン　155
ヘモクロンシグニチャーエリート　189
ヘモクロンレスポンス　188
ベンチュリ効果　74
閉鎖回路内　114
平板混釈法　202
平板塗抹法　202
返血補助機能　117

ほ
ポア洗浄　135
保守点検　16

ま
マイクロプレート法　193
膜間圧力差　126
膜濾過法　202

み
水の電解方法　47
三菱ケミカルアクア・ソリューションズ　38, 59, 63
密閉漏れ異常　124
密閉容量差制御方式　171

め
メインテナンスフリー　173
　——電磁弁　80

や
夜間運転　35
薬液/薬剤消毒　35, 40
薬液洗浄　30, 49

よ
溶解槽
　——の受水不足　108
　——の透析原液濃度異常　108
溶解プログラム　87
溶解ユニット　100
溶出物　137
容量制御方式　168
汚れ指数　31
予備流量計　70

り
リアルタイム細菌検出法　208
リムルス反応　199
リリーフ弁　113
流量フィードバックシステム　79
両側脱血　137

れ
連続監視　138
連続希釈方式　69
連続モニタリング　153

ろ
ロングノズル構造　23
濾過装置　20

欧文索引

A
A0 値　25, 53
ACT 測定装置　188
Aqua UNO　53

B
BC-ピュアラー 03　81
BL 試薬　199
BLM（blood monitor）　155
BV 計　113
BV コントロールシステム　131
BVM（blood volume monitor）　143

C
CDDS　73
CF シリーズ　60, 63
CF 漏れテスト　111
CF-609N　66
culture medium　202

D
D-FAS 機能　172
DAB-NX　69
DAD-50NX　91
DCnano　38
　——型透析用水作製装置　39
DCS-100NX　111
DEFT（direct epifluorescent filter technique）　206
DPD（N, N-ジエチル-パラ-フェニレンジアミン）　22
DRY-01　89
DRY-11A　87

E
EDI（ElectroDeionization）　23
EF-02，EF-02H　67
ETRF→「エンドトキシン捕捉フィルタ」を見よ
EUF システム　60
EW-SP11-HD　47, 53

F
FC-RE シリーズ　23
FF03・FG06　63
FI（fouling index）値　31

G
GC-110N　126
GC-X01　126

H
Hb　155
HDF（hemodiafiltration）
　I-——　126, 164
　オンライン——　58, 126, 159, 174
　間欠補充型——　164
　大量置換——　128
HEPA フィルタユニット交換　93
Ht　155

I
I-HDF　126, 164
ISE（ion selectie electrode）　182, 185

J
J モニター　33
JP-80　67

K
KEO187　54
Kt/V　148

L
LAL（*Limulus* Amebocyte Lysate）　192
　——試薬　192, 196, 199
LL システム　59
LRV（logarithmic reduction value）　61, 65

M
M-TGE ブロス　203
MH500CX　53
MIE シリーズ　33
MSR シリーズ　33
MXR シリーズ　33

N
NCR×eco Ao　53
NCS-W　78
NCV-10　121
NFR シリーズ　23
NPS-50A　96
NPS-50AH　96

O
OSA-22　180
osmotic pressure　179

P
PDR-SA・SB　100
PGY（Pepton Glucose Yeast）　202
POCT（point of care testing）　182
PT-INR　189
PUF システム　58, 59

Q
Qs コントロール　129

R
R2A(Resoner's No2 Agar)　202
RO（reverse osmosis）→「逆濾過」を見よ

S
SCD（Soybean Casein Digest）　202
SHR シリーズ　23
SMA(Standard Methods Agar)　202

T
TC-HI　73
TC-R　73
TE-12R　67
TF-システム　59
TGEA（Tryptone Gluose Extract Agar）　204
TMP(transmembrane pressure)　126
TP-2　94

214

TR-3300M 116
TSA（Trypticase Soy Agar） 202
TW-1800RH 28
TW-P 53

U

UF 膜フィルタ 58
UX システム 60

V

van't Hoff の法則 179

VARR（vascular access recirculation rate） 146
VBNC（viable but non-culturable） 206
VCR-20P-S 53

これで透析装置がよくわかる
透析装置および関連機器の原理（構造・機能）とメインテナンス

2018年6月25日　第1版1刷発行

編　集	山下　芳久
発行者	増永　和也
発行所	株式会社 日本メディカルセンター
	東京都千代田区神田神保町1-64（神保町協和ビル）
	〒101-0051　TEL 03（3291）3901（代）
印刷所	三報社印刷株式会社

ISBN978-4-88875-307-4

©2018　乱丁・落丁は，お取り替えいたします．

本書に掲載された著作物の複製・転載およびデータベースへの取り込みに関する許諾権は日本メディカルセンターが保有しています．

JCOPY ＜出版者著作権管理機構委託出版物＞

本書のコピーやスキャン等による無断複製は著作権法上での例外を除き禁じられています．複製される場合は，そのつど事前に，出版者著作権管理機構（電話 03-3513-6969，FAX 03-3513-6979，e-mail : info@jcopy.or.jp）の許諾を得てください．